U0295132

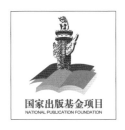 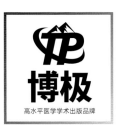

国家出版基金项目
NATIONAL PUBLICATION FOUNDATION

博极
高水平医学学术出版品牌

"十四五"国家重点出版物出版规划项目

COMPLEX DISEASES OF REPRODUCTIVE SYSTEM

生殖系统复杂病

主 审　郎景和

主 编　狄文　朱兰

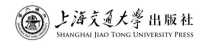

上海交通大学出版社
SHANGHAI JIAO TONG UNIVERSITY PRESS

内容提要

本书包括 3 章,按照产科疾病、妇科疾病和其他疾病,对生殖系统临床诊治过程中诊断复杂或治疗复杂的疾病进行了分类。在此基础上,从全国范围内的一流医院中选取了对应的典型病例,并根据病例资料,通过病理学特点及诊治过程的讨论,以及专家的述评,从整合医学的角度,集中呈现了生殖系统复杂性疾病的临床科研成果及临床思维的形成过程,可供高年资住院医师和主治医生参考。

图书在版编目(CIP)数据

生殖系统复杂病/狄文,朱兰 主编.—上海:上海交通大学出版社,2023.1

整合医学出版工程.复杂病系列

ISBN 978 - 7 - 313 - 27893 - 7

Ⅰ.①生… Ⅱ.①狄…②朱… Ⅲ.①泌尿生殖系统—泌尿系统疾病—诊疗 Ⅳ.①R691

中国国家版本馆 CIP 数据核字(2023)第 037635 号

生殖系统复杂病

SHENGZHI XITONG FUZABING

主　　编:狄　文　朱　兰

出版发行:上海交通大学出版社　　　　　地　　址:上海市番禺路 951 号

邮政编码:200030　　　　　　　　　　　电　　话:021 - 64071208

印　　制:上海万卷印刷股份有限公司　　经　　销:全国新华书店

开　　本:787mm×1092mm　1/16　　　　印　　张:17.5

字　　数:421 千字

版　　次:2023 年 1 月第 1 版　　　　　　印　　次:2023 年 1 月第 1 次印刷

书　　号:ISBN 978 - 7 - 313 - 27893 - 7

定　　价:108.00 元

《整合医学出版工程·复杂病系列》
丛书编委会

本书编委会

主　　审　郎景和（北京协和医院）

主　　编　狄　文（上海交通大学医学院附属仁济医院）

　　　　　朱　兰（北京协和医院）

副 主 编（按姓氏笔画排序）

　　　　　郑勤田（广州市妇女儿童医疗中心）

　　　　　赵爱民（上海交通大学医学院附属仁济医院）

　　　　　高庆蕾（华中科技大学同济医学院附属同济医院）

　　　　　滕银成（上海交通大学医学院附属第六人民医院）

编　　委（按姓氏笔画排序）

　　　　　丁依玲（中南大学湘雅二医院）

　　　　　王玉东（上海交通大学医学院附属国际和平妇幼保健院）

　　　　　王　育（上海市第一妇婴保健院）

　　　　　王建六（北京大学人民医院）

　　　　　冯炜炜（上海交通大学医学院附属瑞金医院）

　　　　　吕卫国（浙江大学附属妇产科医院）

　　　　　向　阳（北京协和医院）

　　　　　邬伶仟（中南大学湘雅医院）

　　　　　邬素芳（上海交通大学医学院附属第一人民医院）

　　　　　许　泓（上海交通大学医学院附属国际和平妇幼保健院）

　　　　　孙建华（上海交通大学医学院附属上海儿童医学中心）

　　　　　孙路明（上海市第一妇婴保健院）

　　　　　孙　赟（上海交通大学医学院附属仁济医院）

　　　　　李　力（陆军军医大学大坪医院）

　　　　　李笑天（复旦大学附属妇产科医院）

　　　　　汪希鹏（上海交通大学医学院附属新华医院）

　　　　　张国楠（四川省肿瘤医院）

　　　　　陈子江（山东大学齐鲁医院）

陈敦金(广州医学院第三附属医院)

林建华(上海交通大学医学院附属仁济医院)

赵　栋(上海交通大学医学院附属第九人民医院)

钟　梅(南方医科大学南方医院)

徐丛剑(复旦大学附属妇产科医院)

徐先明(上海交通大学医学院附属第一人民医院)

陶敏芳(上海交通大学医学院附属第六人民医院)

曹云霞(安徽医科大学第一附属医院)

隋　龙(复旦大学附属妇产科医院)

程蔚蔚(上海交通大学医学院附属国际和平妇幼保健院)

漆洪波(重庆医科大学附属第一医院)

编写秘书　顾卓伟(上海交通大学医学院附属仁济医院)

总序

21 世纪以来,现代医学获得了极大的发展。人类从来没有像现在这样长寿,也从来没有像现在这样健康,但医学受到的质疑也从来没有像现在这样激烈,史无前例的发展瓶颈期扑面而来。其中,专业过度细化、专科过度细划和医学知识碎片化是现代医学发展和临床实践遇到的难题之一。要解决问题,需要新的思维方式和先进的科学技术。于是,整合医学便应运而生。

何谓整合医学? 它是从人的整体出发,将各医学领域最先进的知识理论和各临床专科最有效的实践经验加以有机整合,并根据生物、心理、社会、环境的现实进行修整与调整,形成的更加符合、更加适合人体健康和疾病诊疗的新的医学体系。整合医学是实现医学模式转变的必由之路,更是全方位、全周期保障人类健康的新思维、新模式和新的医学观,是集认识、方法、发展、创新、融合的系统工程,需要在由院校基础教育、毕业后教育及继续教育构成的进阶式医学教育体系中得以体现和实践。

长期以来,我国的医学教育基本上还是沿袭了 20 世纪的传统模式。在院校教育这一阶段,学生不得不面对不同课程间机械重复、相关内容条块分割、各课程间衔接不紧密的问题。医学生毕业后在临床工作中也形成了惯性思维,在处理临床病例时,往往以孤立、分割的思维诊治,从而出现了"只见树木,不见森林"的现象。因此,构建以器官系统整合为核心的教学体系,体现国内整合医学领域的最新学术成果,无疑可以让医学生和医生从器官系统的角度学习、梳理并掌握人体知识,使基础和临床结合、内外科诊治统一,更好地服务于患者。这是对医学教学的一大创新,也是临床实践的一大创新,既可以从根本上推动我国医学人才的培养和医疗改革工作的开展,又可以促进我国分级诊疗措施的实施和医学临床科研的发展,助力《"健康中国 2030"规划纲要》的实施。

为培养卓越医学创新人才,上海交通大学医学院长期致力于医学教改和医改实践,从 20 世纪 90 年代就开始尝试进行医学整合教育的探索。学校成立了医学院整合课程专家指导委员会,在试点了近 10 年的基础上,在全国率先实现了教学改革的"最后一公里",建立了临床医学专业整合课程体系,在所有医学专业中全面铺开系统整合式教学,打破传统的三段式教学模式,使基础与临床交错融合,加强文理并重的医学通识教育,实现医学教育的三个前移,即接触临床前移、医学问题前移、科研训练前移;三个结合,即人文通识教育与医学教育结合、临床和基础医学教育结合、科研训练和医学实践结合；四个不断线，即基础医学教育不断线、临床医学教育不断线、职业态度与人文教育不断线、科研训练和创新能力培养不断线。并于2008年率先组织编写并出版了国内第一套《器官系统整合教材》，引领了国内高水平医学院校的整合式教学改革。《整合医学出版工程·复杂病系列》，是在前述理论教材基础上的实践升华，是多年来整合医学在临床医学研究与应用方面的成果呈现，也是上海交通大学出版社对重大学术出版项目持续跟进、功到自然成的体现。

生命健康是关乎国计民生的大事，对于百姓来说，常见病、多发病皆能在社区医院或其他基层医院得到处理，真正困扰他们的是诊断难、治疗难的相对复杂的疾病。现阶段我国基层医疗单位处置复杂疾病的能力和设备有限的现状，直接导致了"看病难"等现象的发生。随着人民对健康需求的日益增长，这也成为影响当代中国的一个痛点。而医学科研的目的是为了临床应用，也就是解决临床诊疗中的各种问题。复杂性疾病亦是临床问题的焦点之一，全世界为此投入了巨大的人力和物力，所产生的科研成果也应用在临床具体病例的诊疗过程中。本套图书以上海交通大学医学院的临床专家为基础，邀请了协和、北大、复旦、华西等著名医学院校的一大批专家，主要抓住"复杂病"这一疾病中的主要矛盾，以人体器官系统为纲，选取了全国各大医院的典型病例，由全国著名的专家学者进行点评和解析，将医学相关领域最先进的理论知识和临床各专科最有效的实践经验加以整合，并根据患者个体的特点进行修正和调整，使之形成更加符合人体健康和疾病诊治的全新医学知识体系，是整合医学在临床研究和应用方面的具体探索，不仅可以帮助基层医师、住院医师对复杂病进行识别从而及时转诊，还可以帮助专科医师掌握诊治技能，从而提高诊治效率、服务于更多的患者，对于建立现代医疗体系、促进分级诊疗体系等也具有重大意义。

非常欣慰本套图书体现的改革传承。编者团队的权威、所选案例的典型、专家解析的深刻，给我留下了深刻印象，我相信，这种临床医学的大整合、大融合，必将为推进我国以"住院医师规范化培训""专科医师规范化培训"为核心的医学生毕业后教育的改革和发展做出重大的贡献。

中国工程院院士
上海交通大学副校长
上海交通大学医学院院长

范先群

2022 年 12 月 24 日

序

这是《整合医学出版工程·复杂病系列》丛书的《生殖系统复杂病》部分，从形式到内容都颇具独到之处。其主要特点如下。

突出女性生殖系统的复杂问题或复杂疾病：这是本书的主要命题。所谓复杂，通常和疑难相连，从发病、临床表现、实验室检查，到诊断和处理都具有挑战性，是对资深医生的严峻考验，也是对年轻医生的难得训练。从扑朔迷离、棘手莫解到茅塞顿开、迎刃而解，这正是医学发展的进程，也是临床与研究的意义。这一命题的书尚少，因此，本书具有雪中送炭、提高品质、振奋精神的作用。

以病历报告和临床分析的形式阐述问题：藉此，提高了可读性、实用性和参考性。病例的选择是颇具匠心的，有的是典型病例，有的是不典型病例。我们通常说，教科书上的典型病例在临床上通常是最不典型的，比如停经、腹痛和阴道流血是宫外孕的典型症状，而在临床上，这三大表现却非常模糊。我们也可以说，这里所提供的是不典型病例，却可能是最具典型意义的，比如绝经后出血，要注意子宫内膜癌的发生，且又强调这种出血，哪怕是一点点，哪怕是只有一次，哪怕就持续一天，也要明确其发生的原因和部位。这就是病历报告和临床分析的辩证法，可提高我们的临床诊治能力和处理水准。

注重临床思维和诊治分析：临床诊治是从理论到实践、从实践到理论的相互转化过程，这是医学的基本哲学要素。在具体的医疗实践中，临床思维能力和思维方法是临床医生的基本从医素质。书中每一个病例，从病史摘要、主诉、临床表现、实验室检查以及诊断与鉴别、处理或者治疗，乃至随诊等的讨论和评论，都贯穿着思维方法和素质训练。在病例分析中，注意从现象看本质，从局部看整体，以及动态、发展、变化地看待问题与分析问题，并注重个体化的特征和区别对待的原则。这都是本书之可贵和值得称道之处。

"专家点评"是总结，是要点：每个病例的最后，都有一个"专家点评"，这是一个很好的总结，可以认为像是病例讨论后，主任和教授给予的评论。在点评里，强调疾病诊断处理的"四

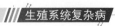
化"，即规范化、个体化、微创化和人性化。在点评中有理有据，有叙有论；有要点复习，有辩证分析，均有指导意义和实践价值；或者还有相应的指南或共识的引用，以及新观点与新进展的复习，图解和流程的标示，应该是一个疾病诊治的要点和结论。

当然，对于一个疾病、一个问题的认识，其确定性依然是相对的，可容质疑、讨论和发挥，这也是我们认识一个问题、阅读一部教科书或参考书时，所应持有的基本态度。

文后的参考文献大多都是新近的，亦可见编著者的良苦用心。从中也可体验如何阅读和理解参考文献和参考书籍，提高和丰满对于疾病诊治的全面认识。

本书别开生面，读后令人耳目一新。遵编委会陈国强主任，以及狄文、朱兰主编之嘱，赘言如上，是为序。

郎景和

2022 年 12 月

目 录

第一章 产科疾病 _____ 001

病例 1　孕 22^{+3} 周,胎儿心脏声像改变,法洛四联症? _____ 001

病例 2　孕 29^{+4} 周,B 超提示双绒双胎之一水肿,双胎羊水过多,镜像综合征? _____ 007

病例 3　孕 39^{+3} 周,规律性宫缩 5 小时,宫口扩张至 3 cm,巨大胎儿? _____ 012

病例 4　复发性流产合并静脉血栓 2 次,易栓症? _____ 019

病例 5　孕 34^{+5} 周,血压明显升高伴上腹部不适 2 h,重度子痫前期? _____ 029

病例 6　孕 25^{+1} 周,检查发现口服葡萄糖耐量试验异常 1 天,妊娠合并糖尿病? _____ 034

病例 7　孕 35^{+4} 周,阴道流血 4 小时,前置胎盘伴胎盘植入? _____ 040

病例 8　停经 50 天伴阴道出血及腹痛 2 天,异位妊娠? _____ 046

病例 9　孕 25^{+2} 周,偶感胸闷、气促 1 周,妊娠合并房间隔缺损? _____ 054

病例 10　停经 8^{+5} 周,自觉记忆力下降伴四肢冰凉 1 个月,妊娠合并甲状腺功能减退症? _____ 062

病例 11　孕 26^{+5} 周,腹痛 6 小时,子宫破裂? _____ 068

病例 12　孕 34^{+1} 周,血压升高伴尿蛋白 5 天,重度子痫前期? _____ 073

病例 13　孕 23 周,腰痛 3 天,寒战伴发热 1 天,妊娠合并肾盂肾炎? _____ 080

病例 14　经产妇产时突发阴道大出血,子宫收缩乏力所致产后出血? _____ 087

病例 15　停经 31^{+3} 周,阴道流液 4 天,腹痛 8 小时,胎膜早破? _____ 093

病例 16　孕 27^{+3} 周,门诊 NST 监测反应欠佳,新生儿呼吸窘迫综合征? _____ 099

第二章　妇科疾病　　　　　　　　　　　　　　　　　　　　　　　108

病例 17　呼吸困难伴右上腹痛 5 日,输卵管来源恶性肿瘤?　　　　　108

病例 18　下腹痛 1 周伴发热 5 天,急性盆腔炎?　　　　　　　　　　115

病例 19　发现右肾反复积水伴右附件肿物半年,输尿管肿瘤?　　　　121

病例 20　穿刺取卵后腹痛、腹胀 3 天,卵巢过度刺激综合征?　　　　128

病例 21　阴道脱出肿物 20 年,盆腔器官脱垂?　　　　　　　　　　138

病例 22　间断咳嗽 1 个月余,发现腹部包块 16 天,附件来源肿瘤病变?　　144

病例 23　发现外阴溃疡 1 年,外阴癌?　　　　　　　　　　　　　　154

病例 24　同房出血 1 年,发现宫颈癌 2 个月余,宫颈癌?　　　　　　158

病例 25　阴道水样排液 9 个月,宫颈癌?　　　　　　　　　　　　164

病例 26　腹痛、腹泻 19 天,发现盆腔肿物 11 天,子宫内膜癌还是卵巢癌?　　171

病例 27　发现子宫肌瘤 3 年,逐渐增大伴月经量增多半年余,多发性子宫
　　　　　平滑肌瘤伴变性?　　　　　　　　　　　　　　　　　　175

病例 28　发现左腋下包块伴疼痛 1 个月余,妇科恶性肿瘤?　　　　　185

病例 29　间断下腹痛 2 个月,加重 10 天,卵巢癌?　　　　　　　　193

病例 30　产后 50 余日,不规则阴道流血 20 余日,滋养细胞肿瘤?　　202

病例 31　反复经间期出血 5 年,异常子宫出血?　　　　　　　　　　209

病例 32　节食减肥后闭经 7 年余,下丘脑性闭经?　　　　　　　　　218

第三章　其他疾病　　　　　　　　　　　　　　　　　　　　　　　224

病例 33　取卵后胸闷、恶心、呕吐、尿量减少 1 天,重度卵巢过度刺激综合征?　　224

病例 34　阵发性头痛 1 个月余,围绝经期综合征?　　　　　　　　　231

病例 35　结婚 4 年未避孕未孕,外院试管助孕移植 4 次失败,多囊卵巢
　　　　　综合征?　　　　　　　　　　　　　　　　　　　　　　237

病例 36　孕 15^{+3} 周,宫体前位,凶险性前置胎盘?　　　　　　　　246

病例 37　人工流产＋放置节育器术后,间歇性下腹痛 2 个月,宫内节育器
　　　　　异位?　　　　　　　　　　　　　　　　　　　　　　　254

索引　　　　　　　　　　　　　　　　　　　　　　　　　　　　261

第一章

产 科 疾 病

病例 1 孕 22^{+3} 周,胎儿心脏声像改变,法洛四联症?

主诉

G2P0,孕 22^{+3} 周,B 超示胎儿法洛四联症。

病史摘要

就诊时间:2021.02.05

现病史:孕妇,女,31 岁。末次月经(last menstrual period,LMP):2020.09.05。孕 6^+ 周曾因阴道流血住院行保胎治疗。孕 11^{+3} 周 B 超检查未见明显异常,无创产前检测 (noninvasive prenatal testing,NIPT)提示 T21、T18、T13 低风险。孕 22^{+3} 周行四维彩超,结果显示"宫内妊娠,左骶横位,单活胎;胎儿肺动脉狭窄、室间隔缺损、主动脉骑跨:符合胎儿期法洛四联症",行胎儿超声心动图,结果示"胎儿心脏声像改变:疑法洛四联症"。本次妊娠否认放射性物质接触史,否认发热或皮疹类疾病、糖尿病、高血压、巨细胞病毒感染等病史。生育史 0-0-1-0。2019 年 2 月孕 60 天左右胚胎停育,采集胚胎绒毛组织行 CNV-seq 检测,结果为 22 号染色体三体,夫妇双方遂行染色体核型分析,结果示孕妇核型为 46,XX,其配偶核型为 46,XY。为求进一步妊娠管理来遗传门诊咨询。

既往史:

疾病史:孕妇否认心脏病、高血压等慢性病史。

传染病史:否认乙肝、结核等传染病史。

手术、外伤史:否认手术、外伤史。

输血史:否认输血史。

食物过敏史:否认食物过敏史。

药物过敏史:否认药物过敏史。

个人史:

孕妇平素月经规律,初潮 12 岁,5/(25~30)天,经量中等,无痛经。长期生长于原籍,孕期从事销售类工作,否认疫水、疫区接触史,否认吸烟、酗酒史,否认冶游史。孕妇配偶备孕期从事行政类工作,否认吸烟、酗酒史。

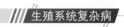
婚育史:

已婚,0-0-1-0,2019年2月孕60天左右稽留流产1次。

家族史:

否认家族遗传性疾病史,夫妇及双方父母体健。

● 初步诊疗经过

孕妇初步诊断为"G2P0,孕 22^{+3} 周,胎儿法洛四联症"。为明确该胎儿出现心脏异常是否由遗传因素导致,门诊预约羊膜腔穿刺术,拟收集羊水样本行染色体核型分析和拷贝数变异测序(copy number variations sequencing, CNV-seq)检测,并采集孕妇外周血用于排除母体污染。医生建议其定期进行超声监测,若孕期仅观察到胎儿期单纯性法洛四联症而未合并其他异常,出生后可根据法洛四联症具体类型和程度行法洛四联症修复手术进行矫治,推荐孕妇至小儿心胸外科门诊咨询心脏手术治疗。

● 病例讨论

主治医师:孕妇,女,31岁,G2P0,孕 22^{+3} 周,B 超检查提示胎儿法洛四联症,拟采集胎儿羊水行染色体核型分析和 CNV-seq 检测,孕妇有一次胚胎停育史(胎儿为 22 号染色体三体),夫妇双方核型正常。

主任医师:孕妇孕中期 B 超检测到胎儿法洛四联症,应高度警惕心脏表型是综合征导致的。22q11 微缺失综合征和 21 三体综合征是引起法洛四联症最常见的两种遗传学因素,对胎儿行染色体核型分析和 CNV-seq 检测,可以排除包括这两种综合征在内的已知胎儿染色体数目和结构异常导致的法洛四联症。除此之外,许多单基因病也可表现为法洛四联症,并且有些伴随神经、骨骼等多系统异常,通常预后不良。由于孕期胎儿发育仍不成熟,以及 B 超检测技术的局限性,有些症状还未出现或无法观察到,因此尽管胎儿仅表现为法洛四联症的症状,仍需考虑存在综合征的可能性。由于遗传学检测周期均较长,且孕妇孕周偏大,尽早进行全面的检查有助于及时对胎儿进行干预。此外,孕妇既往已经有一次胚胎停育史,且胚胎为 22 号染色体三体,这类染色体异常通常为新发,与父母的染色体核型无关,但其再发风险会增高,本次妊娠应在 16 周之后尽早行产前诊断。NIPT 均不能检测 22 号染色体三体,且为普通孕妇的产前筛查项目,均不能代替有创的产前诊断。建议同时做父母和胎儿的 WES 检测。

● 后续诊疗经过

2021.02.10

行羊膜腔穿刺术,采集羊水样本进行染色体核型分析、CNV-seq 和全外显子测序(whole exome sequencing,WES)检测(孕妇夫妇只同意查胎儿的 WES)。

2021.02.24

CNV-seq 未检测到有临床意义的拷贝数变异(copy number variations,CNVs)。

2021.03.10

染色体核型分析结果显示胎儿核型为 46,XN。

2021.03.15

WES 检测到胎儿 *KAT6B* 基因 c. 3147G＞A 杂合突变。*KAT6B* 基因突变可导致 Say-Barber-Biesecker-Young-Simpson 综合征（SBBYSS）和生殖髌骨综合征（genitopatellar syndrome，GPS），均呈常染色体显性遗传。SBBYSS 的特征为重度小睑裂、面具样外观、球状鼻尖、小嘴且上唇薄，在婴儿期通常出现肌张力严重低下和喂养困难，骨骼异常包括关节松弛、拇指和大脚趾异常长、髌骨脱位或发育不全，另外还可导致严重的智力障碍、大运动发育延迟和语言严重受损。GPS 通常表现为小头畸形，严重的精神运动延迟和粗糙面容（如宽鼻、小下颌或下颌后缩），伴随先天性下肢关节挛缩、髌骨异常或缺如和泌尿生殖异常。两种综合征均有 50％ 的患者出现结构性心脏异常，最常见的有房间隔缺损、室间隔缺损和卵圆孔未闭，法洛四联症相对罕见。*KAT6B* 基因 c. 3147G＞A 突变可导致蛋白质 p. P1049P 改变，为同义突变，该变异在 ExAC、1000G 和 gnomAD 人群数据库中均没有收录。国际上已有 6 例 *KAT6B* 基因 c. 3147G＞A 突变导致 SBBYSS 的病例报道[1, 2]。此外，该同义变异导致 *KAT6B* 基因转录时产生新的剪切受体位点，从而跳跃 16 号外显子，产生了缺失 127bp 的异常转录本，导致阅读框的改变和提前终止的密码子[1]。根据 ACMG 标准变异判读指南，该变异判读为致病性变异。

2021.03.15

采集孕妇配偶外周血，进行三人 Sanger 测序验证。

2021.03.20

Sanger 测序结果示胎儿 *KAT6B* 基因 c. 3147G＞A 突变为新发变异，孕妇及孕妇配偶均未检测到该突变。

2021.03.21

经过遗传咨询，夫妇双方选择终止妊娠。

疾病诊疗过程简要总结

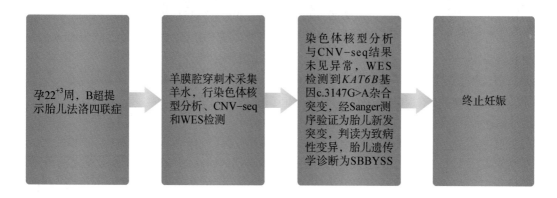

孕22⁺³周，B超提示胎儿法洛四联症 → 羊膜腔穿刺术采集羊水，行染色体核型分析、CNV-seq 和WES检测 → 染色体核型分析与CNV-seq结果未见异常，WES检测到*KAT6B*基因c.3147G>A杂合突变，经Sanger测序验证为胎儿新发突变，判读为致病性变异，胎儿遗传学诊断为SBBYSS → 终止妊娠

诊疗启迪

1. 法洛四联症的遗传因素

28％～39％的法洛四联症由遗传因素导致，其中约有 25％为染色体异常导致，最常见的为 22q11 微缺失综合征，其次为 21 三体综合征、18 三体综合征、13 三体综合征和 1p36 缺失综合征等，其他染色体异常相对少见，也有部分 CNV 累及相关致病基因从而导致法洛四联症，如 10p11 微缺失覆盖了 *NRP1* 基因[3-5]。此外，已有越来越多的单基因变异被报道与法

洛四联症相关,有些基因变异可导致非综合征型法洛四联症,如 22q11 微缺失综合征的关键基因 *TBX1*、与心脏发育密切相关的 *NKX2-5* 基因,有些基因变异则导致综合征型法洛四联症,累及多个系统,引起更严重的出生缺陷,如导致 Noonan 综合征的 *PTPN11* 基因、导致 Alagille 综合征的 *JAG1* 基因以及本案例中 GPS 和 SBBYSS 相关的 *KAT6B* 基因。

2. 胎儿期法洛四联症的遗传咨询

大部分非综合征型法洛四联症患儿出生后可通过手术进行矫治。当患者的法洛四联症与遗传因素相关时,由于常合并其他系统异常或合并肺动脉闭锁和肺动脉瓣狭窄(如 22q11 微缺失综合征),通常预后较差,患者具有更高的致死率和更长的住院时间,这类患儿的出生常给家庭和社会带来巨大负担。因此孕期发现胎儿法洛四联症时,尽早行产前诊断明确其是否为遗传学因素导致,有助于及时进行胎儿干预,避免综合征型法洛四联症患儿的出生[5-7]。法洛四联症患儿同胞患病的概率为 2.5%~6.5%,因此夫妇双方再生育时仍有可能出现同样的异常,及时明确病因有助于家系再生育的遗传咨询[8]。传统的细胞遗传学检查可以检出常见染色体非整倍体,但对于 CNVs、单核苷酸变异(single nucleotide variants,SNVs)、小的插入/缺失等变异等则需要使用 CNV-seq 或染色体微阵列分析技术(chromosomal microarray analysis,CMA)以及 WES 这类分子遗传学检测方法。有些研究推荐对于孕期 B 超检查提示胎儿先天性心脏病(congenital heart disease,CHD),无论是单纯性 CHD 还是综合征型 CHD,在 CNVs 检测为阴性时再行 WES 检测[9, 10]。然而胎儿 CHD 通常在孕中期用四维 B 超才能检出,此时应充分考虑各种技术的检测周期、孕妇和家属的经济条件以及所能承受的心理范围,采用最合适的检测策略。一般来说,尽早行 WES 检测能够为制定合适的胎儿干预策略争取更多的时间。

3. WES 在产前诊断中的应用

孕期胎儿结构畸形发生率约 3%,每年高达 40 万左右,可解释 25% 的产前胎儿死亡,且与孕期胎儿丢失密切相关[11]。传统的染色体核型分析仅能发现 5.4%~32% 的胎儿结构异常的遗传学病因,CMA 可在此基础上发现传统核型无法检出的微小基因组缺失和重复等,但也仅能在核型正常的基础上为 3%~10% 的胎儿结构异常找到遗传学病因[11-13]。大多数的胎儿结构畸形其潜在的病因未知,无法在孕期进行遗传咨询和指导未来的护理。大部分的胎儿结构畸形没有先天结构畸形的家族史,这给产前遗传咨询带来了一定的困难和挑战。WES 已经被广泛应用于产后患者的检测,平均诊断率为 25%[11],在核型和 CMA 检测正常情况下可为 25%~35% 疑似儿童遗传性疾病(如出生缺陷)找到潜在的遗传学病因[12]。目前在临床上 WES 已经被逐渐应用于评估胎儿结构畸形,胎儿结构畸形可分为孤立的单种结构畸形和多系统的结构畸形,有研究表明 WES 对不同系统的畸形检出率有所不同,当核型和 CMA 检测结果为阴性时,对不同系统的结构畸形平均分子诊断率为 8%~10%,对 CHD 的诊断率为 5%~11.1%,对于合并多种结构畸形的检出率明显高于孤立的单种结构畸形[11, 12]。不同系统间的 WES 检出率存在差异,其原因一方面可能是系统间各因素所致的疾病发生率的确存在差异,还可能是因为目前对某些系统中与发育基因相关的胎儿宫内表型的了解较少,因此无法确定基因诊断[11]。有限的胎儿表型导致分子遗传诊断困难,增加产前 WES 的应用后,有利于建立新的表型数据库,促进形成新的胎儿相关的表型-基因型关联。产前 WES 在被广泛应用于临床前还面临诸多挑战,国际产前诊断学会(the

International Society of Prenatal Diagnosis)、母婴医学会(the Society of Maternal Fetal Medicine)和围生期质量基金会(the Perinatal Quality Foundation)三个产前诊断组织已经针对这些挑战发布了共识指南,这些指南均认为WES分析团队应由多学科组成,包括临床和分子遗传学家、遗传顾问和胎儿影像学专家等。且应优化工作流程以最大限度地缩短周转时间(建议胎儿和父母同时做,有利于对变异快速致病性进行判读),以便及时返回结果,供医生遗传咨询和孕妇及其家属做妊娠和再生育管理。

4. 产前遗传筛查与诊断方法选择

任何孕妇均应接受产前遗传学筛查或诊断,检测方法的选择取决于多种因素,包括患者年龄、家族史或既往生育史、孕妇个人身体状况、检测时机等。对于普通孕妇人群,可选择对于染色体非整倍体筛查更准确的NIPT,并结合超声监测,对高危者进行产前诊断。但需注意的是,这些筛查方法均存在一些局限性,对于有有创产前诊断指征的孕妇,如超声检查提示胎儿结构异常、遗传病家族史、夫妇一方有明确的染色体异常等,应采集胎儿样本行有创的产前诊断,对于夫妇有染色体异常不良生育史而夫妇双方染色体正常的,也应当优先选择有创的产前诊断。

专家点评

1. 行业内知名专家点评(滕银成,教授,上海交通大学医学院附属第六人民医院)

本病例非常有代表性,且对于临床上胎儿结构畸形的诊断很有借鉴和参考意义。本案例讨论了一个存在心脏结构畸形的胎儿遗传学诊断过程,非综合征型法洛四联症可在婴儿出生后进行手术修补,综合征型法洛四联症和非综合征型法洛四联症预后差异较大,因此鉴别综合征型法洛四联症和非综合征型法洛四联症非常重要。胎儿在子宫内的表型较有限,且目前对胎儿宫内表型-基因型的了解较少,从而导致分子遗传学诊断困难。产前WES的应用,有利于建立新的表型数据库和促进新的胎儿相关的表型-基因型关联形成,增加胎儿结构畸形找到遗传病因的机会。越早期进行WES检测,产生的益处越大,可进行早期的治疗(如宫内治疗),以利于家庭内的心理建设、减轻孕妇焦虑和高效辅助孕期决策及妊娠管理,除此之外,还有利于患儿父母再次妊娠时进行产前或移植前的遗传诊断和咨询。定期全面的超声检查、严格监测胎儿状态、详细了解既往史和家族史等措施均有助于尽早判断胎儿患遗传病的风险,从而为后续有创产前检查和分子遗传学诊断的获得节省时间。

2. 主任点评(邬玲仟,教授,中南大学湘雅医院)

近年来心血管畸形已成为我国出生缺陷的首位病因,也是5岁以下儿童死亡的主要原因。由于目前仅有少数关于胎儿CHD的队列研究,且多数研究仅局限在染色体非整倍体和CNVs而没有关注到单基因病,因此由单个基因突变导致的胎儿期CHD其实是被低估了,从而限制了该类疾病的产前遗传咨询。因此,对胎儿期CHD进行WES应用,促进CHD的分子遗传诊断,根据分子诊断结果鉴别综合征型CHD和非综合征型CHD,有助于孕期决策及妊娠管理。

目前核型和CMA已经被广泛应用于临床上胎儿结构畸形的遗传学诊断,当产前WES被应用后,WES和CMA技术联合的体系可助力二级出生缺陷防控,且这种联合的技术体系具有以下优势：首先，可以覆盖常见的染色体病、基因组病及单基因病的变异类型；其次，可以在3～4周内为临床提供更全面的遗传学检测结果；最后，还可以减轻孕妇焦虑，高效辅助孕期决策及妊娠管理。

（邬玲仟）

参考文献

[1] YILMAZ R, BELEZA - MEIRELES A, PRICE S, et al. A recurrent synonymous KAT6B mutation causes Say-Barber-Biesecker/Young-Simpson syndrome by inducing aberrant splicing [J]. Am J Med Genet A, 2015,167A(12):3006 - 3010.

[2] GANNON T, PERVEEN R, SCHLECHT H, et al. Further delineation of the KAT6B molecular and phenotypic spectrum [J]. Eur J Hum Genet, 2015,23(9):1165 - 1170.

[3] VILLAFAŇE J, FEINSTEIN JA, JENKINS KJ, et al. Hot topics in tetralogy of Fallot [J]. J Am Coll Cardiol, 2013,62(23):2155 - 2166.

[4] DURAN I, TENNEY J, WARREN CM, et al. NRP1 haploinsufficiency predisposes to the development of Tetralogy of Fallot [J]. Am J Med Genet A, 2018,176(3):649 - 656.

[5] BLAIS S, MARELLI A, VANASSE A, et al. The 30 - Year Outcomes of Tetralogy of Fallot According to Native Anatomy and Genetic Conditions [J]. Can J Cardiol, 2020,12: S0828 - 282X (20)31018 - 7.

[6] MERCER - ROSA L, PINTO N, YANG W, et al. 22q11. 2 Deletion syndrome is associated with perioperative outcome in tetralogy of Fallot. J Thorac Cardiovasc Surg, 2013,146(4):868 - 873.

[7] KIRSCH RE, GLATZ AC, GAYNOR JW, et al. Results of elective repair at 6 months or younger in 277 patients with tetralogy of Fallot: a 14-year experience at a single center [J]. J Thorac Cardiovasc Surg, 2014,147(2):713 - 717.

[8] DE BACKER J, CALLEWAERT B, MUIÑO MOSQUERA L. Genetics in congenital heart disease. Are we ready for it [J]. Rev Esp Cardiol (Engl Ed), 2020, S1885 - 5857(20)30226 - 7.

[9] QIAO F, WANG Y, ZHANG C, et al. Comprehensive evaluation of genetic variants in fetuses with congenital heart defect using chromosomal microarray analysis and exome sequencing [J]. Ultrasound Obstet Gynecol, 2021,58(3):377 - 387.

[10] QIAO F, HU P, XU Z. Application of next-generation sequencing for the diagnosis of fetuses with congenital heart defects [J]. Curr Opin Obstet Gynecol, 2019, 31(2):132 - 138.

[11] FU F, LI R, LI Y, et al. Whole exome sequencing as a diagnostic adjunct to clinical testing in fetuses with structural abnormalities [J]. Ultrasound Obstet Gynecol, 2018,51(4):493 - 502.

[12] PETROVSKI S, AGGARWAL V, GIORDANO JL, et al. Whole-exome sequencing in the evaluation of fetal structural anomalies: a prospective cohort study [J]. Lancet, 2019, 393 (10173):758 - 767.

[13] LORD J, MCMULLAN DJ, EBERHARDT RY, et al. Prenatal exome sequencing analysis in fetal structural anomalies detected by ultrasonography (PAGE): a cohort study [J]. Lancet, 2019,393(10173):747 - 757.

病例2 孕 29^{+4} 周,B超提示双绒双胎之一水肿,双胎羊水过多,镜像综合征?

主诉

G2P0,孕 29^{+4} 周,B超发现双绒双胎之一水肿,双胎羊水过多。

病史摘要

入院时间:2020.08.10 上午 10:00

现病史:患者,女,32岁。平素月经规则,初潮 12 岁,6/28 天,经量中等,无痛经。LMP 2020.01.16,预产期 2020.10.22,生育史 0−0−1−0。2017 年因 12 周发现胎儿颈部水囊瘤引产一次。本次为自然受孕,早孕期 B 超提示宫内双孕囊,诊断为双绒毛膜性双胎妊娠。孕期于南昌大学第一附属医院产检,双胎 NT 均正常范围,无创 DNA 筛查提示 T21/13/18 均为低风险,两胎儿 B 超大结构筛查未见明显异常。孕 25^{+6} 周产检单位超声提示:两胎儿生长均符合孕周,羊水均过多(最大深度 8.4 cm/11.9 cm),行 OGTT 未见异常。孕 27^{+6} 周产检单位随访超声提示:大胎儿双侧胸腔积(左侧 3.5 cm×1.2 cm/右侧 3.2 cm×1.2 cm),最大羊水池深度(amniotic fluid volume,AFV)分别为 9.9 cm/8.9 cm,小胎儿生长符合孕周,两胎儿脐血流评估均未见异常。为求进一步诊治,2020.08.08(孕 29^{+2} 周)至我科就诊,B超示:F1 胎儿估测体重位于孕周第 99.5^{th},AFV 15.7 cm,皮肤水肿,双侧胸腔积液,心胸比 0.41,EF 87.93%,眼距增宽,多普勒血流未见异常;F2 胎儿估测体重位于孕周第 32.4^{th},AFV 10.8 cm,多普勒血流评估未见异常;孕妇宫颈长度 1.5 cm。因双胎羊水过多、孕妇压迫症状明显,拟收入院行羊水减量术,故 2020.08.10(孕 29^{+4} 周)收住院。孕期血压正常范围,无其他不适主诉。

既往史:

手术、外伤史:孕妇幼时发现漏斗胸,未就诊,无心慌、胸闷;2018 年 3 月在上海中山医院行微创房间隔修补术,手术顺利,术前、术后评估肺功能未见异常。

传染病史:否认乙肝、结核等传染病史。

食物过敏史:否认食物过敏史。

药物过敏史:否认药物过敏史。

输血史:否认输血史。

个人史:

长期生长于原籍,否认疫水、疫区接触史,否认吸烟、酗酒史,否认冶游史。

婚育史:

已婚,0−0−1−0,2017 年 5 月因孕 12 周、胎儿颈部水囊瘤引产,未做水囊瘤的相关病因学评估。

家族史:

否认家族异常性疾病史,父母体健。

入院体检

T 36.5℃,P 92 次/分,R 22 次/分,BP 124/70 mmHg。神清,一般情况可,步入病房,无贫血貌,特殊面容,左眼弱视。心率(heart rate, HR)92 次/分,律齐,未闻及杂音。漏斗胸,双肺听诊呼吸音清,未闻及干、湿啰音。腹膨,无压痛、反跳痛,肝脾肋下未及,双肾区无叩痛。双下肢水肿(＋＋)。膝反射正常。

专科检查:宫高 35 cm,腹围 97 cm,胎心率(fetal heart rate, FHR)145(次/分)/152(次/分),未及宫缩。宫口未开,胎膜未破。

辅助检查

血常规:白细胞计数(white blood cell count, WBC)9.78 × 10^9/L,血红蛋白(hemoglobin, Hb)105 g/L,血细胞比容(hematocrit, Hct)32.2%,血小板计数(platelet count, PLT)134 × 10^9/L;C-反应蛋白(C-reactive protein, CRP)1.4 mg/L。

随机尿蛋白(一),24 h 尿蛋白检查:0.13 g/24 h。

自身免疫抗体均(一)。

丙氨酸氨基转移酶(alanine aminotransferase, ALT)41 U/L,天门冬氨酸氨基转移酶(aspartate transaminase, AST)46 U/L。

血白蛋白(albumin, Alb):27.1 g/L,肌酐(creatinine, Cre)46 μmol/L,尿酸(uric acid, UA)653 μmol/L。

肝、胆、胰、脾、肾 B 超:未见明显异常。

胸腹水:无明显积液。

心脏彩超:二尖瓣轻度反流,三尖瓣中度反流。

双下肢血管超声:双侧下肢深静脉内未见明显血栓形成。

2020.08.10 复查 B 超示:F1 胎儿羊水最大深度 16.6 cm,多普勒血流评估未见异常,胎儿皮肤水肿、双侧胸腔积液;F2 胎儿羊水最大深度 9.4 cm,多普勒血流评估未见异常;孕妇宫颈长度 16 mm。

初步诊断

G2P0,孕 29^(+4) 周,双绒毛膜双羊膜囊双胎,F1 胎儿水肿,双胎均羊水过多,孕妇先心-房间隔缺损修补术后,孕妇身材矮小、漏斗胸。

初步诊疗经过

入院后完善相关检查,2020.08.10(孕 29^(+4) 周)行局部麻醉下 F1 胎儿羊水减量术,抽吸羊水 2 000 ml,同时留取两胎儿的羊水 DNA 行染色体微阵列分析(CMA)及全外显子测序(Trio-WES)检测。术后加强母体监护并随访母体各项化验指标的变化,予白蛋白及呋塞米对症处理。2020.08.11 术后第一天复查 B 超:F1 胎儿羊水最大深度 6.8 cm,胎儿水肿表现同前(皮肤水肿及双侧胸腔积液);F2 胎儿羊水最大深度 10 cm;两胎儿多普勒血流评估均未见异常;孕妇宫颈长度 17 mm。

病例讨论

住院医师:患者目前考虑诊断:G2P0,孕 29^{+4} 周,双绒毛膜双羊膜囊双胎,F1 胎儿水肿,双胎均羊水过多,孕妇先心-房间隔缺损修补术后,孕妇身材矮小、漏斗胸,第一次羊水减量术后。

主治医师:双绒双胎妊娠,羊水均过多,孕妇压迫症状明显,行羊水减量术的目的是缓解母体压迫症状,同时留取胎儿 DNA 样本行相关遗传学检查以尽可能明确胎儿水肿的病因。由于双胎之一水肿,母体也有水肿表现,需警惕胎儿水肿时母体特有的并发症——镜像综合征。

主任医师:

关于孕妇自身:①既往有水囊瘤引产史,此次胎儿又出现水肿,结合孕妇特殊面容及体征,需要考虑孕妇是否存在一些罕见的单基因遗传病,如显性遗传相关的 Noonan 综合征等可能。②孕妇身材矮小,漏斗胸,怀孕双胎妊娠的风险较高。结合胎儿水肿且母体亦有双下肢水肿表现,特别要注意镜像综合征,因该综合征严重时表现为肺水肿、心衰,可能危及母体生命安全。故建议全面完善心肺功能相关评估,必要时请心脏、呼吸等专科会诊。③孕妇宫颈较短,继续妊娠过程中发生早产、胎膜早破等风险均高于普通人群。

关于胎儿:①F1 水肿胎儿的病因。胎儿水肿的病因复杂多样,且预后取决于水肿病因,故建议完善病因学排查以指导临床处理。②F1 水肿胎儿的预后。总体来说,水肿胎儿的预后相对较差且取决于引起水肿的病因。③关于 F2 胎儿。产前超声提示胸廓稍内陷,但若孕妇自身存在显性遗传疾病,两胎儿均有患病可能,一胎表型明显(水肿),一胎表型轻微,故两胎儿均建议完善遗传学评估。④完善新生儿科会诊,帮助孕妇及家属了解胎儿出生后的可能预后及救治费用。

鉴别诊断

免疫性胎儿水肿:为母胎血型不合所致,以 RhD 同种免疫最多见。对母体进行血型及红细胞抗体筛查可发现红细胞抗体阳性,因母体红细胞 IgG 抗体通过胎盘引起胎儿红细胞持续性破坏,继而出现胎儿贫血、心功能衰竭、水肿、宫内死亡,对新生儿的影响包括贫血、黄疸、新生儿胆红素脑病甚至死亡等。产前超声表现为胎儿大脑中动脉最高峰值流速(MCA-PSV)增高、以腹腔积液为主要表现的胎儿水肿。免疫性胎儿水肿通过宫内输血或新生儿期输血可改善预后。该孕妇行血型及不规则抗体筛查未见明显异常,F1 胎儿 MCA-PSV 正常范围,产前表型以胸腔积液及皮肤水肿为主,故暂不考虑为免疫性胎儿水肿。

单绒毛膜性双胎之一水肿:多继发于单绒双胎的特殊并发症,如双胎输血综合征、贫血多血质序列等。发生机制主要为单绒双胎共用胎盘且胎盘表面存在血管吻合,当血流方向不均衡时,持续受血的胎儿表现为充血性心力衰竭、水肿,而持续贫血的胎儿表现为贫血性心衰、严重时胎儿水肿。该孕妇早孕期超声明确为双孕囊,双绒毛膜性双胎诊断明确,故暂不考虑该诊断。

后续诊疗经过

(1)两胎儿宫内状况随访:因 F1 胎儿水肿加剧及母体血指标提示血液进行性稀释、母体水肿明显,考虑有镜像综合征,结合 F1 水肿儿预后、患者表型、双胎妊娠、镜像综合征等病史,建议行氯化钾(KCL)减胎术,故在通过快速伦理审查后,于 2020.08.13 行氯化钾减胎术,减去 F1 水肿胎儿,手术过程顺利,术后母体镜像综合征明显好转。2020.08.17 复查超声:F1 胎儿羊水最大深度 9.4 cm,未见胎心;F2 胎儿羊水最大深度 6.6 cm,脐血流 PI 偏高,DV 及 MCA 未见明显异常。

(2)遗传学评估结果:两胎儿 CMA 结果均未见异常;Trio - WES 结果:孕妇 *PTPN11* 基因 c.922A>G 杂和突变,为致病性,可导致 Noonan 综合征。减去的 F1 胎儿与孕妇携带同样的 *PTPN11* 基因突变,保留的 F2 胎儿未携带该基因突变。

(3)妊娠结局:因母体高危因素较多(Noonan 综合征、身材矮小、漏斗胸、心脏房缺修补术后),孕妇至综合性医院进一步产检及分娩,定期随访保留胎儿宫内状况。孕 33 周 4 天 B 超提示胎儿估测体重位于孕周第 8.7 百分位,羊水量正常,脐动脉 PI 增高,未见舒张末期血流缺失/倒置。考虑胎儿生长受限可能,结合母体情况,地塞米松促胎肺成熟后于孕 34 周剖宫产终止妊娠,分娩一女婴,体重(Wt)1560 g。术后 5 天母体恢复良好,予出院。

最终诊断

G2P1,孕 34 周,早产难产一活女婴,双绒双胎 KCL 减去水肿胎术后,孕妇 Noonan 综合征,孕妇房缺修补术后。

疾病诊疗过程简要总结

本患者为双绒双胎妊娠、一胎水肿,该患者特殊之处在于既往有过一次胎儿颈部水囊瘤引产史、母体身材矮小伴漏斗胸。颈部水囊瘤及胎儿水肿均为病因复杂的产前影像学表现,两次异常可能为同一种遗传学疾病的不同产前表型,也可能并无关联。结合孕妇自身的特殊表型,我们高度怀疑孕妇本身存在常染色体显性遗传病,每次妊娠均有 50% 的概率遗传给胎儿。由于羊水过多造成母体压迫症状明显且胎儿水肿的预后取决于引起水肿的病因,我们在行羊水减量术缓解母体压迫症状的同时,针对该家系进行了水肿病因学的调查,留取两胎儿的羊水及夫妻双方外周血行遗传学检测(CMA+Trio - WES 检测),以指导后续的临床处理。羊水减量术后孕妇双侧下肢明显水肿,结合胎儿水肿表现,考虑孕妇出现镜像综合征倾向。对于镜像综合征,只有在胎儿水肿经宫内治疗后缓解或水肿胎儿死亡后,母体症状才会缓解。结合水肿胎儿的预后及母体的安危,经快速伦理审查后,我们进行了 KCL 减胎术,减去水肿胎儿后母体水肿快速缓解。最终的遗传学检测结果与临床推断一致,孕妇及水肿的胎儿均为 Noonan 综合征患者,保留的胎儿遗传学检测正常。由于保留胎儿生长受限伴脐血流阻力增高,结合母体情况,在促胎肺成熟后于 34 周行剖宫产终止妊娠。

诊疗启迪

非免疫性胎儿水肿的病因复杂多样,产前病因学确诊具有一定的挑战性。常见病因包括非整倍体异常、拷贝数变异、单基因突变等遗传学异常,胎儿心血管、胸腔等结构异常,胎儿贫血、宫内感染、乳糜胸等。在评估胎儿水肿病因时,要注意产前表型的获取、夫妻双方体格检查及家族史的询问。与其他病因相比,遗传学异常作为胎儿水肿的常见病因之一,具有较高的复发风险,且很难通过产前或产后干预来改善妊娠结局,因此应对水肿的遗传学相关病因进行重点评估。本病例中,孕妇及双胎中水肿的胎儿均为 Noonan 综合征患者,据文献报道 Noonan 综合征的产前表型包括 NT 增厚、颈部水囊瘤、颈部淋巴囊扩张、胎儿水肿、羊水过多、胸腔/腹腔积液、先天性心脏病和肾脏异常等,回顾孕妇既往一次胎儿水囊瘤引产史,此次妊娠胎儿水肿(胸腔积液、皮肤水肿)伴羊水过多,也与 Noonan 综合征产前表型相吻合。

非免疫性水肿胎儿的总体预后较差,围产儿病死率及发病率均较高,仅少数病因引起的胎儿水肿可行宫内干预以改善预后,如先天性乳糜胸、胎儿贫血、心律失常等。双胎之一水肿中,单绒毛膜性特殊并发症导致的胎儿水肿(如双胎输血综合征Ⅳ期)可进行胎儿镜治疗;考虑到宫内干预对正常胎儿及母体所带来的风险,双绒毛膜性双胎之一水肿的宫内治疗相关报道极少,在胎儿具有存活能力之前,多会采用 KCL 减胎术,减去水肿的胎儿。对于孕晚期出现的双绒双胎之一胎水肿,在加强母胎产前监测的基础上,适时分娩后再于产后对水肿儿进行诊疗。但本病例并发了胎儿水肿特有的母体并发症——镜像综合征。一旦出现镜像综合征,只有终止妊娠娩出水肿儿或对水肿儿行宫内干预改善胎儿水肿状况后母体症状才会好转。结合本病例的母胎情况:孕周较小、胎儿水肿病因暂不明确且早产水肿儿的预后相对较差、母体身材矮小及心脏手术史,在与家属充分沟通可能结局后,最终决定申请伦理审核并行 KCL 减胎术,减去水肿胎儿,以期待减胎术后母体镜像综合征缓解、延长分娩孕周,尽可能保护母体及另一正常胎儿。

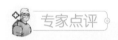 专家点评

1. 行业内知名专家点评(滕银成,教授,上海交通大学医学院附属第六人民医院)

本病例非常有代表性,且对于临床的诊疗很有借鉴和参考意义。本病例选取的是有母体单基因遗传病的复杂多胎妊娠。临床诊疗过程中涉及胎儿水肿的诊治、复杂多胎并发母体镜像综合征的处理、高危妊娠的孕期管理等。非免疫性胎儿水肿的病因学评估在临床上非常具有挑战性,病因复杂多样,且围产儿的预后与病因密切相关。在临床诊疗过程中要特别注意胎儿水肿特有的母体并发症,即镜像综合征,严重时会导致母体肺水肿、心衰,威胁孕产妇生命安全。胎儿水肿好转或水肿儿娩出后,母体症状会自行缓解。在双绒毛膜性双胎中,若一胎儿水肿,可供选择的处理方案包括 KCL 减胎术减去水肿儿或终止妊娠分娩两胎儿,具体方案的选择需结合具体孕周、母体病情、胎儿水肿病因及严重程度、家属对胎儿的救治态度等进行综合评估。母体存在 Noonan 综合征及相关表型(漏斗胸、房缺修补史、身材矮小、特殊面容)在围生期的管理也与正常妊娠有所不同,如围手术期的麻醉管理、心肺功能评估等。

2. 主任点评(孙路明,教授,同济大学附属第一妇婴保健院)

胎儿水肿是各种胎儿疾病的终末期表现。在双胎妊娠中,一胎儿水肿的诊治思路取决于绒毛膜:单绒毛膜性双胎之一水肿需重点评估是否存在单绒特殊并发症,对不同类型的特殊并发症进行相应的宫内干预;双绒毛膜性双胎之一水肿的病因诊断思路与单胎妊娠胎儿水肿相似,在单胎妊娠中部分病因导致的胎儿水肿可通过宫内干预以改善围产儿结局,但在双绒双胎妊娠中考虑到宫内干预对母体及另一胎儿带来的利弊风险,较少采用宫内治疗。本病例我们通过患者的既往水囊瘤妊娠史、体格检查、胎儿的

宫内情况等可以高度怀疑母体存在显性遗传病,如 RAS 通路的单基因病,但在等待遗传学检测结果的过程中母体出现镜像综合征。母体镜像综合征的发生机制较为复杂,与血管生成因子和抗血管生成因子之间的失衡有关,现有的治疗方案多为对症支持治疗,若胎儿水肿不能得到缓解,母体症状亦不会好转。由于孕妇身材矮小、漏斗胸、房缺修补病史、镜像综合征、继续妊娠双胎的风险极高,综合考虑母体安全和水肿儿的预后,最终选择 KCL 减胎术减去水肿胎儿,术后母体症状很快出现好转。遗传学检测结果提示孕妇本人及水肿胎儿均为 Noonan 综合征患者,保留胎儿遗传学检测结果正常,并期待至孕 34 周剖宫产终止妊娠。回顾前胎水囊瘤引产史,可基本肯定水囊瘤的胎儿也为 Noonan 综合征,这也提示在临床工作中若能对宫内异常表型的胎儿尽可能完善遗传学评估,对于指导家庭的再次妊娠具有非常重要的意义。

(孙路明 卫 星)

参考文献

[1] 段涛. 非免疫性胎儿水肿临床指南[J]. 中华妇产科杂志,2017(52):727.

[2] STUURMAN KE, JOOSTEN M, INEKE V, et al. Prenatal ultrasound findings of rasopathies in a cohort of 424 fetuses: update on genetic testing in the NGS era [J]. J Med Genet, 2019,56 (10):654 - 661.

[3] 中华医学会围产医学分会胎儿医学学组,中华医学会妇产科学分会产科学组. 双胎妊娠临床处理指南(2020 年更新)[J]. 中华围产医学杂志,2020,23(08):505 - 516.

病例3 孕 39^{+3} 周,规律性宫缩 5 小时,宫口扩张至 3 cm,巨大胎儿?

主诉

G2P1,孕 39^{+3} 周,宫缩和腹痛 5 h 及宫口扩张至 3 cm。

病史摘要

入院时间:2020.09.15 上午 06:00

现病史:患者,女 36 岁。平素月经规则,初潮 12 岁,5/28 天,经量中等,无痛经,LMP 2019.12.14,预产期(expected date of childbirth,EDC)2020.09.19。生育史 1 - 0 - 0 - 1。

停经后 6 周出现恶心、呕吐等早孕反应,妊娠 13 周早孕反应缓解。孕早期无阴道流血、下腹痛等先兆流产症状。孕 19 周始感胎动至今。否认放射线、毒物及特殊药物接触史。孕期于我院定期产检,首次产检为妊娠 11 周,早期唐氏筛查低风险,B 超排畸未见异常。孕期行地中海贫血筛查无异常。孕早期糖化血红蛋白(HbA1c)6.0%,孕 28 周行 75 g 口服葡萄糖耐量试验(oral glucose tolerance test,OGTT)发现 1 h 血糖值为 11.1 mmol/L。经饮食和运动管理后,自测空腹及餐后 2 h 血糖均正常,未使用胰岛素或口服降糖药物。

孕 33 周产检发现宫高 34 cm,无头晕头痛、无视物模糊,胎动正常。B 超提示胎儿腹围大于孕周约＋2SD,双顶径(biparietal diameter,BPD)、头围及股骨长度均超出孕周,脐血流在正常范围。考虑"大于胎龄儿"可能,遂进一步加强饮食和锻炼管理以及血糖监测管理。患者每周于我院产科门诊随诊,每日自数胎动正常,每周一次胎心监测均提示无应激试验(non-stress test,NST)反应型,每 3 周定期复查 B 超,脐血流无异常。患者整个孕期体重增加 20 kg。

到产科急诊就诊前 5 h,患者出现规律性宫缩,宫缩持续 30～60 s,宫缩时腹痛逐渐加重。无阴道流血、流液,无咳嗽、咳痰,无头痛、头晕,无胸闷、心悸,无视物模糊,胎动如常。急诊阴检:头先露,宫口开 3 cm,宫颈管消退 50％,先露部分在坐骨棘水平,宫颈硬度中,宫口位置朝前。胎监示Ⅰ类监护,急诊以"足月临产"收入产房待产。

既往史:

疾病史:平素健康状况良好,否认高血压、糖尿病、肾病、肝病、血液病、自身免疫性疾病等病史。预防接种按当地政策进行。

传染病史:否认乙肝、结核等传染病史。

手术、外伤史:否认手术、外伤史。

输血史:否认输血史。

食物过敏史:否认食物过敏史。

药物过敏史:否认青霉素过敏史。

个人史:

出生于河北省衡水市,生长于河北省石家庄市。否认传染病接触史,否认疫区居住史。否认冶游史。无吸烟及饮酒史。

婚育史:

已婚。2017 年 6 月在我院经阴道分娩一男婴,出生体重 3 950 g。

家族史:

否认家族性疾病史,父母健在。

产房体检

生命体征:T 36.8℃,P 89 次/分,R 20 次/分,BP 120/77 mmHg。

全身体格检查:双下肢无水肿。全身检查未见明显异常(略)。

专科检查:腹部膨隆,宫高 39 cm,腹围 110 cm。胎先露:头先露,胎方位 LOA。胎心音部位:左下腹。频率:140 次/分。跨耻征阴性;宫缩间隔 4～5 min,持续 30～60 s。

阴检:宫口开 3 cm,宫颈管消退 50％,先露部分在坐骨棘水平,宫颈硬度中,宫口位置朝前。宫颈 Bishop 8 分。胎膜未破。

胎心监护:胎心率 140 次/分,可见正常中等变异和胎心率加速,未见胎心率减速,宫缩间隔 4～5 min,持续 30～60 s。

辅助检查

血常规:WBC 10.64×10^9/L,Hb 123 g/L,PLT 258×10^9/L。血型:O 型,Rh 阳性。

37 周 B 超示:宫内单胎,胎儿头位。生长径线:双顶径 95 mm,头围 344 mm,腹围 360 mm,股骨长 72 mm。最大羊水暗区 70 mm,羊水指数 225。胎盘成熟度Ⅲ级。

初步诊断

G2P1,孕 39^{+3} 周,自然临产,A1 型妊娠期糖尿病(A1GDM),巨大胎儿可能。

初步诊疗经过

患者入院后完善相关检查,诊断为:G2P1,孕 39^{+3} 周,自然临产,A1GDM,巨大胎儿可能。进入产房后立即建立静脉通路,给予林格氏液 125 ml/h 静滴,行持续电子胎心监护及宫缩监测。与患者充分沟通阴道分娩的相关风险,患者希望阴道分娩并要求使用硬膜外镇痛。产程中仅允许患者口服无渣液体,以备分娩中急诊剖宫产。产程潜伏期每 3~4 h 进行一次宫颈指检,在活跃期每 2 h 一次宫颈指检,以密切观察产程进展。根据产程进展情况,决定是否使用缩宫素和人工破膜。

病例讨论

住院医师:患者 G2P1,孕 39^{+3} 周,自然临产,妊娠合并 A1GDM,有巨大胎儿可能。

主治医师:患者足月,自然临产,宫颈条件好,即使有巨大胎儿可能,也可尝试阴道分娩。患者第一胎为阴道分娩,新生儿出生体重 3 950 g,证明患者骨盆大小正常。入院时已经与患者沟通有关巨大胎儿和肩难产的可能,患者要求尝试阴道分娩。

主任医师:该患者的处理主要集中在两个方面,第一是巨大胎儿的诊断和处理,第二是产程管理的注意事项。我国把出生体重超过 4 000 g 定义为巨大胎儿。该孕妇有 A1GDM,这是导致巨大胎儿的高危因素。另外,此孕妇第一个孩子的出生体重为 3 950 g,本次妊娠已增重 20 kg,37 周的 B 超显示胎儿估重已超出第 90 百分位数。在胎儿出生之前,准确地诊断巨大胎儿比较困难,孕晚期超声测量和腹部触诊也不十分可靠。可疑巨大胎儿不是剖宫产的绝对指征,但我们需要给患者讲明阴道分娩的有关风险和肩难产的可能。患者知情同意后,可尝试阴道分娩。巨大胎儿是引起难产的常见原因,但产程管理与其他正常妊娠并无明显差异。如果产程停滞,则需要及时行剖宫产。一些传统观念认为,可疑巨大胎儿的患者应避免行产钳或胎头吸引,主要是担心手术助产后肩难产的风险增高。我认为,如果有阴道助产指征,且患者同意,可以谨慎使用产钳或胎头吸引。当然,我们必须做好急诊剖宫产和应对肩难产的所有准备工作。

后续诊疗经过

患者入院诊断为:G2P1,孕 39^{+3} 周,自然临产,A1GDM,巨大胎儿可能。与患者沟通了阴道分娩的相关风险,患者和家属要求阴道试产。因患者有较高的急诊剖宫产风险,产程中不建议正常饮食,给予口服无渣液体。进入产房后立即建立静脉通路,给予林格氏液 125 ml/h 静滴,行持续电子胎心监护及宫缩监测。

进入产房时,宫口开 3 cm,经 3 h 观察后宫口自行扩张至 4 cm。宫缩引起的疼痛逐渐加剧,根据患者要求实施硬膜外镇痛。因产程进展缓慢,给予人工破膜+缩宫素加强宫缩。

宫口在 23:00 时开全,孕妇开始屏气用力下推胎儿。用力 2 h 后,即在 01:00 时,胎头娩出。胎头娩出后,未发生旋转复位,胎头反而向后回缩。助产士立即怀疑肩难产,呼叫产房其他医护人员到场援助。

产妇取截石位,双大腿贴近腹部。在产妇耻骨联合上方触及胎儿前肩,医务人员从胎儿背部向后向下(朝向胎儿脸部或胸部)加压,另一名助产人员向外下方轻柔牵拉胎头。在诊断肩难产 2 min 后,胎儿前肩(右肩)从耻骨联合下方娩出。胎儿后肩及身体娩出顺利。胎盘在胎儿娩出 5 min 后完整娩出,未发生产后出血。会阴二度裂伤予以修复。

新生儿为男性,出生体重 3 895 g。1 min Apgar 评分 6 分,5 min Apgar 评分 9 分。新生儿无锁骨骨折,无臂丛神经损伤征象。脐动脉血气分析显示,pH 7.11,碱剩余 -13 mmol/L,$PaCO_2$ 50 mmHg,PaO_2 12 mmHg,HCO_3^- 12.5 mmol/L。

最终诊断

G2P2,孕 39^{+4},A1GDM,经阴分娩一活男婴,肩难产,新生儿轻度窒息。

疾病诊疗过程简要总结

患者孕早期糖化血红蛋白 6.0%(正常值<6.5%),在孕 28 周行 75 g OGTT 发现 1 h 血糖 11.1 mmol/L。在我院门诊经过饮食和运动管理后,自测空腹血糖及餐后 2 h 血糖正常,未使用胰岛素或口服降糖药物。孕 33 周产检发现宫高 34 cm。B 超提示胎儿腹围大于孕周约 +2SD,双顶径、头围及股骨长度均超出孕周。患者整个孕期体重增加 20 kg。就诊前 5 h,患者出现规律性宫缩,入院时宫口开 3 cm,Bishop 评分 8 分。急诊以"足月临产"收入产房待产。

考虑患者为 A1GDM,有巨大胎儿可能。与患者沟通了阴道分娩的相关风险,患者和家属要阴道试产。进入产房后,宫缩引起的疼痛逐渐加剧,根据患者要求实施硬膜外镇痛。因产程进展缓慢,给予缩宫素加强宫缩。

从入院时宫口 3 cm,到宫口开全的时间总共为 17 h。第二产程屏气用力 2 h。胎头娩出后出现"龟缩征"。立即怀疑肩难产,呼叫产房其他医护人员到场援助。使用的肩难产手法包括屈大腿法(McRoberts 法)和耻骨上加压法。诊断肩难产 2 min 后,胎儿前肩娩出。产妇未行会阴侧切,会阴二度裂伤。新生儿出生体重 3 895 g。1 min Apgar 评分 6 分,5 min Apgar 评分 9 分。新生儿无锁骨骨折,无臂丛神经损伤征象。脐动脉血气分析显示 pH 7.11,碱剩余 -13 mmol/L。患者及新生儿均恢复顺利,未出现任何并发症。

诊疗启迪

异常产程通常指产程进展缓慢,即产程时限超过第 95 位数阈值。用于描述异常产程的术语很多,包括难产、头盆不称、产程进展失败、宫口扩张延迟、胎头下降延迟、宫口扩张停滞和胎头下降停滞。过去,潜伏期延长定义为初产妇>20 h,经产妇>14 h。这一定义是基于 20 世纪 50 年代 Friedman 的产程数据。单纯的潜伏期延长不应作为剖宫产的指征。

产程停滞分为第一产程停滞和第二产程停滞,在第一产程的潜伏期不应诊断产程停滞。第一产程活跃期产程停滞的诊断需满足以下标准:胎膜已破,宫口扩张≥5 cm(美国为≥6 cm);宫缩正常者≥4 h 宫口扩张无进展;如果宫缩不理想,≥6 h 宫口扩张无进展。初产妇和经产妇的第二产程时限有所不同,椎管内分娩镇痛也会延长第二产程。第二产程延长的

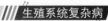

定义如下：初产妇使用椎管内镇痛者≥4 h，未使用椎管内镇痛者≥3 h；经产妇使用椎管内镇痛者≥3 h，未使用椎管内镇痛者≥2 h。

难产指产程进展过缓或停滞，是导致初次剖宫产的主要原因。难产的常见原因是产力不足、胎儿过大、非枕先露、持续性枕后位、肥胖、初产妇、高龄、过期妊娠、子宫异常及骨盆异常。如果第一产程进展只是缓慢，但未停滞，一般不应行剖宫产。硬膜外镇痛或胎位异常时可适当延长产程。

（1）产力不足的处理：

如果自发性宫缩不能及时扩张宫口，可使用缩宫素和人工破膜刺激子宫收缩，加速分娩。人工破膜是加速产程进展的传统方法。单独行人工破膜效果不确切，人工破膜后使用缩宫素可加速宫口扩张。人工破膜的风险包括宫腔感染、脐带脱垂和胎儿损伤。对于活动性乙型肝炎、丙型肝炎或 HIV 感染的产妇，应避免人工破膜。

缩宫素是增强产力、加速产程的主要药物，但其促宫颈成熟的效果不如前列腺素类药物。缩宫素的最大剂量尚未确定，不同医院的用法不同，通常是 20～40 mU/min。缩宫素静脉滴注方案如表 3－1 所示。

表 3－1　缩宫素静脉滴注方案

方案	起始剂量	每次增加剂量	增加间隔时间
低剂量	0.5～1 mU/min	1 mU/min	30～40 min
	1～2 mU/min	2 mU/min	15 min
高剂量	4～6 mU/min	4～6 mU/min	20～40 min

我国缩宫素的静滴方案一般是将 2.5 U 缩宫素加于 500 ml 0.9％生理盐水内，使每滴液含缩宫素 0.33 mU。从 4～5 滴/min（1～2 mU/min）开始，间隔 15～30 min 调整，每次增加 1～2 mU/min。最大给药剂量通常不超过 20 mU/min（60 滴/min）。宫缩间隔至少 2～3 min，持续 40～60 s。

（2）肩难产及其处理：

肩难产的发生率为 0.2％～3％。因人群与诊断标准差异，各地报道的发病率不同。肩难产由胎儿前肩受阻于母体耻骨联合或后肩嵌顿于母体骶骨岬部导致。肩难产的主要高危因素为妊娠期糖尿病、巨大胎儿和既往肩难产史。其他危险因素包括过期妊娠、男性胎儿、高龄、孕期体重增加过多、骨盆狭窄、经产妇、第一产程进展缓慢、产程停滞、使用缩宫素、阴道助产和硬膜外镇痛。

肩难产无法预测。所有阴道分娩都要警惕肩难产的发生，大部分肩难产发生于无任何危险因素的产妇。既往肩难产史是发生肩难产的高危因素，再次肩难产的发生率约为 10％。有肩难产史者再次妊娠时根据胎儿体重可放宽剖宫产指征。

胎儿娩出后如果见胎头回缩（龟缩征），应立即怀疑肩难产。牵引胎头不可娩出前肩时即可诊断肩难产。发生肩难产后切忌慌乱，应按流程尝试不同手法娩出胎肩。准确记录发生肩难产的时间，并立即呼叫其他助产士、产科医师、麻醉医师和新生儿医师到场。解除肩部嵌顿之前，不要让产妇用力。停止使用缩宫素，不能进行宫底施压。产妇取截石位。如需牵引胎头，应顺着胎儿脊椎轴线柔缓用力，用力角度通常为水平面下 25°～45°。

解除肩难产的常用流程为：求助（call for help），屈大腿（McRoberts 法），耻骨上加压（suprapubic pressure），牵后臂娩后肩（delivery of posterior arm）。屈大腿法简单易行，一旦怀疑肩难产，应首先尝试这一方法，屈曲产妇双大腿，使其尽量贴近腹部。屈大腿可以带动耻骨联合向上移动，使胎儿前肩滑出。屈大腿法还可使前凸的腰椎变平，以增大盆腔容积。耻骨上加压法是在产妇耻骨联合上方触及胎儿前肩，医务人员站在胎儿背朝，朝向胎儿脸部或胸部加压，另一名助产者轻柔牵拉胎头。耻骨上加压结合屈大腿法，可以成功解除大多数肩难产。应绝对避免在宫底加压，因其可能加重胎肩嵌顿和导致子宫破裂。

当屈大腿和耻骨上加压无效时，应采用内操作的方法。包括牵后臂法，手沿骶骨伸入阴道，若进手困难则行会阴切开。会阴切开对缓解胎肩嵌顿并无益处，且增加会阴损伤，故应仅在无法进行阴道内操作时才实施会阴切开。胎背在产妇左侧用左手，胎背在产妇右侧用右手。沿胎儿后上肢到肘部。如果肘关节呈屈曲状态，可抓住前臂或胎手，经胎儿胸前娩出后臂；如果肘关节处于伸直状态，在肘窝处用力使肘关节屈曲，然后抓住前臂或胎手娩出后臂，屈曲肘关节是防止肱骨骨折的关键。

另一种内操作的方法为阴道内旋肩法，不同教材可能有不同描述。我国的相关教材对 Woods 旋肩法的描述为：以食、中指伸入阴道紧贴胎儿后肩的背面，将后肩向侧上旋转，当后肩旋转至前肩位置时娩出。

如果产妇可以活动，还可尝试四肢着床法。利用重力缓解胎肩嵌顿。然后向下牵引后肩，或向上牵引前肩。使用硬膜外镇痛后，孕妇转变体位可能较为困难。如果上述方法都不成功，可以考虑断胎儿锁骨法、Zavanelli 法（将胎头推回阴道，改行紧急剖宫产）以及耻骨联合切开法。

专家点评

1. 行业内知名专家点评（郭清，教授，石家庄市妇产医院）

肩难产是医护人员最为恐惧的产科急症之一。肩难产发生后，脐带血流中断，新生儿不能呼吸，缺氧可致新生儿脑病和死亡。肩难产的臂丛神经损伤率为 $10\% \sim 20\%$。多数臂丛神经损伤可在短期内恢复，也有患儿会发生长期的上臂或下臂麻痹。

肩难产是导致医疗诉讼的常见原因。肩难产不能完全预防，产房医护人员都必须掌握肩难产的处理方法。模拟训练可以完善处理流程，有助于医务人员熟练掌握每个操作手法的细节。例如，操作时避免大腿过度屈曲导致股外侧皮神经损伤，正确牵引胎头防止臂丛神经损伤。新生儿骨折虽可迅速恢复，无远期并发症，但操作时也应尽量避免发生骨折。加强手法培训，可避免在牵后臂娩后肩时发生锁骨骨折。

剖宫产虽能避免肩难产和减少臂丛神经损伤，但使用剖宫产来预防肩难产的代价却很高。例如，胎儿估重 4500 g 时，为减少 1 例肩难产引起的永久性臂丛神经损伤，需行 155～1026 例预防性剖宫产。对于可疑巨大胎儿，可以在 39 周终止妊娠。如果无阴道分娩禁忌证，可进行引产。在 39 周引产可以减少肩难产，且不增加剖宫产率和其他并发症。我国对巨大胎儿的剖宫产指征尚不十分统一。妇产科学教材建议对 ＞4 000 g 的巨大胎儿且合并糖尿病者行剖宫产，无糖尿病者可阴道试产。我国妊娠期糖尿病的指南则建议，胎儿估重 ＞4 250 g 者可以考虑剖宫产。

减少碳水化合物摄入和运动锻炼相结合可降低巨大胎儿的风险,孕期管理对降低母胎并发症有重大影响。应考虑将孕期体重、营养和锻炼管理作为产科质量管理指标,以改善母胎预后。

2. 主任点评(郑勤田,副教授,石家庄市妇产医院,美国亚利桑那大学妇产科)

关于产程处理,中美有许多不同之处。美国现把宫口扩张 6 cm 作为活跃期的开始,我国 2020 年的正常分娩指南推荐以宫口扩张 5 cm 作为活跃期的标志。根据我个人在中美的工作经验,很多国内医护对于宫颈扩张程度的评价颇显主观,这种情况在潜伏期尤为明显。例如,有的医护人员报告宫颈扩张 1 cm,我同时做宫颈指检会发现 2 cm;而他们报告 2 cm 时,我可能会报告 3~4 cm,依此类推。如果宫颈扩张程度的测量不能统一,产程的相关数据在很大程度上就失去了意义。因此采用国际标准模型进行宫颈指检的规范化培训,对产房管理极为重要。

在有条件的情况下,建议采用宫内监护的方法。如果产程进展缓慢或胎监状况不佳时,在美国产房一般会放置宫内压力导管,即可实时监测宫内压力,也可进行羊膜腔灌注以减轻脐带压迫。使用宫内压力导管有助于减少胎心率变异减速导致的剖宫产。宫内压力导管可精确记录宫内压力,蒙氏单位需使用宫内压力导管来计算。在我国产房目前主要使用腹壁压力探头监测宫缩频率,不能更精确地监测宫内压力。

缩宫素是用于加强宫缩和引产的最常用药物。有条件的情况下,建议使用静脉泵给予缩宫素,按每分钟剂量(mU/min)给药,便于精确控制缩宫素剂量。目前,缩宫素的高剂量给药方案渐趋流行,高剂量缩宫素可缩短第一产程,降低羊水粪染和绒毛膜羊膜炎的风险。

(郭　清　郑勤田)

参考文献

[1] 谢幸,孔北华,段涛.妇产科学[M].9 版.北京:人民卫生出版社,2018:137.

[2] 中华医学会妇产科学会产科学组,中华医学会围产医学分会妊娠合并糖尿病协作组.妊娠合并糖尿病诊治指南(2014)[J].中华妇产科杂志,2014,49(8):561-569.

[3] 中华医学会围产医学分会,中华医学会妇产科学分会产科学组.妊娠并发症和合并症终止妊娠时机的专家共识[J].中华围产医学杂志,2020,23(11):721-732.

[4] 中华医学会妇产科学分会产科学组,中华医学会围产医学分会.正常分娩指南[J].中华妇产科杂志,2020,55(6):361-370.

[5] Obstetric care consensus no. 1: safe prevention of the primary cesarean delivery [J]. Obstet Gynecol, 2014,123(3):693-711.

[6] Macrosomia: ACOG Practice Bulletin, Number 216[J]. Obstet Gynecol, 2020, 135 (1): e18-e35.

[7] Practice bulletin No. 178: Shoulder dystocia [J]. Obstet Gynecol, 2017,129(5):e123-e133.

[8] SON M, ROY A, STETSON BT, et al. High-dose compared with standard-dose oxytocin regimens to augment labor in nulliparous women: a randomized controlled trial [J]. Obstet Gynecol, 2021,137(6):991-998.

病例4 复发性流产合并静脉血栓2次，易栓症？

主诉

复发性流产合并静脉血栓2次。

病史摘要

现病史：患者，女，30岁。平素月经规则，初潮12岁，7/30天，经量中等，无痛经，LMP 2017.12.01，生育史0-0-3-0。2012年，孕6周人工流产一次，2015年1月孕5周，因发生大脑静脉窦血栓，自然流产。2016年5月，因"孕7周，B超显示空孕囊，伴左下肢深静脉血栓"终止妊娠。现患者有生育要求，来门诊要求明确流产原因，并进一步治疗。

既往史：

疾病史：2015年1月孕5周，因发生大脑静脉窦血栓，自然流产1次。2016年5月，孕7周，B超显示空孕囊，合并左下肢深静脉血栓。否认心脏病、高血压、血栓性疾病等慢性病史。

传染病史：否认乙肝、结核等传染病史。

手术、外伤史：除行1次人工流产、2次难免流产清宫术外，否认其他手术及外伤史。

输血史：否认输血史。

食物过敏史：否认食物过敏史。

药物过敏史：有青霉素过敏史。

个人史：

否认疫水、疫区接触史，否认吸烟酗酒史，否认冶游史。

婚育史：

已婚，0-0-3-0，2012年孕6周行人工流产1次。2015年1月孕5周，因发生大脑静脉窦血栓，自然流产1次。2016年5月，孕7周，B超显示空孕囊，左下肢深静脉血栓，终止妊娠。

家族史：

否认家族异常疾病史，父母健在。

入院体检

T 37℃，P 79次/分，R 16次/分，BP 105/67 mmHg。身高162 cm，体重56 kg。神清气平，一般情况可，无贫血貌。HR 79次/分，律齐，未闻及杂音。双肺呼吸音清，未闻及干、湿啰音。腹软，无压痛及反跳痛，肝脾肋下未及，双肾区无叩痛。双下肢水肿(一)。膝反射正常。

妇科检查：外阴未见异常，阴道畅，宫颈光滑，子宫中位，正常大小，双附件区(一)，无明显压痛。

辅助检查

门诊给予有关实验室检查,结果如下。

出凝血功能(2017.12.21):凝血酶原时间(prothrombin time,PT)11 s,国际标准化比率(international normalized ratio,INR)0.99,部分凝血活酶时间(activated partial thromboplastin time,APTT)26.8 s,纤维蛋白原(fibrinogen,Fib)2.05 g/L,凝血酶时间(thrombin time,TT)18.5 s。

血小板聚集率(花生四烯酸诱导):95.8%(2017.12.21),
　　　　　　　　　　　　　90.6%(2018.01.22)。

血小板聚集(二磷酸腺苷诱导):90.7%(2017.12.21),
　　　　　　　　　　　　　89.3%(2018.01.22)。

D-二聚体:0.41 DDU μg/ml(201817.12.21),
　　　　　0.46 DDU μg/ml(2018.01.22)。

抗凝血酶活性:35.8%(2017.12.21),
　　　　　　40.4%(2018.01.22)。

蛋白C活性:95.7%(2017.12.21),
　　　　　98.5%(2018.01.22)。

蛋白S活性:80.2%(2017.12.21),
　　　　　91.4%(2018.01.22)。

V因子活性:82.7%(2017.12.21),80.6%(2018.01.22)。

狼疮抗凝物:狼疮筛查时间39.4 s,狼疮确认比值1.1%,狼疮确认时间31.7 s,标准化狼疮比值1.1 TR,狼疮筛查比值1%(2017.12.21);
　　　　　狼疮筛查时间38.7 s,狼疮确认比值1.12%,狼疮确认时间30.9 s,标准化狼疮比值1.08 TR,狼疮筛查比值1%(2018.01.22)。

血同型半胱氨酸:13 μmol/L(2017.12.21),
　　　　　　　9 μmol/L(2018.01.22)。

抗dsDNA:3.87 IU/ml(2017.12.21),
　　　　　4.46 IU/ml(2018.01.22)。

抗心磷脂抗体:IgG 0.28 GPL/ml,IgM 0.41 MPL/ml,IgA 0.1 APL/ml(2017.12.21);
　　　　　　IgG 0.19 GPL/ml,IgM 0.38 MPL/ml,IgA 0.09 APL/ml(2018.01.22)。

抗β_2糖蛋白抗体:IgM 0.59,IgG 0.14(2017.12.21);
　　　　　　　IgM 0.67,IgG 0.57(2018.01.22)。

抗核抗体组合:核型(一),滴度(一)(2017.12.21);
　　　　　　核型(一),滴度(一)(2018.01.22)。

性激素(月经第21天,2017.12.21):卵泡刺激素(follicle-stimulating hormone,FSH)、6.19 IU/L,黄体生成素(luteinizing hormone,LH)2.23 IU/L,垂体泌乳素(prolactin,PRL)30.77 ng/ml,雌二醇(estradiol,E$_2$)730 pmol/L,孕酮(progesterone,P)76.9 nmol/L,睾酮

(testerone，T)2.84 nmol/L。

B 超(月经第 21 天,2017.12.21):内膜 8.6 mm;内膜下血液动力学参数 PI 1.23，RI 0.65，S/D 2.88。子宫动脉血液动力学:左侧子宫动脉 PI 2.14，RI 0.83，S/D 5.79;右侧子宫动脉 PI 1.86，RI 0.82，S/D 5.43。

血常规(2017.12.21):WBC 6.64×10^9/L，Hb 124 g/L，PLT 208×10^9/L。

肝肾功能(2017.12.21):ALT 18 U/L，AST 11 U/L，Cre 39 μmol/L。

甲状腺功能(2017.12.21):游离甲状腺素(free thyroxine，FT_4)13.26 pmol/L,游离三碘甲状腺原氨酸(free triiodothyronine，FT_3)4.87 pmol/L,促甲状腺激素受体抗体(thyroid stimulating hormone receptor antibody，TRAb)0.30 IU/L,甲状腺过氧化物酶抗体(thyroid peroxidase antibody，TPOAb)5.82 IU/ml,抗甲状腺球蛋白抗体(anti-thyroglobulin antibodies，TgAb)12.14 IU/ml,促甲状腺激素(thyroid stimulating hormone，TSH)1.59 mIU/L。

初步诊断

G3P0,复发性流产,抗凝血酶缺乏,易栓症。

初步诊疗经过

孕前先予以华法林、阿司匹林肠溶片、复合维生素片口服。两个月后复查患者相关指标,并建议患者行抗凝血酶相关基因检测。

病例讨论 1

住院医师:

患者,女,30 岁。因"反复妊娠早期胚胎丢失合并静脉血栓 2 次"来门诊检查。患者平素月经规则,2015 年 1 月孕 5 w,因发生大脑静脉窦血栓,自然流产 1 次。2016 年 5 月,因"孕 7 w，B 超显示空孕囊,伴左下肢深静脉血栓"终止妊娠。2017.12.21 实验室检查显示,抗凝血酶活性仅有 35.8%,血小板聚集率(花生四烯酸诱导)95.8%,血小板聚集(二磷酸腺苷诱导)90.7%明显升高。一个月后(2018.01.22)复查结果显示,抗凝血酶活性 40.4%,血小板聚集率(花生四烯酸诱导)90.6%,血小板聚集(二磷酸腺苷诱导)89.3%,仍然较高。初步诊断:复发性流产合并抗凝血酶缺乏,易栓症。

主治医师:

患者为年轻女性,有两次不良妊娠合并静脉血栓史,两次实验室检查均显示抗凝血酶(antithrombin，AT)活性明显下降,且血小板聚集率明显升高,血小板有被激活的实验室证据,"复发性流产,抗凝血酶缺乏,易栓症"的诊断成立。AT 缺乏症是一种常染色体显性遗传疾病,是较为常见的遗传性易栓症,目前已经明确的是抗凝血酶缺乏与 *SERPINC1* 基因突变密切相关,故建议患者进行 *SERPINC1* 基因检测。

主任医师:

结合病史及实验室检查,目前高度怀疑患者为遗传性易栓症——AT 缺乏症。遗传性 AT 缺陷可明显增加静脉血栓栓塞症(venous thromboembolism，VTE)的风险。AT 是人体最重要的抗凝物质,血液中 70%左右的抗凝活性是由 AT 承担的,AT 缺陷的人群一生中发生 VTE 的风险明显高于正常人群。在妊娠或分娩期间,未经治疗的 AT 缺陷个体发生血栓的风险大大增加。此外,这类患者发生自然流产、早发重度子痫前期、胎盘早剥、胎儿严重宫内生长受限等不良妊娠结局的风险也比正常人群增加了 5 倍。美国胸科医师学会(American College of Chest Physicians, ACCP)指南推荐,对于有深静脉血栓(deep venous thrombosis, DVT)史的高风险易栓症女性,妊娠期、产前及产后均行抗凝治疗。对于确诊为 AT 缺乏症的女性,必要时孕前开始就要给予抗凝治疗,并在整个孕期要注意监测,及时调整用药剂量,同时去除血栓发生的诱因,以最大限度降低 VTE 发生风险。

后续诊疗经过1

为进一步明确诊断,对该患者进行了 *SERPINC1* 基因检测(图 4-1),发现该基因第284 位的碱基对发生了突变,由腺嘌呤突变成了鸟嘌呤,蛋白质水平酪氨酸被半胱氨酸取代。

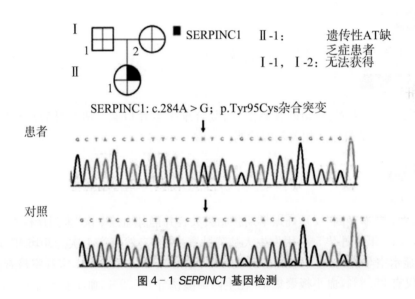

图 4-1 *SERPINC1* 基因检测

该患者服用阿司匹林、华法林、爱乐维复合维生素片 2 个月后复查结果(2018.04.08)如下。

出凝血:PT 11.2 s, INR 0.98, APTT 25.9 s, Fib 1.95 g/L, TT 17.9 s。

血小板聚集率(花生四烯酸诱导):15.8%,较治疗前明显下降。

血小板聚集率(二磷酸腺苷诱导):67.7%。

D-二聚体:0.13 DDU μg/ml。

抗凝血酶活性:38.9%,仍然较低。

B 超(月经第 21 天):内膜 9 mm。

内膜血液动力学 PI 0.85, RI 0.53, S/D 2.15。

子宫动脉血液动力学:

左侧子宫动脉 PI 1.36, RI 0.74, S/D 3.86;

右侧子宫动脉 PI 1.41, RI 0.75, S/D 3.93。

肝肾功能：ALT 21 U/L，AST 16 U/L，Cre 39.5 μmol/L。

病例讨论 2

住院医师：

患者 *SERPINC1* 基因检测结发现该基因第 284 位的碱基对发生了突变，由腺嘌呤突变成了鸟嘌呤，蛋白质水平酪氨酸被半胱氨酸取代。故该患者遗传性 AT 缺乏症诊断成立。

主治医师：

目前，AT 缺乏症根据抗原/抗凝功能活性比值，一般将 AT 缺乏症分成两型，Ⅰ型的特征是抗原水平和功能活性均降低，两者比值接近 1；Ⅱ型指抗原水平正常，但大约一半的血浆 AT 是一种无功能的变异蛋白，两者比值大于 1。Ⅱ型又进一步分为影响反应位点的突变（RS/Ⅱa）、影响肝素结合位点的突变（HBS/Ⅱb）和具有多效性效应的突变（PE/Ⅱc）三种亚型。根据患者 *SERPINC1* 基因检测结果，经基因库分析，该患者为Ⅱ型 AT 缺乏症，突变区域不涉及核心蛋白，影响 AT 的抗凝活性。

主任医师：

AT 为血浆中存在的主要天然抗凝血物质，大约承担了人体 70% 的抗凝功能。在生理状态下，AT 是肝素依赖的丝氨酸蛋白酶抑制剂。体外实验证实在肝素作用下，AT 功能显著增加。肝素与 AT 结合后可以使 AT 中心环发生构象改变，AT 的活性部位就会被充分暴露，能更好地跟凝血因子相结合，使其抗凝作用可以增加 1000 倍以上，特别是加快抑制凝血酶和X因子（Xa）速度。因此 AT 缺乏症的患者，会出现肝素抵抗效应，抗凝效果不佳。目前国外多使用 AT 浓缩剂来有效降低这些患者血栓的发生风险，但目前国内相关药物费用昂贵，购买渠道有限，还未得到广泛应用。华法林因易通过胎盘并对胎儿有致畸作用，因此建议该遗传性 AT 缺乏症患者妊娠早期（孕 12 周以内）及妊娠结束前 1～2 周，给予治疗剂量低分子肝素（low molecular weight heparin，LMWH）＋小剂量阿司匹林（low dose aspirin，LDA）＋补充新鲜冰冻血浆，孕中晚期使用华法林抗凝治疗。孕期严密监测患者的凝血功能、纤溶指标、其他相关实验室检查，并需要加强胎儿宫内生长发育的监测，避免严重产科并发症和不良妊娠结局的发生。

后续诊疗经过 2

患者于 2018 年 4 月开始备孕，给予 LMWH q12 h 皮下注射＋阿司匹林 25 mg bid po＋补充新鲜冰冻血浆 200 ml/w，2018 年 5 月确诊怀孕。孕后进行相关实验室检查，结果（2018.05.12）如下。

出凝血：PT 11.1 s，INR 0.96，APTT 26.3 s，Fib 1.96 g/L，TT 18.4 s。

血小板聚集率（花生四烯酸诱导）：16.3%。

血小板聚集（二磷酸腺苷诱导）：70.6%。

D-二聚体：0.18 DDU μg/ml。

抗凝血酶活性：38.1%。

抗 Xa 活性：0.05 IU/ml。

肝肾功能：ALT 35 U/L，AST 25 U/L，Cr 40.2 μmol/L。

血常规：WBC 9.97×10^9/L，Hb 133 g/L，PLT 284×10^9/L。

甲状腺功能：TSH 1.57 mIU/L，FT_4 13.80 pmol/L，FT_3 4.73 pmol/L。

B超(孕 49 天)：宫内早孕，见心管搏动。

● 病例讨论 3 ▶▶▶

住院医师：

患者目前孕 7 w，B超显示宫内早孕，见心管搏动。目前给予 LMWH q12 h 皮下注射＋阿司匹林 25 mg bid po＋补充新鲜冰冻血浆 200 ml/w，实验室检查结果显示抗凝血酶活性 38.1％，抗 Ⅹ a 活性为 0.05 IU/ml，较低，D-二聚体为 0.18 DDU μg/ml，患者无阴道出血、腹痛等不适主诉。可以维持治疗或增加肝素剂量。

主治医师：

英国血液学会发布的肝素监测指南建议，APTT 可用于普通肝素（unfractionated heparin，UFH）的检测，而抗 Ⅹ a 活性更推荐用于 LMWH 监测。抗 Ⅹ a 活性监测能很好地反映出抗凝药物效果且不受其他凝血因子浓度的影响，因此推荐使用抗 Ⅹ a 活性对妊娠妇女 LMWH 使用剂量进行调整，以达到预防血栓又避免出血的效果。该患者为遗传性 AT 缺乏症，使用 LMWH 后监测抗 Ⅹ a 活性仅为 0.05 IU/ml，远低于 0.5～1 IU/ml 的有效治疗范围，表示该患者使用 LMWH 后没有达到预期抗凝效果，与 AT 缺乏症的疾病特征相符。

主任医师：

较传统的监测激活全血凝固时间（activated clotting time of whole blood，ACT）和 APTT，抗 Ⅹ a 活性测定方法更加特异，对临床用药有更好的指导意义。预防性抗凝治疗 Ⅹ a 因子水平应维持在 0.2～0.4 IU/ml，治疗性抗凝则应大于 0.5 IU/ml。但对于 AT 缺乏症患者，即使加大肝素使用剂量，抗 Ⅹ a 因子活性水平仍然会表现过低。一项研究证实抗 Ⅹ a 因子监测下的 VTE 抗凝治疗可以降低 VTE 发生率，并且有 50％ 的患者是没有达到预期抗凝效果的。该患者目前 D-二聚体等凝血指标均在正常范围之内，表明在使用 LMWH 同时给予补充新鲜血浆疗法对于 AT 缺陷的患者是一种很好的补充治疗手段。

● 后续诊疗经过 3 ▶▶▶

患者目前孕 12 周，LMWH q12 h 皮下注射＋阿司匹林 25 mg bid po＋补充冰冻血浆 200 ml/w，定期监测凝血指标及胎儿 B 超，实验室检查结果(2018.07.08)如下。

出凝血：PT 10.97 s，INR 0.98，APTT 28.9 s，Fib 1.94 g/L，TT 19.3 s。

血小板聚集率(花生四烯酸诱导)：10.6％。

血小板聚集(二磷酸腺苷诱导)：73.6％。

D-二聚体：0.43 DDU μg/ml。

抗凝血酶活性：45.5％。

抗 Ⅹ a 活性：0.14 IU/ml。

肝肾功能：ALT 33 U/L，AST 28 U/L，Cre 38.9 μmol/L。

血常规：WBC 12.67×10^9/L，Hb 113 g/L，PLT 267×10^9/L。

甲状腺功能：TSH 2.08 mIU/L，FT_4 14.50 pmol/L，FT_3 5.82 pmol/L。

B超(妊娠 12 w)：宫内中期妊娠，胎儿发育良好。

病例讨论 4

住院医师：

患者目前孕 12 w，主要治疗措施同前，LMWH q12 h 皮下注射＋阿司匹林 25 mg bid po ＋补充新鲜冰冻血浆 200 ml/周，实验室检查结果显示抗凝血酶活性 45.5％，抗 Ⅹa 活性为 0.14 IU/ml，D-二聚体为 0.43 DDU μg/ml，B超显示胎儿发育正常。患者无出血、腹痛等不适主诉。

主治医师：

患者目前孕 12 w，已进入了中期妊娠阶段，由于抗 Ⅹa 活性仍较低，可换成华法林继续抗凝治疗，密切监测患者凝血功能、INR 值以及胎儿宫内生长发育情况。

主任医师：

虽然输血绝大部分是安全的，但仍有可能会发生输血不良反应、病毒感染等风险，目前患者已孕 12 w，可以改成华法林继续口服抗凝，降低血栓发生风险及输血相关风险。但华法林起效时间较慢，个体差异表现大，需密切观察患者各项凝血指标，尤其要关注 INR 值，待指标稳定后停用 LMWH。

后续诊疗经过 4

患者目前孕 36 周，华法林 4.5 mg po＋阿司匹林 25 mg bid po，定期监测凝血指标及胎儿B超，实验室检查结果（2018.12.23）如下：

出凝血：PT 10.84 s，INR 2.3，APTT 29.3 s，Fib 1.86 g/L，TT 19.7 s。

血小板聚集率（花生四烯酸诱导）：48.6％。

血小板聚集率（二磷酸腺苷诱导）：70.4％。

D-二聚体：0.68 DDU μg/ml。

抗凝血酶活性：34.1％（2018.12.23）

肝肾功能：ALT 35 U/L，AST 24 U/L，Cre 36.8 μmol/L。

血常规：WBC 11.98×10^9/L，Hb 110 g/L，PLT 271×10^9/L。

甲状腺功能：TSH 2.31 mIU/L，FT_4 15.10 pmol/L，FT_3 5.76 pmol/L。

病例讨论 5

住院医师：

患者目前孕 36 w，治疗主要措施：华法林 4.5 mg po＋阿司匹林 25 mg bid po，实验室检查结果显示抗凝血酶活性 34.1％，D-二聚体为 0.68 DDU μg/ml，INR 2.3。

主治医师：

患者目前孕 36 w，在妊娠结束前 1～2 周，应将华法林桥接为 LMWH，故建议停用华法林，继续 LMWH q12 h 皮下注射＋补充新鲜冰冻血浆 200 ml/w 疗法，密切监测患者凝血情况及胎儿宫内发育情况。

主任医师：

有研究发现，孕早期和孕晚期 DVT 的发生率最高，孕 13～18 w 后 DVT 的发生率可降至普通人群的水平。Ⅰ型 AT 缺乏症患者中，有 18％在妊娠期发生了 DVT，33％发生了产后DVT。AT缺乏症患者在妊娠期及产后血栓的发生风险进一步升高。另外,AT缺乏症可能导致胎盘血液流速减慢、母胎界面血栓形成,进而造成胎盘介导的并发症发生风险增加,如胎儿生长受限、胎盘早剥及子痫前期等。目前患者孕36周,需严密观察患者各项生命体征、凝血指标及胎儿宫内生长发育情况,适时终止妊娠。

后续诊疗经过5

患者于孕37^{+3}周剖宫产娩一活女婴,Wt 3 165 g,Apgar 10-10分。术后继续给予华法林口服抗凝治疗。术中术后均无异常出血。术后第五天予以出院,至血液科随访。

最终诊断

G3P1,孕37^{+3}周,足月难产一活女婴,复发性流产,遗传性抗凝血酶缺乏,易栓症。

疾病诊疗过程简要总结

本病例为复发性流产(recurrent spontaneous abortion,RSA)合并AT缺乏症患者,由于该疾病的发生率很低,但血栓人群中的发生率非常高,尤其在妊娠期及分娩后,血栓及不良妊娠合并症的发生率进一步升高。目前尚缺乏公认的治疗指南,故临床上对于这些患者的诊疗有很大的难度。我们首先应对患者进行充分的孕期风险评估,详细询问病史,完善相关实验室检查,明确诊断是患者治疗成功的关键。我们通过检查发现该患者AT活性明显降低,结合其既往的血栓病史,建议患者行*SERPINC1*基因检测,发现该基因第284位的碱基发生突变,经基因库分析诊断其为遗传性AT缺乏症Ⅱ型。明确诊断后立即予华法林+LDA抗凝治疗,怀孕后改为LWMH+LDA+补充新鲜冰冻血浆疗法。虽然该患者监测抗Ⅹa活性始终维持在很低的水平,但通过密切监测患者各项凝血功能、纤溶指标及其他相关指标、胎儿宫内发育情况,该患者整个孕期未出现血栓事件及其他产科并发症的发生。该患者于孕36w停用华法林,继续使用LWMH+LDA+补充新鲜冰冻血浆疗法,于孕37^{+3}w剖宫产成功分娩一活女婴。术后继续给予华法林抗凝治疗。

诊疗启迪

AT缺乏在整个人群中的发生率为1/(500~5 000),是最容易引起血栓的一种疾病,临床上大约有50%的AT缺乏症患者会发生血栓。由于该病的发病率低,很难评估其对妊娠丢失的影响,且缺乏明确的临床治疗指南。孕期患者的抗凝治疗及疗效评估、孕后血栓的预防、减少抗凝血酶缺乏对胎儿/新生儿的影响对于临床医生来说都是非常具有挑战性的。

对于易栓症合并RSA患者,目前临床上首选LMWH和(或)联合使用LDA进行抗凝和抗血小板治疗。

LMWH是通过与抗凝血酶结合,抑制凝血因子Ⅹa活性,从而快速抑制血栓形成,但不影响血小板聚集和纤维蛋白原与血小板的结合。LMWH在达到有效抗凝作用的同时,降低了出血风险。LMWH主要用于VTE的预防和治疗。《复发性流产合并血栓前状态诊治中国专家共识》建议,对于近期无血管栓塞表现或相关病史的患者,推荐使用预防剂量;对近期有血管栓塞表现或相关病史的患者则推荐使用治疗剂量。

针对合并血小板功能亢进的 RSA 患者,建议在下次妊娠前 2~3 个月开始给予 LDA,妊娠后继续使用 LDA,并根据血小板聚集率和 TEG 结果调整阿司匹林用量。

针对有血栓史的易栓症患者,需要长期服用抗凝剂,常推荐用华法林治疗。使用剂量可根据 INR 调整,控制在 2~2.5 范围。华法林为香豆素类抗凝药,因其相对分子质量低,可通过胎盘屏障,有导致"胎儿华法林综合征"的风险。因此,妊娠开始后 3 个月内应避免使用,妊娠 3 个月后可使用,在妊娠结束前 1~2 周,改用肝素替代。

对 RSA 合并 AT 缺乏症患者的监测包括对抗凝药物使用的监测、妊娠期母体的监测和胎儿的监测,在保证抗凝或抗血小板效果的同时,以最大限度减少药物不良反应的发生,如血小板减少、药物性肝损、皮疹、过敏等不良反应,尽量降低产科并发症和不良妊娠结局的发生。使用 LMWH、LDA、华法林监测指标及流程见图 4-2。

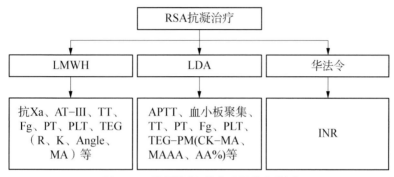

图 4-2 使用抗凝、抗血小板药物监测

对于 AT 缺乏症的患者,使用肝素抗凝效果并不理想,AT 复合物由于价格等原因目前国内并未普及,因此,对于 AT 缺乏症合并妊娠的患者,在妊娠前 3 个月和分娩前 1~2 周,可使用 LMWH+补充新鲜冰冻血浆+LDA 的治疗方案以替代 AT 复合物。

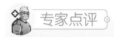 专家点评

1. 行业内知名专家点评(滕银成,教授,上海交通大学医学院附属第六人民医院)

本病例非常有代表性,且对于临床的诊疗很有借鉴和参考意义。本病例选取的是遗传性易栓症-AT 缺乏症的患者。根据病史对患者进行了非常详细的流产病因筛查,结果诊断其为临床上非常少见的遗传性 AT 缺乏症。与其他遗传性易栓症患者相比,AT 缺乏症的孕妇更容易发生 DVT。对于有静脉血栓史的高风险易栓症女性,产前及产后均应行抗凝治疗。对于确诊为 AT 缺乏症的女性,推荐孕前便开始抗凝治疗,并在整个孕期注意监测用药量,去除血栓发生的诱因,降低血栓发生风险,预防不良妊娠结局的再次发生。妊娠后,随着妊娠的进展,这些患者的妊娠合并症病情可能会加重,各种妊娠并发症的发生风险也会逐渐增加。孕期应通过相关实验室检查来监测病情变化,除了常规监测凝血功能外,还需要进行传统心血管危险因素的筛查,包括高血压、血脂异常和糖尿病等因素,并与其他妊娠并发症/合并症进行鉴别。同时需加强胎儿出生

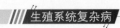

缺陷监测,必要时行产前诊断。AT 缺乏症患者在妊娠晚期及产后血栓的发生风险会进一步升高,胎儿生长受限、胎盘早剥及子痫前期等产科并发症的发生率也会明显增加,在妊娠晚期应加强对胎儿安危的监测,定期评估胎儿胎盘功能,适时终止妊娠。

2. 主任点评(赵爱民,教授,上海交通大学医学院附属仁济医院)

对于 RSA 合并 AT 缺乏症的患者再次妊娠前应进行充分的孕期风险评估,要详细询问病史,包括以往的血栓形成、妊娠丢失史、目前治疗情况、有无器官受累(如心、脑、肺动脉和肾等重要器官)等情况,告知患者可能存在血栓或卒中等风险以及发生早期流产、子痫前期、胎儿生长受限、早产和死胎等不良妊娠结局。

由于 AT 缺乏,这些患者即使使用了治疗剂量的 LMWH,但体内抗 Xa 活性一般仍处于非常低的水平,即使加大肝素的使用剂量,仍有 50% 患者达不到预期抗凝效果,在目前缺乏 AT 复合物的情况下,使用 LMWH 同时进行定期补充新鲜冰冻血浆对于 AT 缺乏的患者而言是一种很好的替代治疗手段,通过输入血浆外源性补充 AT,以增加 LMWH 的凝血功能。

(赵爱民)

参考文献

[1] JAMES AH, JAMISON MG, BRANCAZIO LR, et al. Venous thromboembolism during pregnancy and the postpartum period: incidence, risk factors, and mortality [J]. Am J Obstet Gynecol, 2006,194(5):1311-1315.

[2] American College of Obstetricians and Gynecologists' Committee on Practice Bulletins-Obstetrics. ACOG practice bulletin no. 197: inherited thrombophilias in pregnancy [J]. Obstet Gynecol, 2018,132(1):e18-e34.

[3] HIRSH J, GUYATT G, LEWIS S Z. Reflecting on eight editions of the American College of Chest Physicians antithrombotic guidelines [J]. Chest, 2008,133(6):1293-1295.

[4] KOVAC M, MITIC G, MIKOVIC Z, et al. The influence of specific mutations in the AT gene (SERPINC1)on the type of pregnancy related complications [J]. Thromb Res, 2019,173:12-19.

[5] BAGLIN T, BARROWCLIFFE TW, COHEN A, et al. Guidelines on the use and monitoring of heparin [J]. Br J Haematol, 2006,133(1):19-34.

[6] ORMESHER L, SIMCOX L, TOWER C, et al. Management of inherited thrombophilia in pregnancy [J]. Women's Health, 2016,12(4):433-441.

[7] 低分子肝素防治自然流产中国专家共识编写组.低分子肝素防治自然流产中国专家共识[J].中华生殖与避孕杂志,2018,38(9):701-708.

[8] GRANDONE E, VILLANI M, TISCIA GL. Aspirin and heparin in pregnancy [J]. Expert Opin Pharmacother, 2015,16(12):1793-1803.

[9] 国家妇幼健康研究会生殖免疫学专业委员会专家共识编写组.复发性流产合并血栓前状态诊治中国专家共识[J].中华生殖与避孕杂志,2021,41(10):861-875.

病例5 孕 34^{+5} 周,血压明显升高伴上腹部不适 2 h,重度子痫前期?

主诉

G1P0,孕 34^{+5} 周,上腹部不适 2 h,头痛 10 min。

病史摘要

入院时间:2020.02.25 凌晨 2:40。

现病史:患者,女 38 岁,平素月经规则,5/28 天,经量中等,无痛经,末次月经 2020.06.27,预产期 2021.04.03。孕 4 个月余自觉胎动。孕期于我院定期产检,拒绝行羊水穿刺,NIPT 低风险,B 超筛查、OGTT 均未见明显异常。孕早期、中期血压正常,孕 32^{+2} 周产检发现血压 145/77 mmHg,复测血压 133/69 mmHg,尿蛋白 1+,行动态血压提示 24 h 血压平均值 145/84 mmHg,24 h 尿蛋白 0.63 g/24 h,诊断为轻度子痫前期,予拉贝洛尔 50 mg q8h po 控制血压,地塞米松促胎肺成熟,速碧林预防血栓。孕 34 周复查尿蛋白定量 2.7 g,血压控制正常范围,孕妇签字拒绝住院。今孕 34^{+5} 周,2 h 前觉上腹部不适,呕吐一次,为胃内容,02:40 至我院急诊,测血压 201/127 mmHg,伴有头痛,无喷射样呕吐,胎心、胎动正常,急诊立即予硝苯地平 10 mg 口服,硫酸镁静滴解痉预防子痫发作,同时拟诊"重度子痫前期"收入院,患者孕期体重增加 20 kg,近 1 周体重增加 2 kg。

既往史:

疾病史:既往体健,否认心脏病、高血压等慢性病史。

传染病史:否认乙肝、结核等传染病史。

手术、外伤史:否认手术、外伤史。

输血史:否认输血史。

食物过敏史:否认食物过敏史。

药物过敏史:否认药物过敏史。

个人史:

长期生长于原籍,否认疫水、疫区接触史,否认吸烟、酗酒史,否认冶游史。

婚育史:

已婚,0-0-0-0。

家族史:

父亲高血压,母亲体健,否认家族异常性疾病史。

入院体检

查体:T 36.2℃,P 79 次/分,R 20 次/分,BP 201/127 mmHg。

神清气平,一般情况可,步入病房,无贫血貌。HR 79 次/分,律齐,未闻及杂音。双肺呼吸音清,未闻及干、湿啰音。腹膨,无压痛、反跳痛,肝脾肋下未及,双肾区无叩痛。双下肢水

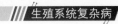

肿（＋＋＋）。膝反射正常。

专科检查：宫高 31 cm，腹围 94 cm，FHR 130 次/分。腹部未扪及宫缩，子宫张力不高。阴道检查：宫口未开，胎膜未破。

辅助检查

血常规：WBC $7.51×10^9$/L，红细胞计数（red blood cell count，RBC）$4.62×10^{12}$/L，Hct 40.1%，Hb 133 g/L，PLT $188×10^9$/L，中性粒细胞（neutrophils，N）百分比（N%）61%；CRP 2.6 mg/L。

尿沉渣：尿蛋白 4＋，病理管型 3.6/μl，管型 8.7/μl。

肝肾功能：ALT 105 U/L，AST 129 U/L，乳酸脱氢酶（lactate dehydrogenase，LDH）387 U/L，Alb 32 g/L，UA 482 μmol/L，Cre 51 μmol/L。

产检 B 超示（孕 32＋3 周）：宫内单胎。胎儿头位，生长径线 84－286－291－59 mm（双顶径-头围-腹围-股骨），羊水指数 118 mm。脐动脉血流 S/D 2.08，胎盘成熟度 Ⅱ 级。

眼底检查：A：V＝2：3，未见视网膜出血和视盘水肿。

初步诊断

G1P0，孕 34^{+5} 周，重度子痫前期，肝损，胎儿生长受限。

初步诊疗经过

患者入院后完善相关检查，诊断为：G1P0，孕 34^{+5} 周，重度子痫前期。予以硫酸镁解痉、拉贝洛尔＋硝苯地平＋盐酸尼卡地平降压，地塞米松促胎肺成熟，降压后监测血压波动于（125～147）/（80～87）mmHg，患者头痛缓解，急诊行子宫下段横切口剖宫产终止妊娠，手术顺利，术中出血 200 ml。

病例讨论

住院医师：

根据患者病史、体检和实验室检查，目前考虑诊断为 G1P0，孕 34^{+5} 周，重度子痫前期，HELLP 综合征。

主治医师：

HELLP 综合征是子痫前期的严重并发症，病情进展快。重度子痫前期出现肝酶显著升高、血小板进行性下降需警惕 HELLP 综合征的发生，治疗按重度子痫前期的处理原则，孕周超过 34 周需要积极终止妊娠，孕周未达到 34 周者，短期观察 24～48 h，如有病情进展尽快终止妊娠，同时有指征的输注血小板和使用肾上腺皮质激素。

主任医师：

HELLP 综合征是以溶血、肝酶升高和血小板减少为特征的一种综合征。可以是子痫前期的严重并发症，可以发生在子痫前期临床症状出现之前，也可以发生在无血压升高或血压升高不明显，或者没有蛋白尿的情况下。HELLP 综合征可发生于妊娠中期至产后数日的任何时间，多为非特异性症状，表现为右上腹痛、胃区痛、恶心呕吐等，出现在实验室检查异常前，高血压或者蛋白尿的严重程度与实验室检查异常程度常常无关。本例患者孕晚期出现血压升高、蛋白尿,曾出现上腹部不适、恶心呕吐等消化道症状,因重度子痫前期行急诊剖宫产,术后出现严重溶血、肝酶升高和血小板减少,临床症状和实验室检查均符合 HELLP 综合征,该患者 HELLP 综合征诊断明确,治疗上按重度子痫前期对重要器官功能监测、保护、对症治疗,警惕严重并发症的发生包括肝包膜下血肿、急性肾功能衰竭,存在严重并发症时应注意强化危重症管理。严重母体并发症可能出现在初次发病时或发生于此后不久,包括弥散性血管内凝血(disseminated intravascular coagulation,DIC)、胎盘早剥、急性肾功能衰竭、肺水肿、肝包膜下或实质内肝血肿和视网膜脱离。

鉴别诊断

HELLP 综合征应注意与血栓性血小板减少性紫癜(thrombotic thrombocytopenic purpura,TTP)、溶血性尿毒症性综合征(hemolytic uremic syndrome,HUS)、妊娠期急性脂肪肝(acute fatty liver of pregnancy,AFLP)等鉴别(表 5 - 1)。

表 5 - 1 HELLP 综合征的鉴别诊断

	HELLP 综合征	TTP	HUS	AFLP
主要损害器官	肝脏	神经系统	肾脏	肝脏
妊娠期	中、晚期	中孕	产后	晚孕
高血压、蛋白尿	有	无	无	无
血小板	减少	严重减少	减少	正常/减少
PT/APTT	正常	正常	正常	延长
血糖	正常	正常	正常	降低
纤维蛋白原	正常	正常	正常	减少
肌酐	正常或增高	显著增高	显著增高	显著增高
转氨酶	增高	正常	正常	增高
胆红素	增高	增高	增高	显著增高
血氨	正常	正常	正常	显著增高
贫血	无/轻度	无/轻度	严重	无

(1)血栓性血小板减少性紫癜:神经系统症状是最显著特征,包括头痛、精神改变、局部运动或感觉缺陷甚至昏迷,但症状变化不定,可以为一过性,或者反复发作,严重程度常决定血栓性血小板减少性紫癜的预后,同时有血小板严重减少和微血管病性溶血性贫血,可伴有肌酐显著增高和发热,但肝酶正常,无高血压、尿蛋白症状,可与 HELLP 综合征相鉴别。

(2)溶血性尿毒症性综合征:以溶血性贫血、血小板减少及急性肾功能衰竭为特征的一种综合征,该病主要损伤器官为肾脏,常发生在产后,以血肌酐显著升高、严重贫血为特点,无血压升高、尿蛋白、肝酶异常等表现。溶血性尿毒综合征如果伴有发热及中枢神经系统症状,不易与血栓性血小板减少性紫癜相鉴别,但后者中枢神经系统损害更多见更严重,而肾功能损害较溶血尿毒综合征轻。

（3）妊娠期急性脂肪肝：本病常发生于妊娠晚期，主要损伤器官为肝脏，也可表现为上腹部不适、恶心、呕吐等胃肠道症状，以凝血功能异常、肝功能衰竭及影像学上明显肝脏脂肪浸润为特征，病情继续进展，可出现消化道出血、低血糖、意识障碍、精神症状及肝性脑病、无尿和肾功能衰竭，危及生命。该病通常血小板正常，但纤维蛋白原减少明显、肌酐显著升高、血糖下降，可与 HELLP 综合征相鉴别，有时两者临床表现十分类似，且二者可能同时存在，临床鉴别十分困难。

后续诊疗经过

患者剖宫产术后继续解痉、降压治疗，术前肝功能异常、LDH 升高，考虑 HELLP 综合征可能，予静脉保肝治疗，同时行上腹部 CT 平扫提示胆囊壁水肿改变，肝脏周围、两侧胸腔及心包少量积液，随访血常规、凝血血栓、肝肾功能。因患者术前头痛行头颅 CT 平扫未见明显异常。术后 6 h，患者尿量 450 ml，酱油色，复肝功能提示 ALT 583 U/L，AST 1 184 U/L，LDH 2 139 U/L，总胆红素（total bilirubin，TBil）99.5 μmol/L，PLT 69×10^9/L，因肝酶进行性升高，血小板进行性下降，考虑 HELLP 综合征，予告病重，予地塞米松 10 mg 静推、氢化可的松 200 mg 静滴，继续硫酸镁解痉、盐酸尼卡地平静滴降压，血压平稳后改拉贝洛尔口服降压，记 24 h 出入量。术后 15 h，复查 PLT 47×10^9/L，予输单采血小板 1U。术后第 1 天起予甲泼尼龙 40 mg 静滴 3 天、那屈肝素 0.4 ml qd 皮下注射，动态随访血常规、肝功能，血小板逐渐上升、肝酶逐渐下降，术后第 4 天复查 PLT 120×10^9/L，ALT 86 U/L，AST 75 U/L，LDH 389 U/L，TBil 5.6 μmol/L，患者病情趋于稳定。术后第 7 天，患者出院，拉贝洛尔、硝苯地平口服降压，口服易善复保肝治疗，患者产后 2 周随访血压正常范围，停降压药。

最终诊断

重度子痫前期，HELLP 综合征，G1P1，孕 34^{+5} 周，早产，剖宫产分娩。

疾病诊疗过程简要总结

本患者为孕晚期出现重度高血压及尿蛋白，诊断为重度子痫前期，孕周超过 34 周，经积极解痉、降压后，及时终止妊娠，术后需要动态随访血常规、肝肾功能等实验室指标。术后 24 h 发现肝酶显著升高及血小板显著下降，患者存在病情进展，结合实验室指标，补充诊断为 HELLP 综合征，继续拉贝洛尔和硝苯地平降压、硫酸镁解痉治疗的同时，给予糖皮质激素对症治疗，因血小板低于 5 万，输单采血小板 1 单位。术后第 4 天，患者血小板、肝酶基本正常，血压平稳，病情基本控制出院。HELLP 综合征是妊娠期高血压疾病的严重并发症，重度子痫前期患者产前、产后均应警惕 HELLP 综合征。

诊疗启迪

本病例对于临床诊疗很有借鉴和参考意义。本病例选取的是孕晚期重度子痫前期产后迅速进展为 HELLP 综合征患者。HELLP 综合征应注意与血小板减少性紫癜、溶血性尿毒症综合征、妊娠期急性脂肪肝等相鉴别。

HELLP 综合征发生率低，一旦发生会引起危重的多器官疾病，严重危害母胎安全，围生期病死率达 6.7％～70％,70％ 的 HELLP 综合征发生在妊娠晚期,30％ 发生于产后。HELLP 综合征存在隐匿性和不典型发病,临床表现缺乏特异性,确诊主要靠实验室检查,以溶血、肝酶升高和血小板减少为三大特点,因此需密切监测血常规、肝酶、凝血功能检查等,评估疗效及疾病进展,疾病进展时,血小板可每天下降 40％,若肝酶超过 2 000 U/L,乳酸脱氢酶超过 3 000 U/L,则提示死亡风险增加。

妊娠期 HELLP 综合征最基本的治疗手段是分娩,这也是唯一有效的治疗方法。符合以下条件的 HELLP 综合征患者应立即终止妊娠:孕周≥34 周或胎儿未达到围产存活期、胎儿窘迫、死胎、胎盘早剥、先兆肝破裂及其他脏器功能恶化者(包括肺水肿、DIC、急性肾衰竭等)。病情稳定、孕周<34 周、胎儿宫内情况良好者,可延长 48 h,争取完成糖皮质激素促胎肺成熟。虽然文献报道给予糖皮质激素而短暂推迟分娩似乎并不会增加母胎严重并发症和病死率,但由于 HELLP 综合征进展迅速,并不建议尝试延迟分娩超过 48 h。产后 HELLP 综合征除了解痉、降压外,糖皮质激素治疗能显著提高孕产妇的血小板计数,但是没有足够证据证明其可降低孕产妇病死率。血小板低于 2 万单位或者有出血倾向时建议输注血小板。治疗 24～48 h 后血小板计数和肝酶指标未有改善者,需密切关注有无神经损伤、呼吸窘迫综合征、急性肾损伤、血栓性微血管病的风险。

专家点评

1. 行业内知名专家点评(狄文,教授,上海交通大学医学院附属仁济医院)

本病例选取的是重度子痫前期产后发生 HELLP 的病例,病例具备代表性。HELLP 是重度子痫前期严重并发症之一,子痫前期大多数在产后病情会逐渐好转,但是也有 30％ 的 HELLP 发生在产后,因此对于子痫前期孕产妇,应关注症状体征、密切随访实验室检查,及时发现病情变化、尽早识别严重并发症非常重要。溶血、肝酶升高和血小板减少是 HELLP 综合征的三大特点,但部分性 HELLP 仅仅有一项或两项异常,容易发生漏诊。由于临床表现缺乏特异性,HELLP 的确诊主要靠实验室检查,本病例即为术后出现酱油尿,随访血小板和肝功能发现严重异常。HELLP 需要与血小板减少性紫癜、溶血性尿毒症综合征、妊娠期急性脂肪肝等相鉴别,这三类疾病也常发生于孕晚期或产后,也表现为溶血、肝功能异常、血小板减少、肾功能异常等,甚至疾病合并存在,给鉴别诊断带来困难,临床医生除了要详细了解患者病史和认真细致查体以外,还需要通过一系列辅助检查包括血常规、肝肾功能、凝血功能、肝脏B超等进行鉴别。

2. 主任点评(李笑天,教授,复旦大学附属妇产科医院)

大部分 HELLP 综合征有高血压和蛋白尿,近 15％ 的患者发病时不伴高血压或蛋白尿,发生于子痫前期临床症状出现之前,也可以发生于抗磷脂综合征病例,产后发生 HELLP 综合征的患者在分娩前或者产时通常有高血压和蛋白尿。HELLP 综合征临床表现不典型,目前诊断主要依靠实验室检查。以子痫前期症状为首要表现时,一般在重度子痫前期的治疗原则基础上,针对血小板减少、肝酶异常、溶血进行对症治疗,有指征地使用糖皮质激素和输注血小板,适时终止妊娠,适当放宽剖宫产指征。有血小板减少的活动性出血建议输注血小板,PLT<20×10^9/L 时,分娩前可能需要输注血小板,但预防性血小板输注的临界值尚有争议。如 PLT>75×10^9/L,无凝血功能障碍和进

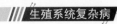
行性血小板计数下降,可选择硬膜外麻醉,如 PLT<75×10⁹/L,阴部阻滞和硬膜外麻醉为禁忌,阴道分娩宜采用局部浸润麻醉,剖宫产采用全身麻醉。PLT<50×10⁹/L 时可考虑糖皮质激素治疗,可能使血小板计数、肝功能等指标改善,并可促胎肺成熟,但是没有足够证据证明其可降低孕产妇病死率和改善胎儿预后,因此目前不主张常规使用糖皮质激素。

（李笑天）

📖 参考文献

[1] 中华医学会妇产科学分会妊娠期高血压疾病学组. 妊娠期高血压疾病诊治指南（2020）[J]. 中华妇产科杂志,2020, 55(4):227－238.

[2] ACOG Practice Bulletin No. 202:Gestational Hypertension and Preeclampsia [J]. Obstet Gynecol,2019,133(1):1.

[3] ERKURT MA, BERBER I, BERKTAS HB, et al. A life-saving therapy in Class I HELLP syndrome:therapeutic plasma exchange[J]. Transfus Apher Sci,2015,52(2):194－198.

[4] WALLACE K, HARRIS S, ADDISON A, et al. HELLP syndrome:pathophysiology and current therapies [J]. Curr Pharm Biotechnol,2018,19(10):816－826.

病例6 孕 25⁺¹ 周,检查发现口服葡萄糖耐量试验异常 1 天,妊娠合并糖尿病?

主诉

G2P0,孕 25⁺¹ 周,检查发现口服葡萄糖耐量试验异常 1 天。

病史摘要

入院时间:2019.07.12 上午 10:30

现病史:患者,女 30 岁。平素月经规则,初潮 13 岁,7/30 天,经量中等,无痛经,LMP 2019.01.13,EDC 2019.10.20。生育史 0－0－1－0。2015 年 1 月孕 60 天左右自然流产 1 次。本次妊娠早孕期间未曾遭受放射线照射。停经 20 周感胎动。孕期于我院定期产检,初次产检孕 12 周,产检期间无创 DNA 低风险,B 超大排畸胎儿无异常。孕期宫高、腹围均在正常范围内,余产检未见明显异常,孕期无心悸、胸闷、气促等不适主诉,身高(Ht)164 cm,孕前体重 72 kg,目前体重 82 kg。患者孕期血压基本正常,7 月 5 日(孕 24 周)门诊产检行 OGTT:空腹血糖 7.1 mmol/L、服糖水后 1 h 及服糖水后 2 h 血糖分别为 13.2 mmol/L 和 11.1 mmol/L。考虑到 OGTT 异常较为明显,即刻收治入院进一步评估。

既往史:

疾病史:患者 4 年前月经量少,月经稀发就诊于我院妇产科,行超声检查及性激素检查,具体不详,当时考虑为多囊卵巢综合征,予以炔雌醇环丙孕酮治疗半年,治疗期间月经正常。后未时行随访。否认心脏病、高血压等慢性病史。

传染病史:否认乙肝、结核等传染病史。

手术、外伤史:否认手术、外伤史。

输血史:否认输血史。

食物过敏史:否认食物过敏史。

药物过敏史:否有药物过敏史。

个人史:

长期生长于原籍,否认疫水、疫区接触史,否认吸烟酗酒史,否认冶游史。

婚育史:

已婚,0-0-1-0,2015 年 1 月孕 60 天左右自然流产 1 次。

家族史:

母亲 60 岁,有 2 型糖尿病 2 年,一直用药物治疗,诉血糖控制尚可。否认其他家族异常性疾病史。

入院体检

查体:T 37℃,P 76 次/分,R 20 次/分,BP 125/77 mmHg。

神清气平,一般情况可,步入病房,无贫血貌。HR 76 次/分,律齐,未闻及杂音。双肺呼吸音清,未闻及干、湿啰音。腹膨,无压痛、反跳痛,肝脾肋下未及,双肾区无叩痛。双下肢水肿(一)。膝反射正常。

专科检查:宫高 25 cm,腹围 93 cm,FHR 145 次/分。未及宫缩。宫口未开,胎膜未破。

辅助检查

血常规:WBC $75×10^9/L$, Hb 112 g/L, PLT $212×10^9/L$;CRP 9 mg/L。 .

24 h 尿蛋白检查:0.1 g/24 h,尿沉渣(一)。

ALT 23 U/L, AST 25 U/L。Alb 34 g/L, Cre 36 μmol/L, UA 258 μmol/L。

产检 B 超示:宫内单胎。胎儿头位,BPD 58 mm,羊水指数(amniotic fluid index,AFI)125。脐动脉血流 S/D 2.9,胎盘成熟度Ⅰ级。

肝、胆、胰、脾、肾 B 超:未见明显异常。

胸腹水:无明显积液。

初步诊断

G2P0,孕 25^{+1} 周,妊娠合并糖尿病。

初步诊疗经过

患者入院后完善相关检查,诊断为:G2P0,孕 25^{+1} 周,妊娠合并糖尿病。请营养科、内分泌科会诊,共同制定治疗方案:予以医学营养治疗(medical nutrition therapy,MNT)及运动治疗,每天 2 000 kcal,分三大餐三小餐,大小餐热卡比 3∶1,每天中等体力活动半小时,同时采用 8 点法监测血糖,分别为三餐前半小时及三餐后 2 h 血糖及晚上睡觉前(22:00)血糖,以上血糖均为指尖微量法血糖。

病例讨论

住院医师：

患者定期在我院建卡产体无糖尿病典型的三多一少症状，孕 24 周时常规行 OGTT 检查时发现三项异常，且超过世界卫生组织（World Health Organization，WHO）2 型糖尿病的诊断标准。因此，目前考虑诊断：G2P0，孕 25^{+1} 周，妊娠合并糖尿病。

主治医师：

目前在产科诊断妊娠糖尿病的标准基本统一，均按国际糖尿病与妊娠研究组（International Diabetes and Pregnancy Study Group，IADPSG）的诊断标准进行诊断，如果孕早期或者初次产检建卡时空腹血糖达到或超过 7.0 mmol/L，可以诊断为孕前糖尿病，或者妊娠合并糖尿病；若孕早期未测血糖或空腹血糖小于 7.0 mmol/L，则于孕 24～28 周行 OGTT，如果数值达到或超过 WHO 2 型糖尿病的诊断标准则诊断为妊娠合并糖尿病或孕前糖尿病。因此，本例符合这一情况。而治疗主要是以饮食为主的综合治疗，包括 MNT、运动治疗。若一周不达标，可以进行药物治疗。

主任医师：

妊娠期糖尿病（gestational diabetes mellitus，GDM）是指妊娠期首次发现或发生不同程度的糖耐量异常，从发病机理上来说可以分为以胰岛素抵抗为主的妊娠期糖尿病和以胰岛素绝对或相对缺乏为主的孕前糖尿病，之所以分为这样两种类型与后续治疗方法不完全相同有关，单纯的 GDM 通常以改善胰岛素抵抗治疗为主，而孕前糖尿病（pregestational diabetes mellitus，PGDM）则以胰岛素治疗为主。诊断方法同意前述主治医生的看法。另外还要补充一点就是，在孕早期若是糖化血红蛋白达到或超过 6.5% 也可以诊断为 PGDM。不过，不管是 GDM 还是 PGDM，治疗的目标都是使血糖达到理想状态，如空腹血糖要控制在 5.3 mmol/L 之内，餐后 1 h 要控制在 7.8 mmol/L 之内，餐后 2 h 要控制在 6.7 mmol/L 之内。尽管两种类型的孕期糖尿病的治疗措施可能稍有差异，但实际工作中往往在治疗措施上有重叠之处。不管采取何种措施，只要把血糖控制在理想范围，即可达到母婴结局良好的目的。目前为孕 25 周后期除控制血糖外，还要及时动态地了解胎儿的生长发育、孕妇的体重增加以及孕晚期子痫前期的防范等。

鉴别诊断

（1）妊娠期糖尿病：明确孕前检查，没有糖尿病相关证据，如"三多一少"的临床表现，孕早期血糖筛查也在正常范围，只有在孕 24～28 周期间通过 OGTT 检查达到 GDM 的诊断标准，才能诊断为 GDM。

（2）孕前糖尿病：分为三种情况，一种是孕前明确有糖尿病表现无论是 1 型糖尿病还是 2 型糖尿病，妊娠后均诊断为 PGDM；另一种情况是孕前没有检查或检查了没有发现糖尿病的证据，只是在孕早期进行血糖筛选时发现空腹血糖达到或超过 7.0 mmol/L，和（或）糖化血红蛋白达到或超过 6.5% 均诊断为 PGDM；第三种情况是孕前没有发现糖尿病证据，孕早期检查也没有发现空腹血糖达到 7.0 mmol/L 以上，糖化血红蛋白也属正常范围，但 24～28 周时行 OGTT 结果达到或超过 2 型糖尿病的诊断标准时也可诊断为 PGDM。

后续诊疗经过

患者入院后完善相关检查,诊断为:G2P0,孕 25^{+1} 周,PGDM。采取以下处理措施:健康教育告知患者及家属妊娠期糖尿病的原因及危害及治疗的方法和治疗必要性。同时请营养科专业人员给予饮食指导,告知每天吃什么、吃多少、什么时间吃?请运动医学科指导每天如何运动,包括运动项目、运动时间、运动强度。每天 8 点法监测血糖,同时检测胰岛素及 C 肽释放试验,了解患者的胰岛细胞储备功能。通过 3 天的 MNT 及运动治疗,患者血糖控制仍不理想,如治疗后第 4 天加用胰岛素治疗:速效胰岛素类似物门冬胰岛素 8 - 6 - 6 U,三餐前皮下注射;长效胰岛素类似物地特胰岛素 18 U,晚上睡前皮下注射。最后血糖控制接近达标,2019.07.19 予以出院维持以上方案治疗。之后定期门诊随访,建议每周测 2 天血糖,每天测 2~4 次血糖,以早餐前后血糖或早餐前血糖及三餐后 2h 血糖为主要监测指标。血糖在孕 32 周时有所升高,更改胰岛素方案为:速效 10 - 8 - 6 U,睡前地特 20 U,血糖控制理想,直至孕 38 周再次入院待产。

2019.10.06 患者拟 PGDM 行剖宫产娩一活男婴 3550 g,Apgar 10 - 10 分,术后新生儿出生后半小时测足底微量法血糖 3.1 mmol/L,及时补充含糖饮料并尽早开奶,新生儿动态随访血糖 48h 未发生新生儿低血糖。产妇术后给予促子宫收缩常规治疗,同时静脉补充能量,产后 48h 恢复正常饮食,监测血糖空腹血糖波动在 5.2~6.0 mmol/L,餐后 2h 血糖波动在 5.9~7.8 mmol/L,未进行药物治疗。

最终诊断

G2P1,孕 38 周,足月难产一活男婴,PGDM。

疾病诊疗过程简要总结

本患者为孕 24 周行 OGTT 时因为结果超过 WHO 非孕期 2 型糖尿病的诊断标准而诊断为 PGDM。通过入院血糖监测同时给予 MNT 及运动治疗,血糖不达标,后给予胰岛素治疗,最后血糖控制良好,考虑到患者为臀位,不愿行外倒转手术,故于 38 周剖宫产终止妊娠。母婴结局良好。该患者特点是孕早期血糖筛查未发现有糖尿病,只是到孕 24 周进行 OGTT 时才发现血糖较高。OGTT 虽是 GDM 的一个诊断试验,但在实际工作中还可以利用所得结果对患者病情做些初步评估。OGTT 中三个数值中超标的个数越多则提示病情可能越重,需要用胰岛素治疗的可能性越大。而 OGTT 中三个数值越高也提示病情越重,需要用胰岛素治疗的可能性越大,但研究发现,这些异常与 GDM 血糖控制的难度并不完全呈正相关。也就是说少数 OGTT 数值并不是太高的患者有时血糖控制也比较困难,相反,部分数值较高的患者血糖控制并不难。原因尚不完全清楚。本例虽 OGTT 数值较高但经 MNT 及运动治疗血糖没有达标,但在加用胰岛素治疗后很快血糖就控制良好,并且在孕晚期血糖虽有一定程度的升高,但在适当调整胰岛素剂量后血糖很快就达到良好控制。当然,这也与患者依从性较好、能定期自行监测血糖有密切关系。总之,不管是 GDM 还是 PGDM,只要给患者一个切实可行的 MNT 方案,同时患者能做到密切配合定期自测血糖,多数孕期糖尿病血糖都能得到良好控制。

诊疗启迪

PGDM的血糖管理较GDM有更大的难度，多数PGDM患者都需要一定的胰岛素治疗才能使血糖达标。还有很大一部分PGDM是孕前就被诊断为1型糖尿病或2型糖尿病，这时处理更具有挑战。如果在孕前明确有糖尿病并准备妊娠，最好在产科和内分泌科医生的共同诊治下确定妊娠时机。如血糖控制满意、相关糖尿病的并发症得到满意控制、其他合并症如高血压高脂血症也得到良好控制，并调整控制各种病情的药物，以免在没有准备的情况下受孕而被动。如果病情没得到很好的控制、并发症也没得到很好的管理、因病情原因在服用孕期不宜使用的降压降脂药，则可能增加胎儿畸形的风险，同时也会增加孕期出现其他并发症的风险。因此，孕前应多学科全面评估病情，对影响妊娠的各种问题进行处理，在最优化状态下妊娠。若是在没有得到很好管理的情况下妊娠，应尽可能在最早时间全面评估病情并积极处理好血糖、血压、血脂及糖尿病的慢性并发症，如果病情严重应建议终止妊娠，等病情控制满意再行妊娠。

由于病程较长的糖尿病患者可能合并有慢性高血压及高脂血症，因此，孕前使用的一些抗高血压药如血管紧张素转换酶抑制剂，代表药物是卡托普利、贝那普利、福辛普利和培哚普利。血管紧张素受体拮抗剂，代表药物是厄贝沙坦、缬沙坦、氯沙坦等，这些药物在孕期都属于禁用药。为保证血压在能得到良好控制的同时又不至于影响妊娠，需在孕前及时调整上述药物。而对于高脂血症的降血脂药物，目前主要是两大类，分别是他汀类和贝特类。其中他汀类药物是3-羟基-3-甲基戊二酰辅酶A(HMG-CoA)还原酶(细胞内胆固醇合成限速酶)抑制剂，即胆固醇生物合成酶抑制剂，为目前临床上应用最广泛的一类调脂药物。由于这类药物的英文名称均含有"statin"，故常简称为他汀类。现已有5种他汀类药物可供临床选用：①阿托伐他汀(atorvastatin)，常见药为立普妥、阿乐；②洛伐他汀(lovastatin)，常见药物有美降之、罗华宁、洛特、洛之特等，血脂康的主要成分也是洛伐他汀；③辛伐他汀(simvastatin)，常见药物为舒降之、理舒达、京必舒新、泽之浩、苏之、辛可等；④普伐他汀(pravastatin)，常用药有普拉固、美百乐镇；⑤氟伐他汀(fluvastatin)，常见药有来适可。该类药物最常见的不良反应主要是轻度胃肠反应、头痛，与其他降脂药物合用时可能出现肌肉毒性。而贝特类药物的主要适应证为：高甘油三酯血症或以甘油三酯升高为主的混合型高脂血症。目前临床应用的贝特类药物，主要有环丙贝特、苯扎贝特、非诺贝特及吉非贝齐。据临床实践，这些药物可有效降低甘油三酯22%~43%，而降低TC仅为6%~15%，且有不同程度升高高密度脂蛋白的作用。该药常见的不良反应为胃肠反应、恶心、腹泻，严重者可导致肝损害。上述两类药物目前在孕期仍被列为禁用药。因此对于孕前糖尿病者，应对血压、血脂进行评估并调整治疗方法，选择对胎儿没有影响的治疗方法再妊娠。

专家点评

1. 行业内知名专家点评(滕银成，教授，上海交通大学医学院附属第六人民医院)

本病例是依据孕24~28周期间进行OGTT时三项异常，且同时超过WHO非孕期2型糖尿病的诊断标准而诊断的PGDM。这一点无论是内科学诊治指南还是产科妊娠合并糖尿病诊治指南里都有具体说明。但临床上这一诊断容易被临床医生忽略或错误诊断为 GDM，虽然这种错误诊断一般不会有太严重的后果，但在决定是否需用胰岛素治疗时常会导致延迟胰岛素使用。因为绝大多数 GDM 一般只需通过 MNT 基础上适当增加运动治疗即可使血糖达到满意控制。而对于 PGDM 来说，多数患者可能需在 MNT 及运动治疗基础上另加胰岛素治疗才能使血糖得到满意控制。因此错误诊断会给治疗方案的选择带来误导。临床实际工作中，部分 PGDM 患者可能通过过度的 MNT 治疗促使饥饿性酮症的发生，最后导致妊娠预后不良。部分患者因为未行胰岛素治疗，甚至会发生酮症酸中毒。在 PGDM 治疗过程中，既要把过高的血糖控制到达标范围，同时也要避免发生低血糖以及酮症，因为与高血糖一样，低血糖与酮症也是糖尿病患者妊娠预后不良的重要原因。

2. 主任点评（徐先明，教授，上海交通大学医学院附属第一人民医院）

GDM 和 PGDM 虽然总体治疗原则是一样的，即都是以饮食为基础的综合治疗，包括治疗前的宣教及治疗过程中的血糖监测，但 PGDM 的治疗需考虑更多的其他影响妊娠预后的因素。PGDM 在孕期可能需要胰岛素的可能性更大。因此，若经短期 MNT 及运动治疗血糖不达标的情况下，要及时增加药物治疗，而药物治疗目前最主要的是胰岛素治疗。若是增加了胰岛素治疗后效果仍不佳，可以适当增加胰岛素增敏剂以及胰岛素促泌剂。这些口服降糖药对于降低血糖有较大的好处，目前，在孕期使用并没发现对胎儿的生长发育有不良影响。至于是否会有远期影响，目前的数据有限。因此像二甲双胍及格列本脲等口服降糖药，只限于那些用胰岛素治疗仍控制不满意或者胰岛素使用量较大的患者。同时在使用这些口服降糖药前要使患者知情。当然，临床上更多见的是孕前即有 1 型或 2 型糖尿病，对于这些人群最好能做到孕前多学科管理，把血糖及相关合并症如慢性高血压、高脂血症控制到比较理想状态再妊娠。对于有糖尿病视网膜病、糖尿病肾病或糖尿病血管病等，也要请相关学科共同诊治，使病情得到理想控制后再行妊娠，这样才能保证最佳妊娠预后。

不管是 GDM 还是 PGDM，还要注意产程中的血糖管理，若是经阴道分娩，最好在胎儿娩出前 3 h 内把产妇血糖控制在 4～8 mmol/L，以免新生儿发生严重低血糖。所有糖尿病孕妇分娩的新生儿都应加强监护，及时监测新生儿血糖并给予含糖饮料或及早开奶，防止低血糖的发生。新生儿血糖监测应持续到血糖稳定为止。

（徐先明）

参考文献

[1] 中华医学会妇产科学分会产科学组,中华医学会围产医学分会妊娠合并糖尿病协作组. 妊娠合并糖尿病诊治指南(2014)[J]. 中华妇产科杂,2014,49(8):561-569.
[2] 中华医学会妇产科学分会产科学组,中华医学会围产医学分会妊娠合并糖尿病协作组. 妊娠合并糖尿病临床诊断与治疗推荐指南(草案)[J]. 中华妇产科杂志,2007,42(6):426-428.
[3] American Diabetes Association. Management of diabetes in pregnancy: standards of medical care in diabetes-2020[J]. Diabetes care, 2020,43(Suppl 1):S183-S192.

病例7 孕 35^{+4} 周,阴道流血 4 小时,前置胎盘伴胎盘植入?

主诉

因 G2P1,孕 35^{+4} 周,阴道流血 4 h。

病史摘要

入院时间:2016.09.16 下午 16:25

现病史:患者,女 21 岁。平素月经规则,初潮 13 岁,(4~6)/30 天,经量中等,无痛经,LMP 2016.01.09,EDC 2016.10.16,生育史 1-0-0-1。2014 年因"社会因素"于当地镇卫生院足月剖宫产一 3150 g 活男婴,术中、术后无特殊。本次妊娠早孕期间未曾遭受放射线照射。停经 16 周感胎动。孕期于区妇幼保健院不规律产前检查,初次产检孕 19 周,产检期间唐氏筛查低风险,B 超大排畸胎儿无异常,OGTT 正常。孕期宫高、腹围均在正常范围内,孕期无心悸、胸闷、气促等不适主诉,基础血压 100/64 mmHg,孕期血压正常,孕期体重增加 7 kg。自诉孕期产前检查无特殊(具体报告未见)。现停经 35^{+4} 周,1 天前患者无明显诱因下出现少量褐色分泌物,无腹痛、腹胀等不适,患者未重视。4 h 前患者无明显诱因下出现阴道流血,色鲜红,伴血凝块,量逐渐增多,无明显腹痛、腹胀,因患者现居市区,遂来我院门诊就诊。

既往史:

疾病史:否认心脏病、高血压等慢性病史。

传染病史:否认乙肝、结核等传染病史。

手术、外伤史:既往剖宫产 1 次。

输血史:否认输血史。

食物过敏史:否认食物过敏史。

药物过敏史:无药物过敏史。

个人史:

长期生长于原籍,否认疫水、疫区接触史,否认吸烟、酗酒史,否认冶游史。

婚育史:

已婚,1-0-0-1,2014 年因"社会因素"于当地镇卫生院足月剖宫产一 3150 g 活男婴,术中术后无特殊。

家族史:

否认家族异常性疾病史,父母体健。

入院体检

查体:T 36.8℃,P 98 次/分,R 21 次/分,BP 115/77 mmHg。

神清,呼吸稍快,一般情况可,步入病房,无明显贫血貌。HR 98 次/分,律齐,未闻及杂音。双肺呼吸音清,未闻及干、湿啰音。腹部膨隆,腹软,下腹部可见一长约 12 cm 横行陈旧性手术瘢痕,触之有压痛,余腹部未扪及明显压痛及反跳痛;肝脾肋下未及,双肾区无叩痛。双下肢无水肿。膝反射正常。

专科检查:宫高 34 cm,腹围 96 cm,FHR 142 次/分。未及宫缩。胎儿横产式,胎头位于母体左侧。阴道窥器检查(因既往情况未明,未行阴道指检和肛诊):阴道内见鲜红色血液,可见血凝块,自宫颈内口流出,宫颈软,宫颈口闭。根据患者描述及查体累计出血约 400 ml。

辅助检查

血常规:WBC 14.28×10^9/L, Hb 106 g/L, PLT 182×10^9/L。

凝血功能:APTT 35.20 s;Fib 4.15 g/L, TT 13.5 s, PT 10.2 s, D - 二聚体 1090.00 μg/L。

产检 B 超示:宫内单胎。胎儿横位,生长径线:8.52 - 31.95 - 32.38 - 7.15 cm,估测胎儿体重 2854 g。羊水指数:10.1 cm。脐动脉血流 S/D 197%,BPS 2 - 2 - 2 - 2。胎盘位于子宫前壁及左侧壁,下缘达宫颈内口,前壁下段胎盘回声欠均质,与子宫肌壁分界不清,其内可见粗大迂曲血流信号,胎盘下缘可见范围约 3.0 cm × 1.3 cm 无回声区,其内可见光点。宫颈管长度 3.3 cm。

初步诊断

G2P1,孕 35^{+4} 周,边缘性前置胎盘伴出血,胎盘植入? 瘢痕子宫。

初步诊疗经过

患者入院后完善相关检查,因患者持续阴道出血,前置胎盘伴胎盘植入可能,且为瘢痕子宫,考虑目前孕 35^{+4} 周,胎儿出生后存活率高,故积极完善术前准备,大量备血,拟行剖宫产术。

病例讨论

住院医师:

患者目前考虑诊断:G2P1,孕 35^{+4} 周,边缘性前置胎盘伴出血,胎盘植入? 瘢痕子宫。因患者持续阴道出血,且目前孕周胎儿出生存活率较高,故考虑终止妊娠。

主治医师:

患者既往未规律产前检查,无任何产前检查资料,自诉孕期无明显异常。孕期无明显腹痛、腹胀、阴道流血等不适。本次为孕期初次产前出血,且无明显腹痛,症状符合前置胎盘。因患者既往剖宫产史 1 次,故未行阴道指检及肛诊。B 超检查提示前置胎盘伴瘢痕子宫,且不排除胎盘植入可能。患者目前持续阴道出血,如继续期待治疗,可能出现大量失血而导致失血性休克、DIC 等,故建议终止妊娠。胎儿出生后为早产儿,需告知患者及家属可能出现的并发症,术中请儿科医师到场协助新生儿复苏,必要时转 NICU 进一步监护及治疗。

主任医师:

根据患者目前症状、体征及辅助检查结果,符合"前置胎盘伴出血,瘢痕子宫,胎盘植入",也就是既往所说的凶险性前置胎盘。因患者目前持续阴道出血,伴血凝块,无法进一步完善核磁共振评估胎盘植入情况。根据目前 B 超结果,胎盘植入未累及膀胱,故考虑为Ⅱ级,出血风险仍较高,故术前需大量备血,在介入室行手术,必要时行双侧子宫动脉栓塞术。手术切口应采用纵切口,切开子宫前应充分下推膀胱腹膜反折,结扎小血管,放置单腔引流管,以便于胎儿出生后及时阻断子宫动脉血供;术中准确评估失血量,检查血气分析、血常规、凝血功能等情况并专人送检,及时使用促进子宫收缩药物,必要时可采取手术方法结扎血管止血或行介入手术。若出血多,则考虑及时行子宫切除术。注意及时输血及预防使用抗生素,注意专人取血。因胎盘位于子宫前壁,故术中需穿过胎盘取出胎儿,因胎盘植入位置主要位于子宫下段,故切口位置应取体段,快速取出胎儿并结扎脐带,减少胎儿失血。新生儿为早产儿,应请儿科医师到达手术室协助新生儿复苏。术中应考虑邻近器官如膀胱、输尿管、肠道等损伤,请相应科室台上会诊。

鉴别诊断

胎盘早剥:患者孕期规律产前检查,未发现前置胎盘或低置胎盘。现阴道流血 4 h,应考虑胎盘早剥可能,但患者无明显腹痛、腹胀等不适,查体瘢痕处压痛,余腹部未扪及明显压痛,超声提示胎盘位于子宫前壁及左侧壁,下缘达宫颈内口,前壁下段胎盘回声欠均质,与子宫肌壁分界不清,其内可见粗大迂曲血流信号,故排除胎盘早剥。

后续诊疗经过

入院后积极完善相关检查及术前准备,持续胎心监护,全科讨论后决定行急诊剖宫产术。术前请儿科、输血科、泌尿外科、胃肠外科、ICU 等科室手术室准备。术前紧急行地塞米松 6 mg 肌肉注射 1 次促胎肺成熟;"头孢呋辛钠"静脉滴注预防感染。有经验的麻醉医师行硬腰联合麻醉。麻醉后听胎心,常规消毒铺巾,于下腹部正中取一长约 10 cm 纵切口,逐层进腹,腹腔内未见明显粘连,钝性分离膀胱腹膜反折,下推至宫颈外口水平,子宫下段及宫颈部分可见迂曲、怒张血管。环形放置单腔引流管于子宫下段。避开血管,取子宫体段切口,快速穿过胎盘至羊膜腔内,撕延子宫切口,以足牵引娩出胎儿,立即结扎脐带,将新生儿转移至辐射台,新生儿出生体重 2 600 g,Apgar 评分 1 - 5 - 10 min 均为 10 分。同时勒紧单腔引流管,宫腔出血减少。缩宫素 10 U 宫体注射,予缩宫素 10 U 加入 250 ml 氯化钠注射液中静脉滴注维持。胎盘部分自娩,宫腔出血增多,见部分胎盘与子宫下段致密粘连,行人工剥离胎盘及清宫术。松开单腔引流管,见子宫体段收缩好,下段收缩乏力,出血增多,再次勒紧单腔引流管,于出血处缝合止血,并行子宫下段环形缝合。再次松开单腔引流管,见宫腔出血减少,予麦角新碱 0.2 mg 宫体注射。连续缝合关闭子宫切口,过程中宫腔出血少。检查双侧附件未见明显异常,留置引流管,关闭腹腔切口。再次检查切口无渗血,按压宫底平脐,阴道出血少。

术中出血约 600 ml,急查血气分析提示 Hb 91 g/L,术后返回病房,持续观察宫底高度及阴道出血量。嘱患者及时翻身、床上活动等。术后咀嚼口香糖,术后 6 h 少量多次饮水。术后第一天宫底位于脐下一指,阴道出血少,腹腔引流约 200 ml,色淡红。患者未排气,予流质饮食,拔除导尿管,嘱患者下床活动,下午观察腹腔引流量少,予拔除腹腔引流管。查血常规提示:WBC 16.45×10⁹/L, Hb 86 g/L, PLT 161×10⁹/L。凝血功能:Fib 3.11 g/L,D -二聚体 2765.00 μg/L,余正常范围。术后第 2 天患者排气,进食半流质饮食。术后第 3 天切口换药,无渗血渗液,愈合好。术后第4天予出院。

最终诊断

G2P2,孕 35^{+4} 周,早产剖宫产,边缘性前置胎盘伴胎盘植入,瘢痕子宫。

疾病诊疗过程简要总结

本病例患者于外院规律产前检查,孕期未发现明显异常,因患者入院时情况紧急,未携带任何产前诊断资料,故提高了诊断难度。我院接诊后发现患者为无痛性阴道流血,查体发现胎儿为横产式,与前置胎盘症状及体征相符,我院医生未常规行阴道指检或肛诊,而采取阴道窥器检查,发现阴道出血较多,来源于宫腔,故急诊行超声检查,发现为前置胎盘,胎盘植入可能,而胎盘大部位于前壁,患者既往剖宫产史,故考虑为前置胎盘伴胎盘植入,胎盘覆盖子宫瘢痕(凶险性前置胎盘)。患者入院时出血较多,伴血凝块,且持续出血,考虑孕周为 35^{+4} 周,虽为早产,但胎儿出生后存活率较高,故决策及时行剖宫产术终止妊娠。术前充分备血,准备药品及物品,于介入室行手术,做好行子宫动脉栓塞术准备。手术切口采取纵切口,进腹后充分下推膀胱,结扎血管,放置单腔引流管减少术中出血。胎盘剥离后精确定位出血点并快速缝合止血,并行子宫下段环形缝扎术改善子宫下段乏力,后子宫出血减少。术后采取积极围手术期管理,患者快速康复,出院时情况良好。

诊疗启迪

患者孕期于区妇幼保健院不规律产前检查,直至分娩前未于我院就诊。既往检查结果未见报告,就诊时因产前出血较多,且产前持续出血状态,仅行B超检查后急诊手术治疗。在院前诊疗过程中,根据患者症状、体征等,我院医师初步判定可能为前置胎盘,未常规采取阴道指检的方式行产科检查,采取了阴道窥器检查,避免了再次诱发出血的可能。

超声检查虽然时间紧迫,仍进行了要点检查:①胎盘附着于前壁左侧壁;②下缘达宫颈内口;③胎盘未覆盖子宫内口,但前壁下段胎盘回声欠均质,与子宫肌壁分界不清,其内可见粗大迂曲血流信号,胎盘下缘可见范围约 $3.0\,cm \times 1.3\,cm$ 无回声区,其内可见光点;④宫颈管长度 $3.3\,cm$。根据超声检查初步判定考虑为凶险性前置胎盘,分型为Ⅱ型,不排除胎盘植入,因此于我院介入室手术,必要时可紧急行介入手术。

患者术前行促胎肺成熟治疗,二代头孢菌素预防感染,并请有经验的麻醉医师快速穿刺,行硬腰联合麻醉。术中采用纵切口,分离膀胱腹膜反折至宫颈外口水平,子宫下段及宫颈部分可见迂曲、怒张血管。因患者持续出血,遂环形放置单腔引流管于子宫下段以便于在胎儿娩出后迅速勒紧止血。因胎盘位于子宫前壁,超声下所见无法避开胎盘,故取子宫体段切口,快速穿过胎盘至羊膜腔内,撕延子宫切口,以足牵引迅速娩出胎儿,立即断脐,同时勒紧单腔引流管,减少宫腔出血。整个手术过程中,促进子宫收缩药物采用缩宫素 $10\,U$ 宫体注射,缩宫素 $10\,U$ 加入 $250\,ml$ 氯化钠注射液中静脉滴注维持以及麦角新碱 $0.2\,mg$ 宫体注射。行人工剥离胎盘及清宫术以尽量清除胎盘,于出血处缝合止血,并行子宫下段环形缝合减少子宫下段出血。整个手术过程中患者生命体征平稳,查血气分析虽有贫血,但未达输血指征,故未行输血。术后复查患者各项指标均在可控范围内,且术后采取快速康复措施,虽然术后第二天患者才肛门排气,但未出现腹胀、腹痛等不适症状,恢复良好。

  该患者产前检查所在医院不属于我院转诊辖区,患者就诊为自行选择的偶然现象,且患者整个孕期不规律产前检查,未能及时发现及监测病情变化,症状出现时,患者未予重视,因此次案例为转诊不良的典型案例,出现了危及母婴生命安全的危急情况。对前置胎盘孕妇强调分级诊疗。一旦确诊前置胎盘,应在有条件的医院行产前检查、治疗及分娩。前置胎盘和前壁低置胎盘孕妇发生产后大出血和子宫切除的风险更高。分娩应在具备当场输血和危重急症抢救能力的产科机构进行。若阴道反复流血或大出血而当地无条件处理,应在充分评估母婴安全、输液、输血的条件下迅速转院。如术中发现前置胎盘手术困难,在充分压迫止血的前提下,也可考虑转院治疗。前置胎盘的诊断与处理指南推荐内容见表7-1。

表7-1　前置胎盘的诊断与处理指南(2020)推荐内容

推荐内容	推荐等级
1. 推荐将前置胎盘分为两种类型:前置胎盘和低置胎盘。	D
2. 推荐使用经阴道超声确诊前置胎盘。	D
3. 前置胎盘的超声检查"四要素":①胎盘附着的位置;②胎盘边缘距子宫颈内口的距离或超出子宫颈内口的距离;③覆盖子宫颈内口处胎盘的厚度;④子宫颈管的长度。	最佳实践推荐
4. 妊娠中期发现的前置胎盘,推荐妊娠32周经阴道超声随访和确诊。	D
5. 妊娠32周仍持续为前置胎盘且无症状者,推荐妊娠36周左右经阴道超声复查,以确定最佳的分娩方式和时机。	D
6. 妊娠34周前子宫颈管缩短,早产及大出血的风险增加。	D
7. 尚无有效证据支持子宫颈环扎术可减少出血、改善预后,不推荐使用。	最佳实践推荐
8. 期待治疗过程中对于有阴道流血或子宫收缩的孕妇,推荐住院治疗。	最佳实践推荐
9. 剖宫产术是前置胎盘孕妇终止妊娠的主要方式,首选择期剖宫产术。	最佳实践推荐
10. 无症状的前置胎盘孕妇,推荐妊娠36~38周终止妊娠;有反复阴道流血史、合并胎盘植入或其他高危因素的前置胎盘或低置胎盘的孕妇,推荐妊娠34~37周终止妊娠;无症状、无头盆不称的低置胎盘者,尤其是妊娠35周以后经阴道超声测量胎盘边缘距子宫颈内口11~20 mm的孕妇可考虑自然分娩。	C
11. 推荐多学科合作处理前置胎盘,由有经验的术者进行手术。	C
12. 子宫切口的选择推荐避开胎盘,减少孕妇和胎儿失血,有助于安全迅速娩出胎儿及术后止血。 13. 灵活采取手术止血措施,强调选择术者最熟悉的方式为宜。	最佳实践推荐
14. 药物和手术干预无法控制出血,推荐及早进行子宫切除术。	最佳实践推荐
15. 前置胎盘孕妇强调分级诊疗。	D
16. 前置胎盘和前壁低置胎盘孕妇产后大出血和子宫切除的风险更高,其分娩应在具备当场输血和危重急症抢救能力的产科机构进行。	C

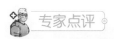 专家点评

1. 行业内知名专家点评(郑勤田,教授,石家庄市妇产医院,美国亚利桑那大学妇产科)

本病例非常有代表性,且对于临床的诊疗很有借鉴和参考意义。本病例选取的是产前出血的急诊患者。患者病史不明、孕期不规律产前检查、就诊时无检查报告且转诊不规范,给急诊诊疗带来了难度。但急诊医师诊治规范,根据患者情况初步判定产前出血为前置胎盘可能,未行阴道指检或肛诊,避免检查造成的出血风险。在B超检查过程中,超声医师对于"四要素"判断清晰。因患者产前出血已达大量出血标准,故经讨论决定行急诊剖宫产术终止妊娠。术前准备完善,行促胎肺成熟、预防感染及大量备血等,请相关科室准备急救。手术切口选择得当,胎儿娩出迅速,且单腔引流管暂时阻断子宫血供减少了术中出血。手术止血方式良好,术中出血较少,减少了患者输血以及并发症带来的风险。围手术期管理得当,患者恢复迅速,经验值得借鉴。

2. 主任点评(李力,教授,陆军军医大学大坪医院)

本病例为产前出血急诊治疗及抢救的典型案例。因患者孕期产前检查不规范,对自身病情不重视等多方面原因,造成产科急诊及院前诊疗工作的难度。该病例院前诊疗时,产科医师根据患者症状及体征,对产前出血进行了鉴别诊断,采取了恰当的措施。前置胎盘是指胎盘下缘毗邻或覆盖子宫颈内口。

前置胎盘是妊娠晚期出血、产后出血以及早产的重要原因,其发病率为 $0.3\%\sim2\%$,并且随着剖宫产率的增加而变得更加明显,与围生期母婴并发症发病率及死亡率密切相关。妊娠中期发现的胎盘前置状态常因胎盘"移行"而发生变化,妊娠 $20\sim27$ 周,前壁胎盘移行的速度大于后壁胎盘。由于子宫瘢痕影响了胎盘"移行",前置胎盘的风险增加 3 倍。因此强调在妊娠 28 周后诊断前置胎盘。前置胎盘发生的高危因素有流产、宫腔操作、产褥感染、既往前置胎盘、既往子宫手术史、多胎、多产、高龄、吸烟、摄入可卡因、辅助生殖技术等高危因素。根据中华医学会妇产科学分会产科学组前置胎盘的诊断与处理指南(2020),推荐将前置胎盘分为两种类型:①前置胎盘,胎盘完全或部分覆盖子宫颈内口,包括既往完全性和部分性前置胎盘。②低置胎盘,胎盘附着于子宫下段,胎盘边缘距子宫颈内口的距离<20 mm。包括既往的边缘性前置胎盘和低置胎盘。但考虑既往习惯以及判断凶险性前置胎盘的风险,笔者仍推荐采用2013版前置胎盘指南的分类,将前置胎盘分为完全性前置胎盘、部分性前置胎盘、边缘性前置胎盘和低置胎盘4种类型。此种分类方式在超声诊断及核磁共振的诊断中更能体现前置胎盘伴胎盘植入的凶险程度。在期待治疗过程中应强调促胎肺成熟的时机,纠正贫血以及预防血栓等。强调学科合作及完善的术前准备,充分医患沟通,大量备血等。麻醉方式可与有经验的麻醉医师共同评估决定,可考虑开展自体血回收,胎儿娩出后,立即用止血带捆扎子宫下段。将止血带从圆韧带内侧宫旁无血管区穿过,更有利于将止血带捆扎于子宫颈内口水平,可有效阻断子宫血流。同时使用宫缩剂,待子宫收缩后徒手剥离胎盘,避免暴力,尽量剥离干净不留后患。对于剥离面出血,可灵活采用各种缝合止血技术。术后严密监测患者生命体征,采取快速康复措施,及时随访复旧及胎盘残留情况。

目前国内外专家相继建立了前置胎盘伴胎盘植入的超声评分体系或超声联合核磁共振的评分体系,评分越高,大量输血和子宫切除的风险越高。该评分体系发现,同时满足超声下胎盘陷窝、中央性前置胎盘以及正常胎盘后低回声区缺失三个条件,在剖宫产术同时行子宫切除术的风险高达 90.4%,因此提出了"胎盘植入子宫切除术预测模型"。根据评分系统或预测模型,产科工作者和麻醉医师应准备多学科联合策略,包括术中大量输血方案、子宫动脉栓塞或腹主动脉球囊的合理运用等,以及最终是否选择子宫切除术。

(李 力 黄畅晓)

参考文献

[1] 邹丽,杨慧霞.前置胎盘的诊断与处理指南(2020)[J].中华妇产科杂志,2020(1):3-8.

[2] 杨馨蕊,马京梅,杨慧霞.胎盘植入性疾病的超声评分系统概述[J].中华妇产科杂志,2020,55(3):208-212.

[3] PARK HS, CHO HS. Management of massive hemorrhage in pregnant women with placenta previa. Anesth Pain Med (Seoul). 2020 Oct 30;15(4):409-416.

[4] JAIN V, BOS H, BUJOLD E. Guideline No. 402: Diagnosis and Management of Placenta Previa [J]. J Obstet Gynaecol Can, 2020,42(7):906-917. e1.

[5] GIBBINS KJ, EINERSON BD, VARNER MW, et al. Placenta previa and maternal hemorrhagic morbidity [J]. J Matern Fetal Neonatal Med, 2018,31(4):494-499.

病例8 停经 50 天伴阴道出血及腹痛 2 天,异位妊娠?

主诉

停经 50 天伴阴道出血及腹痛 2 天。

病史摘要

入院时间:2009.05.18 晚上 20:00。

现病史:患者,女,24 岁。末次月经 2009.03.28,生育史 0-0-1-0。2009.05.16 患者自觉下腹坠痛,阴道少量出血,于 2009.05.18 19:00 至急诊。急诊阴道超声提示:子宫常大,内膜厚 10 mm,未见明显孕囊;右侧附件区混合性包块 3 cm×4 cm,后穹隆积液深 60 mm,肝肾隐窝见少量积液;妇科检查见阴道少量血,宫颈举痛(+),右侧附件区略增厚,下腹压痛(+),反跳痛(+)。急诊查血清人绒毛膜促性腺激素(human chorionic gonadotrophin, hCG)9 974.9 U/L,后穹隆穿刺 10 ml 暗红色不凝血。考虑"腹腔内出血,异位妊娠?",为求进一步诊治收入院。

患者神志清,面色略白,精神可,二便正常。

既往史：

疾病史：否认心脏病、高血压等慢性病史。

传染病史：否认乙肝、结核等传染病史。

手术、外伤史：否认手术、外伤史。

输血史：否认输血史。

食物过敏史：否认食物过敏史。

药物过敏史：否认药物过敏史。

个人史：

长期生长于原籍，否认疫水、疫区接触史，否认吸烟酗酒史，否认冶游史。

婚育史：

已婚，0-0-1-0，人流一次。未避孕半年多未再孕。

家族史：

否认家族遗传性疾病史，父母子女均体健。

入院体检

查体：T 37℃，P 109 次/分，R 25 次/分，BP 85/60 mmHg。

神志清，一般情况尚可，面色略白。HR 109 次/分，律齐，未闻及杂音。双肺呼吸音清，未闻及干、湿啰音。双乳对称，无包块、红肿及压痛，乳头无内陷，无异常分泌物。腹软，有压痛、反跳痛，肝脾肋下未及，双肾区无叩痛，未及明显包块。双下肢无水肿。膝反射正常。

妇科检查：外阴（－），阴道畅，少量血，宫颈外观正常，举痛（＋），宫体前位，正常大小，右附件区稍有增厚感，压痛（±），左侧附件未及。

辅助检查

2009.05.18 妇科阴道超声示：子宫正常大小，内膜厚 10 mm，未见明显孕囊；右侧附件区混合性包块 3 cm×4 cm，内见少量点状血流信号。左侧卵巢（－），后穹隆积液深 60 mm，肝肾隐窝见少量积液。

2009.05.18 静脉血清 hCG 9 974.9 U/L；腹腔血清 hCG 22 286 U/L。

2009.05.18 血常规：RBC $2.1×10^{12}$/L，Hb 98 g/L。

初步诊断

腹腔内出血，失血性休克，右附件占位，异位妊娠待排。

病例讨论1

住院医师：

患者女，24 岁，因"停经 50 天伴有阴道出血、腹痛 2 天"入院。末次月经：2009.03.28。生育史 0-0-1-0。急诊 B 超提示：子宫正常大小，内膜厚 10 mm，宫内未见明显孕囊；右侧附件区混合性包块 3 cm×4 cm，后穹隆积液深 60 mm，肝肾隐窝见少量积液；妇科检查见阴道少量血迹，宫颈举痛（＋），右侧附件区略增厚，下腹压痛（＋），反跳痛（＋）。急诊查血清 hCG 9 974.9 U/L，后穹隆穿刺 10 ml 暗红色不凝血。考虑"腹腔内出血，异位妊娠可能"，需要急诊收入院。

主治及主任医师：

该患者停经后阴道出血伴有腹痛,符合异位妊娠"长期不孕,短期停经;不规则出血,突发性腹痛"的病史特点。阴道超声提示右侧附件区混合性包块 3 cm×4 cm,后穹隆积液深60 mm;符合超声异位妊娠三联征:宫内无孕囊,附件区包块,后穹隆积液。后穹隆穿刺不凝血证实腹腔内存在出血,血常规:Hb 98 g/L,HR 109 次/分,血压 85/60 mmHg,休克指数1.28,提示有休克,宜急诊手术。

后续诊疗经过 1

2009.05.18 21:00 行剖腹探查术,术中所见:盆腹腔积血总计 850 ml,清理血块后见右卵巢黄体囊肿 4 cm 大小,似见破口,血块包绕;右输卵管外观未见明显异常,伞端无出血;左附件未见异常。剥除右卵巢囊肿,未见明显绒毛组织,快速冰冻提示右卵巢黄素化囊肿。再次探查盆腹腔未见绒毛样组织,与家属谈话后行清宫术,宫腔刮出物未见明显孕囊样组织,送病理。

术后诊断:腹腔内出血,早孕合并黄体破裂待排,异位妊娠待排。

2009.05.19 8:00 急查血清 hCG:10 232 U/L。

病例讨论 2

主治医师：

患者停经后腹痛阴道出血病史明确,尿 hCG 阳性,血清 hCG 明显增高,超声符合异位妊娠三联征,后穹隆穿刺不凝血证实腹腔内存在出血,伴休克,故手术指征明确。术中探查及清宫未见明显绒毛样组织,考虑绒毛在血块中不易发现,可先观察等待病理。

主任医师：

同意上述手术指征,但对诊断(腹腔内出血的原因)有争议。第一种观点认为:盆腹腔内血块清理后,无明显出血,且未见明显绒毛样组织,故考虑黄体囊肿破裂出血,但需诊刮病理明确。第二种观点认为:术前静脉血清 hCG 9974.9 U/L,腹腔血清 hCG 22 286 U/L;根据我们之前提出的异位妊娠快速诊断标准,腹腔血与静脉血清 hCG 比值(Rp/v - hCG)为22 286/9 974.9＝2.2(>1.0)[1],故异位妊娠诊断成立。然而术中探查盆腔(尤其是子宫及双附件区域)未见孕囊,则需要高度怀疑腹腔妊娠[2]。

综合上述意见,术后血清 hCG 10 232 U/L,考虑静脉血清 hCG 未下降,给予 MTX(50 mg/m²)治疗并密切观察病情,随访血清 hCG 并行 CT 检查确定有无孕囊及其位置。必要时再次行剖腹探查术,根据病理情况决定进一步治疗方案。

后续诊疗经过 2

MTX 治疗第 3 天(2009.05.21)血清 hCG 11 214 U/L,诊刮病理提示子宫刮出物为蜕膜样组织。CT(2009.05.22)提示脾脏区见 3 cm 大小低回声区,盆腹腔大量积液,后穹隆积液深 65 mm。血常规提示 RBC $1.2×10^{12}$/L,Hb 78 g/L;血压 80/50 mmHg,急行全院会诊。

病例讨论 3

住院医师：

患者诊刮病理及术中盆腔血块均未见妊娠组织，给予 MTX 后血清 hCG 持续上升，CT 提示盆腹腔积液，血压 80/50 mmHg，考虑腹腔内出血，失血性休克。

主治医师：

同意患者上述诊断，即休克、腹腔内出血。考虑备血纠正休克的同时，急诊探查止血。

主任医师：

根据患者病史及目前的各项检查，尤其是 CT 提示脾脏区域低回声包块，考虑失血性休克，腹腔内出血，腹腔妊娠？MTX 治疗效果不好，需再次急诊手术探查，因腹腔内包块在脾脏区域，位置较高，请外科医生一起术中探查。

后续诊疗经过 3

2009 年 5 月 22 日 12：00 再次剖腹探查术：术中盆腹腔积血 1 000 ml，盆腔、大网膜及肠管均未见绒毛样组织。延长切口后探查脾脏下缘见血块包绕，清理血块后脾脏表面见绒毛样组织，有活动性出血，遂外科行脾脏切除术。术中输血 800 ml。

术后第 1 天血清 hCG 5 000 U/L；术后第 3 天血清 hCG 1 200 U/L；术后第 5 天血清 hCG 430 U/L；术后第 7 天血清 hCG 87 U/L；术后第 9 天，血清 hCG 52 U/L，血常规恢复正常，切口愈合好，准予出院。

疾病诊疗过程简要总结

停经50天伴有阴道出血及腹痛来诊，妇科检查宫颈举痛，下腹压痛、反跳痛。BP 85/60 mmHg，血清hCG明显增高，超声提示盆腹腔积液，后穹隆穿刺见不凝血。考虑：腹腔出血，异位妊娠可能，急诊手术。
→
术中见积血800 ml，盆腹腔探查未见孕囊，右卵巢黄素化囊肿长径3 cm，似见破口。遂行卵巢囊肿剥除并清宫术。术中诊断：右卵巢黄体破裂。
→
考虑术前静脉血清hCG 9 974.9 U/L；腹腔血清hCG 22 286 U/L，而术中见双附件及子宫区域无异常，故腹腔妊娠不除外。后续MTX治疗无效，有再次腹腔内出血可能，CT提示脾脏区低回声包块。拟诊：腹腔内出血，腹腔妊娠。
→
再次剖腹探查术，外科医生协助行脾脏切除术。术后血清hCG恢复正常。诊断：脾脏妊娠。

诊疗启迪

1. 超声在异位妊娠诊断中的价值

腹腔镜不再是诊断异位妊娠的金标准，经阴道超声检查是可疑异位妊娠患者首选的诊断方法[1，2]。经阴道超声提示附件区可见含有卵黄囊和（或）胚芽的宫外孕囊，可明确诊断异位妊娠[3]。若阴道超声检查发现附件区独立于卵巢的肿块或包含低回声的肿块，应高度怀疑为异位妊娠,其诊断异位妊娠的敏感度 87.0%～99.0%,特异度 94.0%～99.9%[4]。但是超声检查也会受超声设备、超声途径、超声医生的技术、孕妇肥胖、合并子宫肌瘤或卵巢肿瘤的影响,临床实践中常难与早孕合并卵巢黄体破裂、出血性输卵管炎等鉴别,导致误诊。且 8%～31% 的早孕妇女在初次超声检查时不能确定妊娠部位,易导致漏诊[5]。

2. 腹腔/血清 hCG 比值及 hCG 超声阈值对异位妊娠的诊断价值

单一的血清 hCG 浓度测定无法判断妊娠活性与部位,应结合患者的病史、临床表现和超声检查一起协助诊断异位妊娠。连续测定血清 hCG 了解其上升或者下降趋势有助于区分正常与异常妊娠,但无法诊断异位妊娠[6]。血清 hCG 水平下降提示妊娠流产。早期妊娠中血清 hCG 水平间隔 48 h 上升幅度低于最低增幅,应高度怀疑异常妊娠(异位妊娠或早期妊娠流产)。正常宫内妊娠的血清 hCG 间隔 48 h 最低增幅取决于其初始血清 hCG 值。初始血清 hCG 值低于 1 500 U/L 时血清 hCG 水平最低增幅为 49%;处于 1 500～3 000 U/L 者为 40%;超过 3 000 U/L 者为 33%[1]。

血清 hCG(定量)与阴道超声(定位)结合可提高异位妊娠诊断的准确性。血清 hCG 超声阈值是指当血清 hCG 水平超过某一界值时超声检查可显示正常宫内妊娠,此界值即为血清 hCG 超声阈值[1]。当血清 hCG 值超过超声阈值,而超声未发现宫内妊娠囊,则提示早期妊娠流产或异位妊娠,其中 50%～70% 的病例为异位妊娠[7, 8]。如果血清 hCG 超声阈值应用于异位妊娠的诊断,那么阈值可提高至 3 500 U/L 以避免误诊[1]。联合血清 hCG 超声阈值 1 500 U/L 和子宫内膜厚度(10 mm)作为鉴别异位妊娠和宫内妊娠的诊断界值,对异位妊娠具有较高的诊断价值[9, 10]。

以腹腔血与静脉血 hCG 比值(Rp/v-hCG)>1.0 作为标准,可以协助快速准确地诊断输卵管妊娠,同时对于宫内妊娠合并腹腔积血(黄体破裂、出血性输卵管炎)的患者可以避免不必要的干预,减少意外的宫内妊娠终止[11-13]。对于腹腔镜或经腹探查术中附件区未见异位妊娠病灶的患者,如果 Rp/v-hCG>1.0,则需仔细探查腹腔,以避免腹腔妊娠导致的严重并发症[14]。

3. MRI 及 CT 在特殊宫外孕诊断中的价值

异位妊娠的 CT 与 MRI 表现具有一定的特征性,异位孕囊 CT 显示为密度不均匀的混合型肿块,以实性包块为主;MRI 显示为囊实性的混杂信号[15]。MRI 确诊率为 92.30%～95.24%,CT 确诊率为 89.29%,两者的诊断符合率无显著差异[16, 17]。但 MRI 检查软组织分辨率高,可清晰显示孕囊位置及植入情况,对于超声难以诊断的可疑异位妊娠可进一步行 MRI 检查,对病情评估及治疗方案选择具有一定价值[18]。

4. 建立新的异位妊娠诊断流程

根据国内外最新指南共识及研究进展,2019 年第一版《输卵管妊娠诊治的中国专家共识》中将输卵管妊娠诊断流程图更新如图 8-1 所示[19]。

5. 异位妊娠诊治的难点

异位妊娠诊治的难点在于诊断,尤其是早期诊断或者快速诊断。异位妊娠临床症状与体征无特异表现,难以与先兆或难免流产、宫内妊娠合并黄体破裂以及出血性输卵管炎等疾病相鉴别,对腹腔妊娠、宫内外复合妊娠的诊断尤为困难。目前临床上使用的腹腔镜、阴道超声、血清 hCG、CT 及 MRI 等任何单一诊断方法均无法精准、快速诊断异位妊娠,仍然缺乏早期诊断的有效手段。

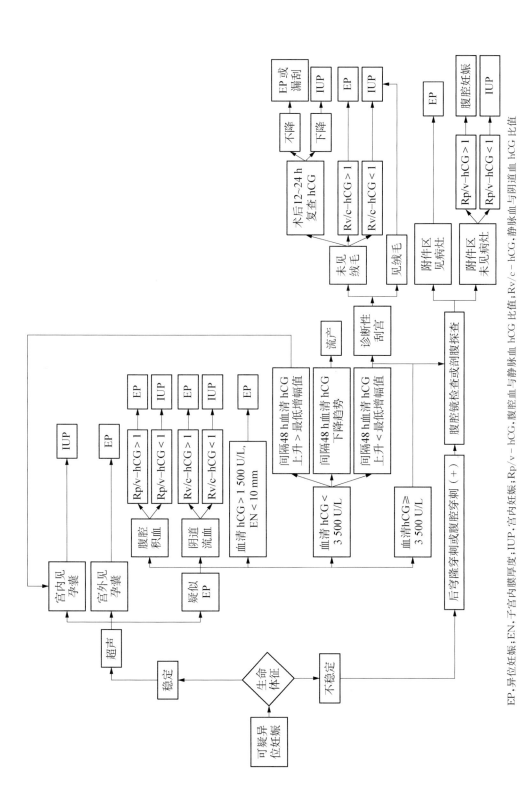

图 8 - 1　输卵管妊娠诊断流程图

EP,异位妊娠;EN,子宫内膜厚度;IUP,宫内妊娠;Rp/v-hCG,腹腔血与静脉血 hCG 比值;Rv/c-hCG,静脉血与阴道血 hCG 比值

6. 异位妊娠诊断新的标志物

一些新的血生化指标(如肌酸激酶、CA125、activin A、inhibin A、胰岛素样生长因子结合蛋白等)已经用于异位妊娠的诊断研究,但其价值有限,尚不能作为临床诊断的有效指标。低水平肾上腺髓质激素(adrenomedullin,ADM)可以导致输卵管纤毛摆动频率下降及肌肉紧缩,进而不利于受精卵正常植入子宫,进而导致异位妊娠。虽然异位妊娠患者血浆ADM水平低于宫内妊娠者,但不具有诊断价值[20]。microRNA与异常妊娠结局相关:microRNA-873在异位妊娠患者血清中的浓度明显低于宫内妊娠者,诊断异位妊娠敏感度为61.76%,特异度为90%[21],但其有效性及应用价值仍有待证实。

7. 异位妊娠诊治现状及未来的发展方向

异位妊娠的临床症状、体征表现缺乏特异性,临床上现有诊断方法难以将异位妊娠与先兆或难免流产、宫内妊娠合并黄体破裂以及出血性输卵管炎等疾病完全鉴别,对腹腔妊娠、宫内外复合妊娠的诊断尤为困难,易出现误诊、漏诊导致延误治疗。建立异位妊娠的早期、精准、快速诊断方案有利于及早制订治疗方案,是降低异位妊娠严重并发症和病死率的关键。

腹腔镜不再是诊断异位妊娠的金标准,在临床诊疗中应将影像、生化检查与临床表现相结合,提高诊断率,缩短诊断时间,以便及时获得治疗,并积极探索新的诊断方法(新影像技术的定位定性+新生化标志物定量相结合)。

 专家点评

1. 行业内知名专家点评(狄文,教授,上海交通大学医学院附属仁济医院)

本案例讨论了一例罕见的特殊宫外孕:脾脏妊娠患者的诊疗过程,对于"腹腔内出血,可疑宫外孕"患者探查术中未见孕囊(绒毛组织)的处理,如何区别早孕合并腹腔内出血(黄体破裂、出血性输卵管炎等)与腹腔妊娠,按照目前教材提供的诊断方法是有难度的,需要我们思考和采用新的诊断方法。如果能在第一次探查术中考虑腹腔妊娠,并充分探查,有望明确孕囊(绒毛组织)的位置和出血原因,就可能避免清宫术及后续的脾脏切除术。本案例中CT检查在后期确诊脾脏妊娠中发挥了重要作用,但是CT检查不是异位妊娠(包括腹腔妊娠)早期诊断的常规检查,所以如何充分利用腹腔血与静脉血hCG比值(Rp/v-hCG)联合影像技术及术中探查预判腹腔妊娠,已有文献报道。对于特殊类型的异位妊娠,还需要妇产科医生引起警惕和关注、应用新的诊断方法。

2. 主任点评(王玉东,教授,上海交通大学医学院附属国际和平妇幼保健院)

异位妊娠是指种植于子宫体腔以外的妊娠,包括输卵管妊娠、卵巢妊娠、子宫肌壁间妊娠、腹腔妊娠、阔韧带妊娠和宫颈妊娠。随着盆腔炎性疾病发病率、宫腔手术和辅助生殖技术的增加,异位妊娠发病率升至2%~3%。得益于诊断和治疗方法的不断进步,近年来异位妊娠病死率没有明显下降,其仍旧是导致早期妊娠孕产妇失血相关性死亡的首要原因。

异位妊娠的临床症状、体征表现缺乏特异性。常见症状为停经、腹痛、阴道流血。临床上现有诊断方法难以将异位妊娠与先兆或难免流产、宫内妊娠合并黄体破裂以及出血性输卵管炎等疾病完全鉴别,对腹腔妊娠、宫内外复合妊娠的诊断尤为困难,易出现误诊、漏诊，导致延误治疗。因此建立异位妊娠的早期、精准、快速诊断方案有利于及早制订治疗方案，是降低异位妊娠严重并发症和病死率的关键。

腹腔镜不再是诊断异位妊娠的金标准。对早期异位妊娠进行腹腔镜检查会出现 3.0%～4.5% 的假阴性结果[2]。阴道超声检查是可疑异位妊娠患者的首选诊断方法，对于超声难以诊断的可疑异位妊娠可进一步行 MRI 检查。连续检测血清 hCG（定量）与阴道超声（定位）结合（hCG 超声阈值）可提高早期异位妊娠诊断的准确性。妊娠部位血清（腹腔血、阴道血）与静脉血 hCG 的比值是快速诊断异位妊娠的新方法，具有很高的敏感性及特异性。若探查术前、术中附件区未见异位妊娠病灶，而腹腔血/静脉血 hCG＞1.0，则可预测诊断腹腔妊娠，需术前完善 MRI 等检查，或者术中仔细探查腹腔，以减少甚至避免腹腔妊娠所致严重并发症的发生。

异位妊娠的早期、快速诊断和及时恰当的治疗能大幅降低并发症和病死率，增加患者保留生育能力的可能性，避免正常宫内妊娠的意外终止，减轻家庭、社会的经济负担。其中早期精准诊断是关键，在临床诊疗中应将影像、生化检查与临床表现相结合，提高诊断率，缩短诊断时间以便及时获得治疗。新的诊断方法（新影像、新生化标志物）、新的流程在 2019 年第一版《输卵管妊娠诊治的中国专家共识》均有陈述，但是对于特殊异位妊娠的诊治仍需要进一步研究。

（王玉东）

参考文献

[1] ACOG Practice Bulletin No. 191: Tubal Ectopic Pregnancy [J]. Obstet Gynecol, 2018, 131(2): e65 - e77.

[2] Diagnosis and Management of Ectopic Pregnancy: Green-top Guideline No. 21[J]. BJOG, 2016, 123(13): e15 - e55.

[3] BARNHART KT, FAY CA, SUESCUM M, et al. Clinical factors affecting the accuracy of ultrasonography in symptomatic first-trimester pregnancy [J]. Obstet Gynecol, 2011, 117(2 Pt 1): 299 - 306.

[4] CONDOUS G, OKARO E, KHALID A, et al. The accuracy of transvaginal ultrasonography for the diagnosis of ectopic pregnancy prior to surgery [J]. Hum Reprod, 2005, 20(5): 1404 - 1409.

[5] CONDOUS G, TIMMERMAN D, GOLDSTEIN S, et al. Pregnancies of unknown location: consensus statement [J]. Ultrasound Obstet Gynecol, 2006, 28(2): 121 - 122.

[6] MORSE C B, SAMMEL MD, SHAUNIK A, et al. Performance of human chorionic gonadotropin curves in women at risk for ectopic pregnancy: exceptions to the rules [J]. Fertil Steril, 2012, 97(1): 101 - 106.

[7] CHUNG K, CHANDAVARKAR U, OPPER N, et al. Reevaluating the role of dilation and curettage in the diagnosis of pregnancy of unknown location [J]. Fertil Steril, 2011, 96(3): 659 - 662.

[8] SHAUNIK A, KULP J, APPLEBY DH, et al. Utility of dilation and curettage in the diagnosis of pregnancy of unknown location [J]. Am J Obstet Gynecol, 2011, 204(2): 130 - 131.

[9] 王玉东,周赟. 早期异位妊娠快速诊断新方法[J]. 中国实用妇科与产科杂志,2017,33(09):881 – 884.

[10] LU Q, WANG Y, SUN X, et al. The diagnostic role of the beta-hCG discriminatory zone combined with the endometrial pattern for ectopic pregnancy in Chinese women [J]. Sci Rep, 2019,9(1):13781.

[11] WANG Y, ZHAO H, TENG Y, et al. Human chorionic gonadotropin ratio of hemoperitoneum versus venous serum improves early diagnosis of ectopic pregnancy [J]. Fertil Steril, 2010,93 (3):702 – 705.

[12] WANG YD, TENG YC, ZHANG J, et al. Prediction of location of gestational sac for pregnancy of unknown location at first sight during exploratory surgery using the ratio of hCG in haemoperitoneum and venous serum [J]. Eur J Obstet Gynecol Reprod Biol,2013,169(1):99 – 102.

[13] 王玉东,赵文霞,陆琦,等. 腹腔血与静脉血 hCG 比值在诊断异位妊娠中的价值[J]. 中华妇产科杂志,2013,48(3):177 – 179.

[14] LU Q, LI Y, SHI H, et al. The value of ratio of hCG, progesterone in local blood of pregnancy location versus venous blood in the diagnosis of ectopic pregnancy [J]. Int J Clin Exp Med,2015, 8(6):9477 – 9483.

[15] MASSIMO T, PIETRO VF, VALERIA C, et al. Cross-sectional imaging of acute gynaecologic disorders: CT and MRI findings with differential diagnosis—part I: corpus luteum and haemorrhagic ovarian cysts, genital causes of haemoperitoneum and adnexal torsion [J]. Insights Imaging,2019, 10(1):119.

[16] 毕新军,张勤,张学琴,等. 异位妊娠的 CT 与 MRI 表现[J]. 临床放射学杂志,2016, 35(06):903 – 907.

[17] LIU X, SONG L, WANG J, et al. Diagnostic utility of CT in differentiating between ruptured ovarian corpus luteal cyst and ruptured ectopic pregnancy with hemorrhage [J]. J Ovarian Res, 2018,11(1):5.

[18] RAMANATHAN S, RAGHU V, LADUMOR SB, et al. Magnetic resonance imaging of common, uncommon, and rare implantation sites in ectopic pregnancy [J]. Abdom Radiol(NY), 2018,43(12):3425 – 3435.

[19] 中国优生科学协会肿瘤生殖学分会. 输卵管妊娠诊治的中国专家共识[J]. 中国实用妇科与产科杂志,2019,35(7):780 – 787.

[20] YAN Q, LU Q, TAO Y, et al. Diagnostic value of the plasmatic ADM level for early ectopic pregnancy [J]. Int J Clin Exp Pathol, 2015,8(11):14812 – 14817.

[21] LU Q, YAN Q, XU F, et al. MicroRNA – 873 is a potential serum biomarker for the detection of ectopic pregnancy [J]. Cell Physiol Biochem, 2017,41(6):2513 – 2522.

病例9 孕 25^{+2} 周,偶感胸闷、气促 1 周,妊娠合并房间隔缺损?

主诉

G2P0,孕 25^{+2} 周,偶感胸闷、气促 1 周。

病史摘要

入院时间:2020.01.09 上午 12:45

现病史:患者,女,27 岁。患者平素月经规则,初潮 14 岁,7/30 天,经量中等,无痛经,LMP 2019.07.16,EDC 2020.04.23,生育史 0-0-1-0,2015 年 10 月因意外妊娠人工流产一次。本次妊娠早孕期间未曾遭受放射线照射。停经 16 周感胎动。孕期于某专科医院定期产检,初次产检孕 12 周,产检期间无创 DNA 低风险,B 超大排畸胎儿无异常,OGTT 正常。1 周前患者无明显诱因下出现胸闷、气促,不伴胸痛,休息后可好转,遂患者至产检医院就诊,听诊闻及胸骨左缘二、三肋间收缩期杂音,完善心脏彩超提示房间隔缺损(直径约 2 cm)、肺动脉高压(肺动脉收缩压 75 mmHg),心电图正常,B 型钠尿肽(B-type natriuretic peptide,BNP)352 pg/ml,建议患者终止妊娠,患者及家属拒绝,转至某三甲综合性医院,收入院评估病情。追问病史,患者孕前无胸闷、心悸等不适,平素活动不受限。孕期宫高、腹围均在正常范围内,胎心 140 次/分,余产检未见明显异常。

既往史:

疾病史:否认糖尿病、高血压等慢性病史。

传染病史:否认乙肝、结核等传染病史。

手术、外伤史:否认手术、外伤史。

输血史:否认输血史。

食物过敏史:否认食物过敏史。

药物过敏史:有青霉素过敏史。

个人史:

长期生长于原籍,否认疫水、疫区接触史,否认吸烟、酗酒史,否认冶游史。

婚育史:

已婚,0-0-1-0,2015 年 10 月因意外妊娠人工流产 1 次。

家族史:

否认家族异常性疾病史,父母体健。

入院体检

查体:T 37℃,P 89 次/分,R 20 次/分,BP 126/78 mmHg,血氧饱和度 97%。

神清气平,一般情况可,步入病房,无贫血貌。HR 89 次/分,律齐,胸骨左缘二、三肋间可闻及收缩期 Ⅱ～Ⅲ 级杂音。双肺呼吸音清,未闻及干、湿啰音。腹膨,无压痛、反跳痛,肝脾肋下未及,双肾区无叩痛。双下肢无水肿。膝反射正常。

专科检查:宫高 24 cm,腹围 84 cm,FHR 145 次/分。

辅助检查

血常规:WBC $9.08×10^9$/L,Hb 99 g/L,Hct 0.38,PLT $181×10^9$/L;CRP<0.50 mg/L。

血电解质:钠 137.20 mmol/L,氯 104.30 mmol/L,钾 3.61 mmol/L。

甲状腺功能:TSH 1.740 mIU/L,FT_3 4.05 pmol/L,FT_4 12.05 pmol/L。

心功能指标系列:心肌酶谱(-),肌钙蛋白<0.01 ng/ml,BNP 278 pg/ml。

ALT 23 U/L，AST 25 U/L。Alb 34 g/L，Cre 36 μmol/L，UA 458 μmol/L。

出凝血系列：PT 10.60 s，APTT 26.20 s，Fib 3.20 g/l，TT 16.20 s，D-二聚体 0.64 DDU ng/ml，纤维蛋白原(原)降解物 5.13 μg/ml。

抗核抗体：阴性，双链 DNA 7 U/L。

产检 B 超示：宫内单胎。胎儿头位，双顶径 63 mm，腹围 190 mm，股骨长 46 mm，AFI 140。

肝、胆、胰、脾、肾 B 超：未见明显异常。

胸腔积液、腹腔积液 B 超：阴性。

心脏彩超：①继发孔型房间隔缺损(缺损直径上下径 24 mm，前后径 21 mm，舒张期可见左向右红色分流信号)；②肺动脉增宽，肺动脉高压(推算肺动脉收缩压 74 mmHg)；③右心增大(右心室心底内径 48 mm，右心房内径 49 mm)。

心电图：窦性心动过速，V4 导联 ST-T 改变，V1 导联呈 Rs 型，电轴右偏。

初步诊断

G2P0，孕 25^{+2} 周，妊娠合并房间隔缺损，中度肺动脉高压，心功能 Ⅱ 级。

初步诊疗经过

患者入院后完善相关检查，诊断为：G2P0，孕 25^{+2} 周，妊娠合并房间隔缺损，中度肺动脉高压。告知患者妊娠风险后，患者及家属拒绝终止妊娠。根据心内、心外科会诊意见，完善相关检查，在无禁忌证的情况下，予呋塞米口服利尿、肺血管靶向药物西地那非口服降肺压、COQ$_{10}$ 胶囊口服营养心肌治疗，并监测患者生命体征及心功能变化。

病例讨论

住院医师：

患者目前考虑诊断：G2P0，孕 25^{+2} 周，妊娠合并房间隔缺损，中度肺动脉高压，心功能 Ⅱ 级。患者孕前不明自己有心脏疾病。孕期出现胸闷等不适，再去做心超发现有先天性心脏病，并且合并有肺动脉高压。请示上级医生：肺动脉高压 74 mmHg，能否继续妊娠吗？

主治医师：

胸闷是孕妇在孕期常见症状之一，正常妊娠生理变化或者心脏不良事件导致心功能下降都可能出现胸闷、呼吸困难，生理变化可不用特殊治疗，而病理疾病则需要根据病因进行内科或外科治疗，要改善心功能，因此，如何鉴别孕中晚期生理和病理变化，尽早识别出心脏疾病，是非常重要的。这个病例有临床心功能降低的临床表现，又明确合并肺动脉高压，继续妊娠风险大。

主任医师：

妊娠会带来许多生理变化，包括血容量增加、心率加快，部分孕妇可能因此出现胸闷、呼吸困难，因此当患者出现这类症状时，需要鉴别是生理变化还是病理变化，不要轻易地认为是孕期生理变化而漏诊心脏病。如果是病理变化，则需要进一步鉴别是心脏还是肺部或者其他部位的疾病。比如，若患者除了胸闷、呼吸困难之外，合并有端坐呼吸、水肿、不能平卧等症状，实验室检查提示 BNP 升高，心脏彩超或者心脏电生理检查提示有异常表现，则需要考虑心脏疾病导致；若患者伴有咳嗽、咳痰等呼吸道症状或发热、乏力等全身症状，实验室检查提示白细胞、C反应蛋白、降钙素原升高,胸部X线检查有肺炎表现,则需要考虑是否为肺部感染导致;若患者合并有胸痛,濒死感明显,全身血流动力学不稳定,还需要注意排除心肌梗死、肺栓塞、主动脉夹层等急性病变。在本病例中,患者孕前没有明确的心脏病或者肺部疾病史,则需要我们进行全面的鉴别诊断。完善检查后,心脏超声有明确的结构异常改变,且合并有肺动脉高压、BNP明显升高,初步考虑患者为妊娠合并先天性心脏病(房间隔缺损)、中度肺动脉高压。当然,患者的感染指标和免疫指标为阴性,可以暂时排除感染性和免疫系统的疾病。心电图、心肌酶谱、D-二聚体无明显异常改变,可暂时排除心肌梗死、肺栓塞等疾病。所以,结合患者的症状及辅助检查,目前考虑患者为妊娠合并房间隔缺损、中度肺动脉高压。

通过鉴别诊断,现在明确是先天性心脏病合并中度肺动脉高压,结合我们国家颁发的《妊娠合并心脏病诊治专家共识》[1],妊娠风险属Ⅳ级,是红色预警分类,要充分告知继续妊娠的风险。目前已经孕25周,患者和家属拒绝终止妊娠,那就动态观察病情变化,降肺动脉压治疗,改善心功能,争取到28周。

鉴别诊断

(1)围生期心肌病:本病属于妊娠期特有的心脏病,此类孕妇既往无心脏病病史,常于妊娠晚期至产后6个月内出现,孕妇心功能下降,有胸闷、气促等临床表现,可伴有心律失常和附壁血栓形成,心脏超声主要表现为左心收缩功能减退。这个疾病为排他性诊断,在排除所有已知心脏疾病后的不明原因的孕妇心功能急剧下降,可作出诊断。此患者超声心动图上有明确的心脏结构异常,故暂不予考虑。

(2)免疫性疾病所致肺动脉高压:本病是肺动脉高压的病因之一,当患者合并有免疫系统疾病且病变累及肺小血管时,便会引起肺动脉高压,常见的疾病有硬皮病、系统性红斑狼疮、混合性结缔组织病等。患者除了有胸闷、气喘等心功能下降表现,可能还会伴有其他系统的表现,如皮肤病变,尿蛋白,肝功能异常,血细胞异常等。心脏彩超可提示有肺动脉高压,血液免疫抗体提示阳性。本病例中,患者的免疫抗体检查提示阴性,且心脏结构异常明确,故暂不予考虑此类疾病。

(3)肺部疾病:此类疾病包括感染、梗阻、栓塞、肿瘤等肺部本身疾病及全身性疾病的肺部表现,患者可有胸闷、气促等表现,根据病因,完善胸部CT检查、感染指标检查、肺功能测定等可帮助诊断。本病例患者有明确的心脏结构改变,感染指标、免疫指标未见明显异常,暂不予考虑该类疾病。

(4)妊娠生理变化:自妊娠起,孕妇循环血容量便开始增加,至孕32~34周可增加30%~45%,达到高峰;与此同时,为了增加心输出量,孕妇的心率也逐渐加快。孕晚期增大的子宫也会对横膈产生挤压,部分孕妇会出现不能平卧、呼吸困难、心悸等症状。此类患者的心脏彩超、心电图、BNP等检查往往无异常,可依此作出排除诊断。本病例的心脏彩超有明确的结构异常,故暂不予考虑。

后续诊疗经过

患者入院后完善相关检查,诊断为:孕25^{+2}周,G2P0,妊娠合并房间隔缺损,中度肺动脉高压。经过心内科和心外科等多学科讨论,予呋塞米口服利尿、肺血管靶向药物西地那非口服降肺压、CoQ$_{10}$口服营养心肌治疗,并监测患者生命体征及心功能变化。住院期间患者无胸闷、气促等不适,药物治疗 2 周后,复查心脏彩超提示房间缺损、中度肺动脉高压(肺动脉收缩压 70 mmHg)、右心较前缩小,BNP 下降至 85 pg/ml,考虑治疗有效,予以出院继续治疗,门诊定期随访。

出院后,患者于我院高危产科门诊定期随访,平素自行监测血压及心率变化。孕 30 周起,患者偶有平卧时胸闷、心悸症状,自测心率有增快趋势,波动于 100~110 次/分,活动不受限,故再次收入院进行心功能评估。行心电图检查提示室性早搏、窦性心动过速、V4 导联 ST-T 改变、V1 导联呈 Rs 型,动态心电图提示全程窦性心律,平均心率 96 次/分,室早 607 次,房早 3 次,均为单发,全程未见缺血型 ST-T 改变。心脏彩超提示房间隔缺损、中度肺动脉高压(肺动脉收缩压 72 mmHg)、右心增大。BNP 78 pg/ml。故加用美托洛尔 12.5 mg bid 口服治疗,控制心律 80~100 次/分,患者自觉心悸症状好转。胎儿生长径线、胎心监测、脐动脉血流、胎儿大脑中动脉等指标在正常范围内,考虑患者心功能 Ⅰ~Ⅱ 级,孕周较小,胎儿存活率较低,可继续期待治疗,遂出院继续口服药物治疗。

患者孕 34 周,孕期体重增加 7 kg,门诊复查心脏彩超提示房间隔缺损、中度肺动脉高压(肺动脉收缩压 71 mmHg),BNP 95 pg/ml,患者偶有活动后胸闷,不伴气促、胸痛等不适,拟择期终止妊娠收治入院。入院后完善术前检查及备血,邀请麻醉科会诊,讨论麻醉方式及术中注意事项。待术前准备完善后,34^{+4} 周在腰硬联合麻醉下行腹膜内剖宫产,得一活女婴 2 310 g,Apgar 评分 10 - 10 分。术后患者转入产科 ICU 进行围术期生命体征监测,术后 3 天转入普通病房。术后患者心率波动 80~90 次/分,继续降肺压治疗,术后 7 天复查心脏彩超提示房间隔缺损、中度肺动脉高压(肺动脉收缩压 65 mmHg),BNP 50 pg/ml,带药出院,心内科随访。

患者产后 3 月余复查心脏彩超:继发孔型房间隔缺损、中度肺动脉高压(肺动脉收缩压 60 mmHg),遂在局部麻醉下行经皮房间隔缺损封堵术,术前床边心超提示房间隔缺损 2.2 cm,下腔缘薄弱,选用 ×× 公司 A32 mm 房间隔缺损封堵器及 12F 输送装置行房间隔缺损封堵术。术后床边心脏彩超提示封堵器位置、形态佳,未见明显心包积液,未见新发瓣膜反流,无残余分流。术后恢复可,出院继续随访。

最终诊断

G2P1,孕 34^{+4} 周,早产难产一活女婴,妊娠合并房间隔缺损,中度肺动脉高压,心功能 Ⅰ~Ⅱ 级。

疾病诊疗过程简要总结

本患者孕前无明确的心肺疾病史,妊娠中期出现胸闷、气促症状,因妊娠本身可能也会使孕妇出现胸闷、呼吸困难等症状,故需要鉴别是生理变化还是病理变化,明确诊断对后续的治疗措施至关重要。完善患者的心脏彩超,发现患者为先天性心脏病(房间隔缺损),并合并中度肺动脉高压,心功能 Ⅱ 级。根据《妊娠合并心脏病的诊治专家共识(2016 版)》,考虑患者为妊娠风险 Ⅳ 级,孕期母婴并发症风险重度增加,应尽量避免妊娠。如果继续妊娠,需充分告知风险,并在有良好心脏专科的三级甲等医院进行治疗。本例患者拒绝终止妊娠,故根据心脏专科的意见,予肺血管靶向药物西地那非口服治疗及小剂量利尿剂治疗,治疗 2 周后,患者心脏彩超及 BNP 等指标趋于好转,遂出院继续治疗,并严密监测母婴安全。孕 30

周后,患者自觉心率加快,偶有胸闷,因此时为心脏不良事件的高风险期,我们对其进行全面的心脏功能评估,加用美托洛尔治疗,继续期待治疗,延长孕周。最终在孕 34^{+4} 周,完善术前准备后,在腰硬联合麻醉下采用剖宫产终止妊娠,术后生命体征平稳,出院休养,在产后 3 个月余接受了心脏封堵术。

诊疗启迪

　　妊娠合并心脏病在妊娠人群中的发病率大概是 $1\%\sim4\%$,但是却已经成为导致孕产妇死亡的主要原因之一,最常见的死亡原因包括心力衰竭、心肌梗死、主动脉夹层、恶性心律失常等。因此,孕期早期识别出心脏病并对其进行分层管理,对降低孕产妇死亡非常重要。

　　对于孕前已有明确的心脏病史的患者,我们往往不会漏诊,全面详尽的病史、完善的辅助检查可以帮助我们进行孕产妇管理。但是也有部分患者,因无症状或者症状轻微,在孕前并不知晓患有心脏病,怀孕后因常规孕期保健内容相对简单,而胸闷、呼吸困难、气促、心悸又是孕妇的常见主诉,往往可能漏诊心脏病,从而导致心脏不良事件的发生。我们要重视孕产妇的胸闷、气促、心悸等主诉,可以借助心脏电生理、心脏超声、实验室检查等辅助手段来帮助鉴别生理与病理变化。心电图是我国孕期保健项目的基本检查内容,可以帮助我们识别各种类型心律失常、心肌缺血、心肌肥厚等情况,根据孕妇病情,可酌情增加 24 h 动态心电图,进一步明确心律失常的类型(包括频发或偶发、单源性或多源性),并用于指导后续用药。心脏彩超可以帮助诊断各种类型的心脏结构异常及有无大血管病变,并且无创、无射线、可重复。脑钠肽类标志物是一类用于评估心肌细胞有无受损的生物标志物,包括 BNP 及其前体(proBNP)、氨基末端- B 型钠尿肽前体(N terminal pro B type natriuretic peptide, NT - proBNP),BNP 上升超过 100 pg/ml、pro-BNP 上升超过 400 pg/ml 时,需警惕有无心力衰竭的发生。

　　在明确诊断后,我们需对孕妇进行妊娠风险分级。妊娠合并心脏病主要可以分为三大类:结构异常性心脏病、功能异常性心脏病和妊娠期特有的心脏病。结构异常性心脏病包括先天性心脏病、瓣膜性心脏病、心肌病、心包病和心脏肿瘤等;功能异常性心脏病主要包括各种无心血管结构异常的心律失常,包括快速型和缓慢型心律失常;妊娠期特有的心脏病指的是孕前无心脏病病史,在妊娠基础上新发生的心脏病,主要有妊娠期高血压疾病性心脏病和围产期心肌病。妊娠合并心脏病的患者的母婴预后与其疾病种类、心功能状态相关,WHO 也据此将妊娠合并心脏类的妊娠风险分为 I ~ IV 级(包括 II ~ III 级),中华医学会妇产科学会分会产科学组依据 WHO 风险分级及是否伴有低氧血症、肺动脉高压、泵射血功能减退、主动脉扩张、瓣膜狭窄或者关闭不全等危险因素,制定了适合中国的妊娠合并心脏病妊娠风险分级,共 I ~ V 级,并对不同风险的孕妇就诊医院级别作出推荐,如表 9-1 所示。

表 9-1　妊娠合并心脏病妊娠风险分级(中国专家共识 2016 版)

风险分级	疾病	就诊医院级别
I 级(孕妇死亡率未增加,母婴并发症未增加或轻度增加)	① 无合并症的轻度肺动脉狭窄和二尖瓣脱垂; ② 小的 PDA(内径≤3 mm); ③ 已手术修补的不伴肺动脉高压的房间隔缺损、室间隔缺损、PDA 和肺动脉异常引流; ④ 不伴有心脏结构异常的单源、偶发的室上性或室性早搏。	二、三级妇产科专科医院或者二级及以上综合性医院

（续表）

风险分级	疾病	就诊医院级别
II级（孕妇死亡率轻度增加或者母婴并发症中度增加）	① 未手术的不伴有肺动脉高压的房间隔缺损、室间隔缺损、PDA； ② TOF修补术后且无残余的心脏结构异常； ③ 不伴有心脏结构异常的大多数心律失常。	二、三级妇产科专科医院或者二级及以上综合性医院
III级（孕妇死亡率中度增加或者母婴并发症重度增加）	① 轻度二尖瓣狭窄（瓣口面积>1.5 cm²）； ② Marfan综合征（无主动脉扩张），二叶式主动脉瓣疾病，主动脉疾病（主动脉直径<45 mm），主动脉缩窄矫治术后； ③ 非梗阻性肥厚型心肌病； ④ 各种原因导致的轻度肺动脉高压（<50 mmHg）； ⑤ 轻度左心功能障碍或LVEF 40%～90%。	三级妇产科专科医院或者三级综合性医院
IV级（孕妇死亡率明显增加或者母婴并发症重度增加；需要专家咨询；如果继续妊娠，需告知风险；需要产科和心脏科专家在孕期、分娩期和产褥期严密监护母婴情况）	① 机械瓣置换术后； ② 中度二尖瓣狭窄（瓣口面积1.0～1.5 cm²）和主动脉瓣狭窄（跨瓣压差≥50 mmHg）； ③ 右心室体循环或Fontan循环术后； ④ 复杂先天性心脏病和未手术的发绀型心脏病（氧饱和度85%～90%）； ⑤ Marfan综合征（主动脉直径40～45 mm），主动脉疾病（主动脉直径45～50 mm）； ⑥ 严重心律失常（房颤、完全性房室传导阻滞、恶性室性早搏、频发的阵发性室性心动过速等）； ⑦ 急性心肌梗死，急性冠状动脉综合征； ⑧ 梗阻性肥厚型心肌病； ⑨ 心脏肿瘤，心脏血栓； ⑩ 各种原因导致的中度肺动脉高压（50～80 mmHg）； ⑪ 左心功能不全（LVEF 30%～39%）。	有良好心脏专科的三级甲等综合性医院或者综合实力强的心脏监护中心
V级（极高的孕妇死亡率和严重的母婴并发症，属妊娠禁忌证；如果继续妊娠，须讨论终止问题；如果继续妊娠，需充分告知风险；需由产科和心脏科专家在孕期、分娩期和产褥期严密监护母婴情况）	① 严重的左室流出道梗阻； ② 重度二尖瓣狭窄（瓣口面积<1.0 cm²）或有症状的主动脉瓣狭窄； ③ 复杂先天性心脏病和未手术的发绀型心脏病（氧饱和度<85%）； ④ Marfan综合征（主动脉直径>45 mm），主动脉疾病（主动脉直径>50 mm），先天性的严重主动脉瓣缩窄； ⑤ 有围生期心肌病病史伴左心功能不全； ⑥ 感染性心内膜炎； ⑦ 任何原因引起的重度肺动脉高压（≥80 mmHg）； ⑧ 严重的左心功能不全（LVEF<30%）； ⑨ NYHA心功能III～IV级。	有良好心脏专科的三级甲等综合性医院或者综合实力强的心脏监护中心

注：PDA，动脉导管未闭；TOF，法洛四联症；LVEF，左室射血分数。

我们提倡，有条件的单位应对所有孕产妇进行心电图和心脏超声检查。对所有怀疑心脏病的妇女，应在孕前和孕期进行综合评估及多学科的联合管理。对于已知心脏疾病的妇女，孕前应进行相应的手术或药物治疗，治疗后经产科和心脏科医师重新评估是否可以妊娠，一些严重心脏病要明确告知其不宜妊娠，并指导避孕措施。而孕期，根据患者风险分级，在对应的医院进行孕期保健,定期监测心功能,妊娠风险分级Ⅰ～Ⅱ级且心功能Ⅰ级的患者,产前检查频率可同正常妊娠,而病情严重者,如妊娠风险Ⅳ～Ⅴ级且坚决要求妊娠的患者,在充分告知风险后,应转至综合诊治和抢救实力较强的医院进行保健,并缩短产前检查的间隔时间,增加产前检查次数。根据患者心脏病严重程度及心功能来制定心终止妊娠的时机。心脏病妊娠风险Ⅳ级的患者,即使心功能Ⅰ级,也建议在妊娠32～34周终止妊娠,如果有很好的综合监测实力,可以适当延长孕周。

专家点评

1. 行业内知名专家点评(滕银成,教授,上海交通大学医学院附属第六人民医院)

本病例选取的是妊娠合并先天性心脏病伴中度肺动脉高压的患者,临床的诊疗很有借鉴和参考意义。妊娠会使孕妇循环血容量增加、心率加快,部分孕妇可能出现胸闷、呼吸困难等症状,容易与心脏不良事件的先兆相混淆,造成心脏病的漏诊。对于体格检查能闻及明显杂音或者闻及心律不齐的患者,要高度怀疑心脏异常,并通过电生理或超声检查来明确诊断。同时,BNP等生物标志物可帮助判断心肌细胞的负荷,推断心功能状态。结合以上,评估患者的妊娠风险分级,并进行分层管理,判断是继续妊娠、期待治疗还是及时终止妊娠。对于这类妊娠风险很高的心脏病孕产妇需要在心脏专科技术很强的三级医院进行管理,孕期动态检测心功能,及时调整治疗方案,选择合适的终止妊娠时机,围手术期多学科联合管理,才能保障母胎安全。

2. 主任点评(林建华,教授,上海交通大学医学院附属仁济医院)

本病例为孕期新发现的先天性心脏病,并合并中度肺动脉高压。所有国外妊娠合并心血管疾病的指南中均明确,肺动脉高压是妊娠禁忌证[2,3],我国的专家共识也明确中～重度肺动脉高压患者不宜妊娠,已经妊娠的患者要终止妊娠。本病例至孕34周终止妊娠,母婴健康,实属不易。本病例孕期进行了降肺动脉高压靶向药物西地那非的应用。研究已经证实[4],西地那非对于肺动脉高压人群,尤其是对先天性心脏病引起的肺动脉高压患者的生存率、心功能状态等有改善。因此,对于坚决要求继续妊娠的妊娠风险Ⅳ～Ⅴ级的肺动脉高压患者,可以使用肺血管靶向药物,在母亲安全的情况下,尽量延长孕周,提高胎儿存活率。孕期是否进行心脏手术也是可以讨论的问题,国外指南认为,必要时可以在孕期进行经皮房间隔缺损封堵术,但在术后需要进行抗血小板治疗。本病例考虑到手术操作的侵袭性和放射性以及术后大剂量阿司匹林抗凝等问题,并且患者经保守治疗心功能有改善,就将心脏手术延后至产后进行了。

(缪慧娴　林建华)

参考文献

[1] 中华医学会妇产科学分会产科学组.妊娠合并心脏病的诊治专家共识(2016)[J].中华妇产科杂志,2016,51(6):401-409

[2] REGITZ - ZAGROSEK V, ROOS - HESSELINK JW, BAUERSACHS J, et al. 2018 ESC

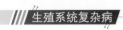

Guidelines for the management of cardiovascular diseases during pregnancy [J]. Eur Heart J, 2018,39(34):3165-3241.

[3] American College of Obstetricians and Gynecologists'Presidential Task Force on Pregnancy and Heart Disease and Committee on Practice Bulletins—Obstetrics. ACOG Practice Bulletin No. 212: Pregnancy and Heart Disease [J]. Obstet Gynecol,2019,133(5):e320-e356.

[4] BARNES H, BROWN Z, BURNS A, et al. Phosphodiesterase 5 inhibitors for pulmonary hypertension [J]. Cochrane Database Syst Rev,2019,1(1):CD012621.

病例10 停经 8^{+5} 周,自觉记忆力下降伴四肢冰凉 1 个月,妊娠合并甲状腺功能减退症?

主诉

停经 8^{+5} 周,自觉记忆力下降伴四肢冰凉 1 个月。

病史摘要

就诊时间: 2020.08.21 上午 10:00

现病史: 患者,女性,33 岁。G2P1,1-0-0-1,2012 年足月顺产一女婴,小儿体健。平素月经不规则,初潮 13 岁,4/(25～45)天,经量中等,无痛经,LMP 2020.06.08。1 个月前无明显诱因下自觉记忆力下降,伴畏寒、四肢冰凉、纳差、嗜睡、乏力等,无恶心、呕吐、意识不清等不适,未予重视,未就诊。2020.08.16 因"停经 55 天",自测尿 HCG(+),故于 2020.08.19 至外院就诊,超声提示宫内妊娠,胚芽 21 mm,见胎心,血 hCG 未查,Hb 100 g/L,甲状腺功能提示:TSH>490 IU/L,FT₄ 0.62 pmol/L,FT₃ 2.09 mIU/L,TgAb 2 374 IU/L,TPOAb 37.2 IU/L,故转至我院就诊。

既往史:

疾病史:2017 年发现甲状腺功能减退症,曾服用左甲状腺素 100 μg/L,近半年自行停药,未复诊;2017 年发现干燥综合征,曾服用羟氯喹 0.2 g bid,持续 2 年,近半年自行停药,未复诊。否认心肺疾病、高血压、糖尿病等慢性疾病史。

传染病史:否认乙肝、结核等传染病史。

输血史:否认输血史。

食物过敏史:否认食物过敏史。

药物过敏史:否认药物过敏史。

个人史:

长期生长于原籍,否认疫水、疫区接触史,否认吸烟酗酒史,否认冶游史。

婚育史:

已婚,23 岁结婚,1-0-0-1,2012 年足月顺产一活婴,小儿体健,孕期无并发症。

家族史:

否认家族遗传性疾病史,父母体健。

入院体检

查体：T 36.6℃，P 65 次/分，R 20 次/分，BP 110/70 mmHg。

神清气平，一般情况可，步入诊室，轻度贫血貌，皮肤干燥。HR 65 次/分，律齐，未闻及杂音。双肺呼吸音清，未闻及干、湿啰音。腹膨，无压痛、反跳痛，肝、脾、肋下未及，双肾区无叩痛。双下肢无水肿。

专科查体：阴道畅，未见血迹及异常分泌物，宫颈口闭，未见赘生物，子宫前位，如孕 2^+ 月大小，质软，无压痛，双附件区未及包块，无压痛。

辅助检查

2020.08.17 甲状腺功能：TSH＞490 mI U/L，FT_3 2.09 pmol/L，FT_4 0.62 pmol/L，TPOAb 37.2 IU/ml，TgAb 2 374 IU/ml，TRAb（－）。

2020.08.20 尿常规（－）。

2020.08.20 血常规：Hb 90 g/L，PLT $133×10^9$/L，WBC $3.2×10^9$/L，N％ 61.4％，Hct 27.8％，CRP＜1 mg/L，红细胞沉降率（erythrocyte sedimentation rate，ESR）106 mm/h。

2020.08.20 血糖 4.44 mmol/L，ALT 23 U/L，AST 20 U/L，Cre 92 μmol/L。

2020.08.20 ANA 1：320，抗 SSA（＋＋），抗 Ro-52（＋＋），抗 SSB（＋/－），抗心磷脂抗体 IgG/IgM/IgA 均（－），抗 β2 糖蛋白 1 抗体 IgG/IgM/IgA（－），狼疮抗凝物 1.0。

2020.08.21 B 超：宫腔内见一孕囊，内见胚芽长 21 mm，见胎心，176 次/分。

初步诊断

G2P1，孕 8^{+5} 周，妊娠合并甲状腺功能减退症，妊娠合并干燥综合征，妊娠期中度贫血。

初步诊疗经过

患者接诊后完善相关检查，同时了解疾病的严重程度和活动程度，诊断为：G2P1，孕 8^{+5} 周，妊娠合并甲状腺功能减退症，妊娠合并干燥综合征，妊娠期轻度贫血。予以左甲状腺素 250 μg qd 口服、醋酸泼尼松片 15 mg qd 口服、羟氯喹 0.2 g bid 口服、阿司匹林 75 mg qd 口服、低分子肝素 4 000 IU qd 皮下注射。同时定期监测患者胎心、血压、体重、宫高、腹围以及各项实验室指标（血常规、C 反应蛋白、血沉、尿常规、肝肾功能、甲状腺功能、补体水平、免疫球蛋白、抗体水平等），以了解疾病走向并指导后续用药。

病例讨论

住院医师：

患者目前考虑诊断：G2P1，孕 8^{+5} 周，妊娠合并甲状腺功能减退症，妊娠合并干燥综合征，妊娠期轻度贫血。

主治医师：

引起临床甲减的最常见原因是自身免疫甲状腺炎，其他原因包括甲状腺手术和^{131}I 治疗等。妊娠期临床甲减的治疗目标是将 TSH 控制在妊娠期特异性参考范围的下 1/2，若妊娠期临床甲减未得到控制，会增加妊娠不良结局的风险，包括流产、早产、低出生体重儿、死胎、妊娠期高血压疾病,同时亦会损害后代的神经智力发育,尤其是在胎儿脑发育前半期(妊娠20周前),母体甲状腺激素有重要作用,因此明确引起妊娠期临床甲减的病因对后续治疗有极大的帮助,如何选择治疗药物和剂量是至关重要的。

主任医师:

妊娠期临床甲减妇女,在妊娠早期左甲状腺素的需要量增加30%~50%,需要增加的剂量很大程度上取决于甲减的原因。由于甲状腺切除和^{131}I治疗所致的甲减可能需要更大剂量。本患者主要是自身免疫甲状腺炎所致的临床甲减,孕前自行停药,未控制TSH至正常范围后妊娠,且干燥综合征尚未控制后妊娠,故在妊娠早期需控制临床甲减外,亦需尽快控制干燥综合征。除严重的临床甲减会增加妊娠不良结局的风险,未控制的干燥综合征亦会引起妊娠不良结局的发生,如自然流产、溶血、肝酶升高、血小板减少、子痫、深静脉血栓形成、肺栓塞等,对胎儿而言,妊娠合并干燥综合征的患者的胎盘可作为靶器官受到免疫损害,造成胎盘功能障碍,从而引起胎儿宫内生长受限,母体的抗核抗体、抗SSA和抗SSB抗体等IgG通过胎盘进入胎儿体内,是胎儿先天性心脏传导阻滞、新生儿狼疮综合征、新生儿血友病的致病因素。因此本患者的重点在于如何选择药物和用药剂量,尽快控制临床甲减和干燥综合征。

妊娠期临床甲减首选左甲状腺素治疗。妊娠期临床甲减的完全替代剂量可以达到$2.0 \sim 2.4\,\mu g/(kg \cdot d)$,对于严重临床甲减的患者,在开始治疗的数天内给予2倍替代剂量,使甲状腺外的T_4池尽快恢复正常。本患者体重50 kg,发病孕周仅为8周,故需积极控制临床甲减,左甲状腺素起始剂量给予250 μg/d,同时积极控制干燥综合征。

鉴别诊断

(1)妊娠期贫血:妊娠期最常见缺铁性贫血和营养性贫血,可以表现为乏力、头晕、食欲减退等症状,妊娠期甲减以及干燥综合征均可能伴有妊娠期贫血,但该疾病主要表现为血红蛋白降低,血清TSH正常,故暂不考虑该诊断。

(2)妊娠期慢性肾炎:慢性肾炎患者常表现为皮肤苍白、水肿、贫血、高血压和高胆固醇血症,可伴有甲状腺激素异常,但主要表现为血清T_3下降,但血清TSH正常,该患者血清TSH明显升高,故暂不考虑该诊断。

(3)妊娠期急性脂肪肝:该疾病起初常出现非特异性症状,包括乏力、食欲减退、恶心、呕吐等,但常伴有白细胞升高、肝酶异常、纤维蛋白原降低、低血糖、尿酸升高等实验室检查异常,往往甲状腺功能正常,该患者血生化指标均在正常范围,故暂不考虑该诊断。

后续诊疗经过

患者接诊后完善相关检查,同时了解疾病的严重程度和活动程度,诊断为:G2P1,孕8^{+5}周,妊娠合并甲状腺功能减退症,妊娠合并干燥综合征,妊娠期轻度贫血。予以左甲状腺素250 μg qd口服、醋酸泼尼松片15 mg qd口服、硫酸羟氯喹片0.2 g bid口服、阿司匹林75 mg qd口服、低分子肝素4000 IU qd皮下注射作为初始剂量。同时定期监测患者胎心、血压、体重、宫高、腹围以及各项实验室指标(血常规、C反应蛋白、血沉、尿常规、肝肾功能、甲状腺功能、补体水平、免疫球蛋白、抗体水平等)。

由于患者孕周小,合并严重甲减,在告知患者及家属重症甲减及干燥综合征均可能危及胎儿甲状腺功能、心脏传导及生长发育情况的前提下,严密监测患者甲状腺功能、血沉等血生化指标,考虑甲状腺功能仍未控制,于 15 周逐渐增加左甲状腺素剂量至 350 μg qd 口服,甲状腺功能恢复正常,患者记忆力减退、乏力、四肢冰冷等症状明显改善。

由于干燥综合征病情尚未控制,随着孕周的增加,逐渐增加泼尼松剂量至 30 mg/d 维持至分娩后,孕 28 周起出现胎儿生长径线偏小,增加低分子肝素剂量至 4 000 IU bid 皮下注射改善胎盘血流,并适时监测胎儿生长情况、胎心监护、胎儿脐动脉血流、大脑中动脉血流及静脉导管血流等胎儿宫内监测指标至 37 周,估计胎儿体重 2 800 g,停用阿司匹林,并于 38 周停用低分子肝素。

患者于 2021.03.17 孕 38^{+2} 周足月顺产一女婴,Wt 3 335 g,Apgar 评分 10 - 10 分,产时产后出血共计 310 ml,产后继续予左甲状腺素钠片 350 μg qd、泼尼松 30 mg qd 口服、硫酸羟氯喹片 0.2 g bid 口服,产后 6 h 起低分子肝素 4 000 IU qd 皮下注射。产后 3 日患者病情平稳,相关指标未见明显异常,予以出院,内分泌科及风湿免疫科定期随访。

妊娠期甲状腺功能随访情况如表 10 - 1 所示:

表 10 - 1 妊娠期甲状腺功能随访情况

日期	孕周	TSH (mIU/L)	FT$_3$ (pmol/L)	FT$_4$ (pmol/L)	TT$_3$ (nmol/L)	TT$_4$ (nmol/L)	TPOAb (IU/ml)	TgAb (IU/ml)	ESR	左甲状腺素/泼尼松 (μg/mg)
2020.08.17	8^{+1}	>490	2.09	0.62			37.2	2 374		250/0
2020.08.20	8^{+4}	>100	<1.54	<5.15	0.64	19.19			106	250/15
2020.08.31	10^{+1}	96.287 9	2.9	9.8	1.0	69.4	35.7	364.2		
2020.09.17	12^{+4}	19.246 7	3.6	11.7	1.3	95.6	30.2	314.1	80	300/15
2020.10.08	15^{+4}	5.623 8	3.9	14.6			26.6		99	350/15
2020.10.26	17^{+6}	0.763 7	6.8	14.8			24.5	150.0	99	350/20
2020.12.10	20	0.649 9	4.0	12.9	1.8	149.7	20.6	59.2		
2021.01.07	23^{+6}	0.975 2	4.2	12.5	1.9	146.8			99	
2021.01.21	25^{+6}								95	350/30
2021.04.01	36^{+6}	1.243 9	3.0	12.7	0.9	96.8	21.7	34.2		350/30

● 最终诊断 》》》

G2P2,孕 38^{+2} 周,妊娠合并甲状腺功能减退症,妊娠合并干燥综合征,足月顺产一活婴,会阴 I 度裂伤。

● 疾病诊疗过程简要总结 》》》

本患者为孕早期发现的严重妊娠期临床甲状腺功能减退症,同时合并未控制的干燥综合征,该患者的特殊之处在于孕周极小,重症临床甲减,若不积极控制甲状腺功能和自身免疫性疾病,可能危及胎儿甲状腺功能、胎儿心脏传导、生长发育,导致妊娠期并发症风险极度增加。故经一系列检查后,予以左甲状腺素250μg qd 口服、醋酸泼尼松片15 mg qd 口服、硫酸羟氯喹片 0.2 g bid 口服、阿司匹林 75 mg qd 口服、低分子肝素 4 000 IU qd 皮下注射作为初始剂量。同时定期监测患者胎心、血压、体重、宫高、腹围以及各项实验室指标(血常规、C反应蛋白、血沉、尿常规、肝肾功能、甲状腺功能、补体水平、免疫球蛋白、抗体水平等)。于 15周逐渐增加左甲状腺素剂量至 350 μg qd 口服,随着孕周的增加,逐渐增加泼尼松剂量至30 mg/d 维持至分娩后。孕 28 周起出现胎儿生长径线偏小,同时行超声检查,胎儿脐动脉血流、大脑中动脉血流、静脉导管血流以及母体子宫动脉血流均在正常范围内,故维持原治疗方式,并定期超声检查了解胎儿生长情况、胎心监护及母胎血流监测直至 37 周,估计胎儿体重 2 800 g,停用阿司匹林,并于 38 周停用低分子肝素,38^{+2} 周顺利分娩。产后 3 日患者病情平稳,相关指标未见明显异常,予以出院。

诊疗启迪

健康妊娠妇女通过下丘脑-垂体-甲状腺轴的自身调节,可增加内源性甲状腺激素的产生和分泌。母体和胎儿对甲状腺激素的需求增加,母体对甲状腺激素需求量的增加发生在妊娠 4~6 周,以后逐渐升高,直至妊娠 20 周达到稳定状态,持续至分娩。因此,妊娠期临床甲减妇女,在妊娠早期,左甲状腺素需要量增加 30%~50%,需要增加的剂量很大程度上取决于甲减的原因。

在碘充足地区,引起临床甲减的最常见原因是自身免疫性甲状腺炎,其他原因包括甲状腺手术和^{131}I 治疗等。妊娠期临床甲减的治疗目标是将 TSH 控制在妊娠期特异性参考范围的下 1/2,若无法获得妊娠期特异性参考范围,TSH 可控制在 2.5 mU/L 以下。若妊娠期临床甲减未得到控制,会增加妊娠不良结局的风险,包括流产、早产、低出生体重儿、死胎、妊娠期高血压疾病,同时亦会损害后代的神经智力发育,尤其在胎儿脑发育前半期(妊娠 20 周前),母体甲状腺激素有重要作用,因此明确引起妊娠期临床甲减的病因对后续治疗有极大的帮助,对如何选择治疗药物和剂量至关重要。

甲状腺素(T_4)对胎儿脑发育至关重要,妊娠期间,胎儿脑组织中大部分三碘甲状腺原氨酸(T_3)由母体 T_4 转化而来,因此妊娠期临床甲减首选左甲状腺素治疗。妊娠期临床甲减的完全替代剂量可以达到 2.0~2.4 μg/(kg·d),对于严重临床甲减的患者,在开始治疗的数天内给予 2 倍替代剂量,使甲状腺外的 T_4 池尽快恢复正常。

对于正在接受左甲状腺素治疗的临床甲减患者,一旦发现妊娠,应立即增加左甲状腺素剂量,最简单的方法是每周额外增加两天的剂量,另一种方式是剂量每天增加 20%~30%。在妊娠前半期(20 周前),根据甲减程度每 2~4 周检测一次包括血清 TSH 在内的甲状腺功能,根据控制目标,调整左甲状腺素的剂量。血清 TSH 稳定后可以每 4~6 周检测一次,在妊娠第 26~32 周应当检测一次甲状腺功能,随访直至产后。产后左甲状腺素剂量应当减少至妊娠前水平,并于产后 6 周复查血清 TSH 水平,对于桥本甲状腺炎妇女,产后对左甲状腺素的需求量高于妊娠前,这可能是自身免疫性甲状腺功能障碍产后恶化所致,产后可给予非妊娠状态的左甲状腺素剂量。

对于临床甲减的妇女有妊娠计划,需要通过左甲状腺素替代治疗将甲状腺激素水平恢复至正常。治疗目标:血清 TSH 0.1~2.5 mU/L,更理想的目标是 TSH 上限切点值降到 1.2~1.5 mU/L。

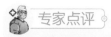

专家点评

1. 行业内知名专家点评(狄文,教授,上海交通大学医学院附属仁济医院)

本病例非常有代表性,且对于临床的诊疗很有借鉴意义。本病例选取的是自身免疫性疾病引起的妊娠期临床甲状腺功能减退症,患者主要是自身免疫甲状腺炎所致的临床甲减,孕前自行停药,未控制 TSH 至正常范围后妊娠,且干燥综合征尚未控制后妊娠,故在妊娠早期除需控制临床甲减外,亦需尽快控制干燥综合征。因此本患者的重点在于如何选择药物和用药剂量,尽快控制临床甲减和干燥综合征。对于该患者,起初剂量根据体重计算给予 250 μg/d,并根据甲状腺功能调整左甲状腺素用药剂量,同时用药物控制干燥综合征。

目前国内外对于原发性干燥综合征合并妊娠的研究中指出:与正常妊娠者相比,原发性干燥综合征孕妇发生胎儿宫内生长受限、子痫前期等不良妊娠结局的风险增加,其机制尚不明确,可能与自身抗体、补体激活、炎症反应等免疫异常相关,但也存在争议,缺乏前瞻性研究进行证实。对于原发性干燥综合征的治疗不建议常规应用低分子肝素,但当继发于系统性红斑狼疮、抗磷脂综合征等,应按照原发病选择低分子肝素的治疗剂量。该患者属于原发性干燥综合征,不伴有其他结缔组织病,且以甲状腺受累为主要表现,既往无不良孕产史,因此不推荐常规使用低分子肝素,治疗以积极控制甲状腺功能、控制干燥综合征为主。妊娠期仍需通过定期监测患者胎心、血压、体重、宫高、腹围以及各项实验室指标(血常规、C 反应蛋白、血沉、尿常规、肝肾功能、甲状腺功能、补体水平、免疫球蛋白、抗体水平等)来确定胎儿及母体情况,及时调整药物,直至产后 6 周。

2. 主任点评(程蔚蔚,教授,上海交通大学医学院附属国际和平妇幼保健院)

妊娠期临床甲减妇女,在妊娠早期左甲状腺素需求量增加 30%～50%,需要增加的剂量很大程度上取决于甲减的原因。由于未控制的重症甲减显著增加了妊娠不良结局的风险,同时免疫性疾病易引起死胎、胎儿心脏传导异常、生长发育迟缓等不良妊娠结局,易增加母体血栓栓塞性疾病等风险。因此明确引起妊娠期临床甲减的病因,如何选择治疗药物和剂量是至关重要的。妊娠期临床甲减首选左甲状腺素治疗。对于严重临床甲减的患者,完全替代剂量可以达到 $2.0～2.4 \mu g/(kg \cdot d)$,在开始治疗的数天内给予 2 倍替代剂量,使甲状腺外的 T_4 池尽快恢复正常,并根据血清 TSH 水平调整用药,尽快达到治疗目标。妊娠期需定期监测患者胎心、血压、体重、宫高、腹围以及各项实验室指标(血常规、C 反应蛋白、血沉、尿常规、肝肾功能、甲状腺功能、补体水平、免疫球蛋白、抗体水平等)来确定胎儿生长情况、胎儿血流情况、胎儿心脏情况,以及预防母体血栓栓塞性疾病、肺栓塞,评估全身各脏器,了解疾病活动情况,及时调整药物,直至分娩。

(程蔚蔚 陈 莎)

参考文献

[1]《妊娠和产后甲状腺疾病诊治指南》(第 2 版)编撰委员会,中华医学会内分泌学分会,中华医学会围产医学分会.妊娠和产后甲状腺疾病诊治指南(第 2 版)[J].中华内分泌代谢杂志,2019,35(8):636 - 665.

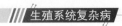

[2] 中国医师协会风湿免疫科医师分会干燥综合征学组.原发性干燥综合征诊疗规范[J].中华内科杂志,2020,59(40):269-276.

[3] ALEXANDER EK, PEARCE EN, BRENTET GA, et al. 2017 Guidelines of the American Thyroid Association for the diagnosis and management of thyroid disease during pregnancy and the postpartum [J]. Thyroid, 2017, 27(3):315-389.

病例11 孕 26^{+5} 周,腹痛6小时,子宫破裂?

主诉

G3P0,孕 26^{+5} 周,腹痛6 h。

病史摘要

入院时间:2020.05.15 上午 11:00

现病史:患者,女,28岁。平素月经规则,初潮13岁,6/28天,经量中等,无痛经,LMP 2019.11.07,EDC 2020.08.14,生育史0-0-2-0。人工流产2次,术中无特殊。本次妊娠早孕期间未曾实施放射线照射。停经20周左右感胎动。孕期于区人民医院规律产前检查,初次产检孕 7^{+1} 周,NT检查正常,无创DNA检查提示低风险,系统B超提示胎儿无异常,OGTT正常。孕期宫高、腹围均在正常范围内,孕期无心悸、胸闷、气促等不适主诉,基础血压100/70 mmHg,孕期血压正常,孕期体重增加4 kg。现停经 26^{+5} 周,6 h前患者无明显诱因下突发中上腹痛,随后出现全腹牵扯样疼痛,呈持续性,进行性加重,难以忍受,伴头晕、心慌、气促、全身出汗等不适,无背部放射痛,无恶心、呕吐,无肛门坠胀感,无阵发性腹部紧缩感,无阴道流血、流液,无皮肤瘙痒,既往胎动正常,自腹痛起无法感知胎动,遂于产检医院就诊,查体体温轻度升高,心率增快,右下腹部压痛及反跳痛明显;超声提示腹腔透声差,可见右下腹混合回声伴腹腔积液。考虑妊娠合并急性阑尾炎?建议上级医院进一步就诊。遂120护送至我院产科急诊,查体:T 36.9℃,全身皮肤湿冷,HR 114次/分,呼吸30次/分,血压118/78 mmHg,腹部膨隆,全腹部压痛、反跳痛,急查血气分析:pH 7.37,PaCO₂ 29 mmHg,PaO₂ 44 mmHg,THbc 75 g/L,氧饱和度100%,超声检查腹腔积液,定位行腹腔穿刺穿出不凝血,遂急诊收治入院。

既往史:

疾病史:否认心脏病、高血压等慢性病史。

传染病史:否认乙肝、结核等传染病史。

手术、外伤史:2015年行左侧乳腺纤维瘤剥除术;2019年因"继发不孕"外院行"腹腔镜探查术+双侧输卵管通液术+子宫肌瘤剥除术",术中具体不详,家属告知术中查看标本,子宫肌瘤直径约3 cm。

输血史:否认输血史。

食物过敏史:否认食物过敏史。

药物过敏史:无药物过敏史。

个人史：

长期生长于原籍，否认疫水、疫区接触史，否认吸烟酗酒史，否认冶游史。

婚育史：

已婚，0－0－2－0，既往人工流产术2次，术中无特殊。

家族史：

否认家族异常性疾病史，父母体健。

入院体检

查体：T 36.9℃，P 114次/分，R 30次/分，BP 118/78 mmHg，Ht 152 cm，Wt 54 kg。

神清，表情淡漠。平车入病房，贫血貌，全身皮肤湿冷。HR 114次/分，律齐，未闻及杂音。双肺呼吸音清，未闻及干、湿啰音。腹部膨隆，腹软，脐部、麦氏点、反麦氏点及下腹部中外上1/3各可见一长约1 cm陈旧性手术瘢痕，全腹部压痛、反跳痛；移动性浊音（＋），肝脾肋下未及，双肾区无叩痛。双下肢无水肿。膝反射正常。

专科检查：宫高22 cm，腹围83 cm，FHR 132次/分。未及宫缩，胎膜未破，先露头。

辅助检查

血常规：WBC 20.36×10^9/L，Hb 83 g/L，PLT 190×10^9/L。

产检B超示：宫内单胎。胎儿头位，生长径线：6.92－25.68－24.83－5.20 cm，估测胎儿Wt 1225 g。羊水指数：2.7－4.8－3.2－2.8 cm。脐动脉血流S/D 250％。胎盘位于子宫前壁，下缘距宫颈内口＞7 cm。

腹部超声：肝胆胰脾双肾及输尿管未见明显异常。未见炎性阑尾。脾肾间隙行超声引导下穿刺，抽出血性液体。

初步诊断

G3P0，孕26^{+5}周，腹腔内出血，子宫破裂？失血性休克，贫血，瘢痕子宫（子宫肌瘤剥除术后）。

初步诊疗经过

患者入院后完善相关检查，面罩吸氧，持续心电监护及胎心监护，生命体征不平稳，故积极完善术前准备，大量备血，急诊行剖腹探查术＋剖宫产术。

病例讨论

住院医师：患者目前考虑诊断：G3P0，孕26^{+5}周，腹腔内出血：子宫破裂？失血性休克，贫血，瘢痕子宫（子宫肌瘤剥除术后）。因患者失血性休克，生命体征不平稳，故建议急诊行剖腹探查术。

主治医师：患者既往规律产前检查，孕期无明显不适。本次无明显诱因下突发中上腹疼痛，继而发展至全腹部疼痛，腹腔大量积液，腹腔穿刺不凝血，考虑腹腔内出血、失血性休克，如继续等待可能随时出现DIC、胎死宫内等，故建议终止妊娠同时行剖腹探查术。胎儿出生后为有生机儿，需告知患者及家属可能出现的并发症，术中请儿科医师到场协助新生儿复苏

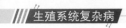
并转 NICU 进一步监护及治疗。

主任医师：根据患者目前症状、体征及辅助检查结果,考虑腹腔内出血、失血性休克、贫血,因既往行腹腔镜下子宫肌瘤剥除术,故腹腔内出血原因考虑子宫破裂可能。目前已出现失血性休克症状,无论孕周如何,应急诊行剖腹探查术。术前需大量备血,可考虑行自体血回收。手术切口应采用纵切口,尽量缝扎止血并修复子宫,术中准确评估失血量,检查血气分析、血常规、凝血功能等情况并专人送检,及时使用促进子宫收缩药物。注意及时输血及预防使用抗生素,注意专人取血。新生儿为有生机儿,应请儿科医师到达手术室协助新生儿复苏。外院就诊时,患者由中上腹痛转而出现右下腹痛再出现全腹痛的情况,故术中应仔细探查是否同时合并阑尾炎,如有以上情况及时请胃肠外科台上会诊。

鉴别诊断

妊娠合并急性阑尾炎：患者孕期规律产前检查,6 h 前无明显诱因下突发中上腹痛,产检医院就诊时出现全腹痛,以右下腹压痛及反跳痛明显,查血常规提示白细胞升高,故不能完全排除妊娠合并急性阑尾炎可能,术中应充分探查确诊,必要时请胃肠外科会诊。

自发性肝破裂或脾破裂：该疾病常常出现于应激情况或肝血管瘤、外伤等,患者无相关病史,且超声提示肝胆胰脾均未见明显异常,故排除该诊断。

后续诊疗经过

入院后积极完善相关检查及术前准备,联系麻醉科及手术室,紧急转运患者并行急诊剖腹探查术＋剖宫取胎术。术前请儿科、输血科、胃肠外科、ICU 等科室手术室准备。术前紧急行地塞米松 6 mg 肌肉注射 1 次促胎肺成熟;"头孢呋辛钠"静脉滴注预防感染。全身麻醉后听胎心,常规消毒铺巾,于下腹部正中取一长约 10 cm 纵切口,逐层进腹,见腹膜蓝染,腹腔内大量暗红色血液及血凝块,血凝块附着于大网膜。吸引器尽量吸尽游离血液,清理部分血凝块,于子宫体部前壁偏左侧可见一面积约 5 cm×3 cm 大小破口,周围血凝块附着,破口处胎盘组织膨出,可见活动性出血,小肠系膜与破口左侧子宫前壁粘连,考虑完全性子宫破裂。遂立即行剖宫取胎术＋子宫修补术。新生儿为一体重 1 200 g 活女婴,断脐后立即辐射台复苏,Apgar 评分 3 - 7 - 8 分,气管插管及脐静脉穿刺后立即转运至 NICU 进一步诊治。

术中出血约 400 ml,腹腔内积血 1 150 ml,血凝块 450 g,予红细胞悬液 4 U、新鲜冰冻血浆 600 ml 静脉输注纠正贫血。术后返回病房,持续观察宫底高度及阴道出血量。嘱患者及时翻身,床上活动等。复查血常规:Hb 89 g/L。术后咀嚼口香糖,术后 6 h 少量多次饮水。术后第 1 天宫底位于脐下一指,阴道出血少,患者未排气,予流质饮食,拔除导尿管,嘱患者下床活动,查血常规提示:WBC 11.82×10^9/L, Hb 80 g/L, PLT 124×10^9/L。凝血功能:Fib 2.68 g/L, D-二聚体 628.38 μg/L,余正常范围。术后第 2 天患者排气,进食半流质饮食。术后第 3 天切口换药,无渗血渗液,愈合好。复查凝血功能:Fib 3.58 g/L, D-二聚体 326.76 μg/L,余正常范围。术后第 4 天予出院。

最终诊断

G3P0,孕 26^{+5} 周流产,瘢痕子宫(子宫肌瘤剥除术后),剖宫取胎,子宫破裂,失血性休克,贫血,有生机儿。

疾病诊疗过程简要总结

本病例患者于外院规律产前检查，孕期未发现明显异常，入院前 6 h 无明显诱因下出现中上腹痛，无放射痛及牵涉痛，至产检医院就诊时，转而出现右下腹痛，逐渐蔓延至全腹疼痛，情况紧急，我院接诊时已出现贫血貌、全身皮肤湿冷、脉搏细速、呼吸急促等休克症状，立即超声检查提示腹腔大量积液，行超声引导下腹腔穿刺，抽出不凝血，结合患者既往有腹腔镜下子宫肌瘤剥除术病史，考虑患者子宫破裂可能性大，立即转运至手术室行急诊剖腹探查术。因该病历发生于 2020 年 5 月，正值新型冠状病毒感染疫情期间，患者当时未行核酸检查，也无法行血常规、胸部 CT 等检查。上报我院医疗科后，立即启动专家组紧急研究，考虑患者 14 天内无重庆市区域以外地区旅居史，且当时重庆市属于低风险区，因此可立即于负压隔离手术间行急诊手术，术后转入过渡病房，相关接触医疗人员于过渡区等待核酸结果。胎儿虽未满 28 周，但属于有生机儿，根据我院情况可全力实施抢救，故决策紧急剖腹探查术＋剖宫取胎术终止妊娠。因我科启动产科急救流程，开启绿色通道，自患者入院至转运负压手术室开始实施麻醉，全程未超过 30 min。术前充分备血，准备药品及物品，促胎肺成熟治疗，手术切口采取纵切口，进腹后精确定位出血点并快速缝合止血，并行子宫下段环形缝扎术改善子宫下段乏力，后子宫出血减少。术后采取积极围手术期管理，患者快速康复，出院时情况良好。

诊疗启迪

该产妇为典型的产科急腹症病例。患者既往有子宫手术病史，为及时诊断及抢救成功提供了基础。因患者既往人工流产 2 次，因"继发不孕"行腹腔镜下双侧输卵管通液术＋子宫肌瘤剥除术。在后续整理病史过程中，我们详细询问患者情况，透露在我院诊疗之前，于产检医院仅告知行腹腔镜探查＋双侧输卵管通液术，医生没有详细询问，也未告知术中同时行子宫肌瘤剥除术，导致产检医院发生误诊。

患者为妊娠中期突发中上腹疼痛，如病程早期可能考虑急性胆囊炎、急性胃肠炎、急性胰腺炎、妊娠期肠梗阻等相关疾病，但患者既往无胆道疾病病史，发病前无不洁食物史，且无恶心、呕吐、腹泻等胃肠刺激症状，故未考虑。患者病情进展迅速，至产检医院急诊就诊时，出现以右下腹痛为主的全腹疼痛情况，此时患者已出现腹膜刺激症状，但腹腔内出血仍不多。由于此前未告知子宫肌瘤剥除术病史，因此产检医院超声检查提示右下腹混合回声时，容易误诊为妊娠合并急性阑尾炎或者附件扭转等。转诊至我院时，患者腹腔内出血较多，已出现全腹的腹膜刺激征，且已出现贫血貌、全身皮肤湿冷、脉搏细速、呼吸急促等休克症状，立即超声检查提示腹腔大量积液，行超声引导下腹腔穿刺，抽出不凝血，加之在仔细询问病史的过程中，患者及家属主动告知既往有子宫手术史，为诊断子宫破裂提供依据。

在本次病例诊疗过程中，因处于新冠疫情期间，我院制定了严格的疫情防控管理标准，对于孕产妇危急症救治方面也制定了详细的抢救流程和绿色通道的开放。我院防控体系的快速应答也为该孕产妇救治提供了抢救时机。从患者到达我科急诊到转运至手术室实施麻醉，总体时间未超过半小时。由于院前转运耗时较长，且新生儿出生时孕周未满 28 周，新生儿出生 1 min Apgar 评分 3 分。因术前儿科及时就位且准备充分，在断脐后立即实施了气管插管和脐静脉穿刺，为后续新生儿抢救提供了有利机会。在后续随访中得知，新生儿目前情况良好。

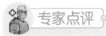 **专家点评**

1. 行业内知名专家点评（郑勤田，教授，石家庄市妇产医院、美国亚利桑那大学妇产科）

本病例非常有代表性，且对于临床的诊疗有较强的借鉴和参考意义。本病例选取的是妊娠急腹症的患者。患者既往未提供子宫手术病史，导致在产检医院发生误诊情况。自发病以来，经历了中上腹突发疼痛至右下腹为主的全腹疼痛，到最后出现全腹腹膜刺激症状，为典型的腹腔内出血、失血性休克的发病过程，情况紧急。而诊断过程中，医院抛开既往就诊的误导因素，通过症状、体征以及结合超声检查，在短时间内做出正确判断，并实施正确手术，经验可以借鉴。医院新冠防控体系及流程设置合理有效，在抢救过程中发挥了行政指导作用，为及时抢救患者生命及保障母婴安全提供了有利时机。

2. 主任点评（李力，教授，陆军军医大学大坪医院）

本病例为妊娠期急腹症。急腹症在妊娠期各个时期均可能发生，但以妊娠中晚期发病较多。由于妊娠期增大的子宫使腹腔各脏器解剖结构发生改变，往往出现临床表现不典型、诊断难度增加等情况，导致延误治疗时机，危及母婴生命安全。妊娠期常出现的外科急腹症主要包括：妊娠合并急性阑尾炎、妊娠期肠梗阻、附件扭转、妊娠期胆囊炎、泌尿道结石或炎症，也应与急性重症胰腺炎、消化道出血、重症肝炎等内科疾病相鉴别，不应忽视妊娠特有疾病的发生，例如：胎盘早剥、子宫破裂、异位妊娠、流产或早产等。医疗团队之间以及医患之间的有效沟通在治疗妊娠急腹症时非常重要，最佳方案应由产科、外科、放射科以及新生儿科之间团队协作并共同制定。应早期发现、及早治疗，避免因延误治疗时机导致产妇及胎儿并发症的发生，从而引起孕产妇以及围产儿死亡。妊娠期急腹症应按照非妊娠状态治疗，接诊医师应充分了解患者妊娠期相关情况以及诱发因素。随着微创技术的不断发展，妊娠期急腹症的微创治疗已越来越广泛，其安全性已得到越来越多的证实。

回顾该病历，患者既往有腹腔镜下子宫肌瘤剥除术病史，但由于医生采集病史以及患者个人因素未在建卡时以及第一次就诊时告知产检医院，造成后续诊疗时机的贻误。患者为无明显诱因下突发的中上腹痛，因孕 26^+ 周，宫底部位于中上腹水平，故患者符合子宫破裂的症状。后续因腹腔内出血较多，患者因外出转运就诊，以坐位和站位为主，血液蓄积于盆腔，导致右下腹部首先出现腹膜刺激征，因此误导产检医院诊断为转移性右下腹痛。由于起始阶段出血引起的贫血不明显，而白细胞处于正常或稍高水平，故诊断为急性阑尾炎。考虑产检医院救治条件以及新生儿抢救等综合因素，产检医院立即转诊至上级医院。但转诊过程中，由于路程较长，至我院就诊时患者已出现失血性休克症状，并且呈现全腹的腹膜刺激征表现，因此我院急诊接诊医师发现临床表现与产检医院诊断不符合的情况。进一步询问病史，患者告知既往腹腔镜手术史，同时行超声下腹腔穿刺明确子宫破裂诊断。如患者及时就地抢救,可能提升患者预后及围产儿生存率。

关于妊娠前是否行子宫肌瘤剥除术一直存在争议。随着二胎继而三胎政策的开放,临床发现妊娠合并子宫肌瘤的发病率不断升高,这给妇产科医生带来新的挑战。普遍认为,子宫肌瘤是雌激素依赖性肿瘤,妊娠期雌激素分泌的增加可导致子宫肌瘤增大,但规律如何暂无定论。妊娠期子宫肌瘤的发展不尽相同,大致可分为较孕前缩小、维持稳定、稍有增大和明显增大4个方向,不同的转归可导致不同的妊娠结局。子宫肌瘤明显增大可对母婴可能造成不良影响,如产道挤压、胎位异常、胎儿生长受限、胎儿发育畸形等。因此以往有专家认为,对于妊娠前较大的子宫肌瘤(通常大于5cm),应予以切除后方可妊娠。但近年来因子宫肌瘤切除术后在妊娠期发生子宫破裂的病例逐年增加,导致母胎不良结局的发生,甚至威胁母婴生命,本病例就是其中之一。由此,在今后工作中,对于有生育要求的育龄期女性,在非孕期进行子宫肌瘤剥除术(无论是腹腔镜还是经腹)应谨慎,需根据患者的年龄、症状、体征以及生育要求进行综合考虑。如确需进行手术治疗,需充分医患沟通,告知患者术后应间隔1年以上、由妇科及产科工作者充分评估后方可妊娠,且孕期有子宫破裂的风险,需严密监测。

(李 力 黄畅晓)

参考文献

[1] ZACHARIAH SK, FENN M, JACOB K, et al. Management of acute abdomen in pregnancy: current perspectives [J]. Int J Womens Health, 2019,11:119.

[2] YAVUZ Y, SENTÜRK M, GÜMÜŞ T, et al. Acute appendicitis in pregnancy [J]. Ulus Travma Acil Cerrahi Derg, 2021,27:85 – 88.

[3] FRANK ZC, CAUGHEY AB. Pregnancy in women with a history of uterine rupture [J]. Obstet Gynecol Surv, 2018,73(12):703 – 708.

[4] ABOUGHALIA H, BASAVALINGU D, REVZIN MV, et al. Imaging evaluation of uterine perforation and rupture [J]. Abdom Radiol (NY), 2021,46(10):4946 – 4966.

病例12 孕 34^{+1} 周,血压升高伴尿蛋白5天,重度子痫前期?

主诉

G2P0,孕 34^{+1} 周,血压升高伴尿蛋白5天。

病史摘要

入院时间: 2017.07.12 上午 10:30

现病史: 患者,女 30 岁。平素月经规则,初潮 13 岁,7/30 天,经量中等,无痛经,LMP

2016.11.15，EDC 2017.08.22，生育史 0-0-1-0。2015.01 孕 60 天左右自然流产 1 次。本次妊娠早孕期间未曾遭受放射线照射。停经 16 周感胎动。孕期于我院定期产检，初次产检孕 14 周，产检期间无创 DNA 检查示低风险，B 超检查示胎儿无异常，OGTT 正常。患者 4 年前确诊为系统性红斑狼疮（systemic lupus erythematosus，SLE），孕期服用泼尼松 15 mg/d、硫酸羟氯喹片 0.2 g/d、阿司匹林 50 mg/d 治疗持续至今。孕期宫高、腹围均在正常范围内，余产检未见明显异常，孕期无心悸、胸闷、气促等不适主诉，孕期体重增加 12 kg。患者孕期血压基本正常，2017.07.08 门诊产检时发现血压 160/98 mmHg，复测 152/95 mmHg。即测尿蛋白＋。予以拉贝洛尔 100 mg tid 及硝苯地平控释片 30 mg qd 控制血压。2017.07.12 门诊产检复查血压 160/96 mmHg，24 h 尿蛋白滴定 5.1 g/24 h，即刻收治入院。

既往史：

疾病史：患者 4 年前因发热、蛋白尿确诊为系统性红斑狼疮，当时发病期尿蛋白最多为 10 g/d，曾行肾穿结果为：Ⅳ型弥漫增殖性狼疮性肾炎。当时予以静脉糖皮质激素及免疫抑制剂治疗。后口服泼尼松 5 mg 及硫酸羟氯喹片 0.2 g/d 控制病情。否认心脏病、高血压等慢性病史。

传染病史：否认乙肝、结核等传染病史。

手术、外伤史：否认手术、外伤史。

输血史：否认输血史。

食物过敏史：否认食物过敏史。

药物过敏史：有青霉素过敏史。

个人史：

长期生长于原籍，否认疫水、疫区接触史，否认吸烟、酗酒史，否认冶游史。

婚育史：

已婚，0-0-1-0，2015 年 1 月孕 60 天左右自然流产 1 次。

家族史：

否认家族异常性疾病史，父母体健。

◢ 入院体检 ▶▶▶

查体：T 37℃，P 89 次/分，R 20 次/分，BP 165/97 mmHg。

神清气平，一般情况可，步入病房，无贫血貌。HR 89 次/分，律齐，未闻及杂音。双肺呼吸音清，未闻及干、湿啰音。腹膨，无压痛、反跳痛，肝脾肋下未及，双肾区无叩痛。双下肢水肿（＋＋＋）。膝反射正常。

专科检查：宫高：35 cm，腹围：97 cm，FHR 145 次/分。未及宫缩。宫口未开，胎膜未破。

◢ 辅助检查 ▶▶▶

血常规：WBC 10.64×10^9/L, Hb 113 g/L, PLT 218×10^9/L；CRP 9 mg/L。

24 h 尿蛋白检查：5.1 g/24 h，尿沉渣（－）。

ESR 37 mm/h；dsDNA 15.3 U/L；标准化狼疮比值 1.2。

抗核抗体颗粒型 1:1280（＋）。

ALT 23 U/L, AST 25 U/L。Alb 28 g/L, Cre 36 μmol/L, UA 458 μmol/L。

血液补体：C_3 0.9 U/ml，C_4 0.12 U/ml，CH_{50} 25 U/ml。

产检 B 超示：宫内单胎。胎儿头位，生长径线 86 - 305 - 290 - 62，AFI 115。脐动脉血流 S/D 2.9，BPS 2 - 2 - 2 - 2，胎盘成熟度 Ⅱ 级。

肝、胆、胰、脾、肾 B 超：未见明显异常。

胸腹水：无明显积液。

眼底检查：A：V＝1：2，未见出血。

初步诊断

G2P0，孕 34^{+1} 周，妊娠合并系统性红斑狼疮，狼疮肾炎，重度子痫前期可能，狼疮活动期可能。

初步诊疗经过

患者入院后完善相关检查，诊断为：G2P0，孕 34^{+1} 周，妊娠合并系统性红斑狼疮，狼疮肾炎，重度子痫前期。予以硫酸镁解痉，拉贝洛尔＋可乐定＋硝苯地平降压，地西泮镇定，地塞米松促胎肺成熟，并增加患者口服泼尼松至 25 mg/d。并监测患者的肝、胆、胰、脾、肾等多脏器功能及造血和神经系统，定期静脉补充白蛋白。

病例讨论

住院医师：患者目前考虑诊断：G2P0，孕 34^{+1} 周，妊娠合并 SLE，狼疮肾炎，重度子痫前期可能，SLE 活动期可能。

主治医师：SLE 活动和子痫前期的鉴别在处理妊娠合并 SLE 时是一个很大挑战。因为两者都有尿蛋白增加、高血压和水肿。由于子痫前期和 SLE 活动的处理不同，前者需要终止妊娠，而后者需要免疫抑制治疗，因此，对两者进行准确鉴别非常重要。

主任医师：妊娠合并 SLE 在孕 15 周前发生血小板减少症通常是因为 SLE 活动或抗磷脂综合征（APS）。在妊娠 25 周后，血小板减少常是由于子痫前期或 HELLP 综合征。补体水平降低和尿沉渣阳性提示患者存在狼疮肾炎，而血清尿酸升高和尿钙降低是子痫前期的典型表现。此外，患者同时合并狼疮症状，如关节炎、浆膜炎、皮肤病变和 dsDNA -抗体水平升高，也提示 SLE 活动。本患者主要是孕晚期，故在诊断方面又给我们带来更大难度。该患者具有两个明显的症状，即血压和尿蛋白明显升高，且其孕周处于 34 周，既是子痫前期的高发时间，又可以是狼疮肾炎的活动期。这使得患者的鉴别诊断变得十分困难。患者相关免疫抗体虽符合 SLE 诊断，但并不能说明其疾病活动，且其补体水平并未有明显降低，ESR及 CRP 虽有升高，但其程度不大，并且患者尿沉渣为阴性。故狼疮肾炎活动的可能性不大。患者尿酸升高伴血肌酐正常，结合其高血压、尿蛋白及孕周，并综合考虑患者的补体、血沉、CRP、血常规、血清白蛋白等指标及其相应的临床症状，我们考虑患者为妊娠合并 SLE 伴发重度子痫前期。

鉴别诊断

狼疮肾炎孕期活动：患者有孕期突发性血压升高、蛋白尿升高的症状。结合患者病史，需考虑狼疮肾炎孕期活动的可能性。因为狼疮肾炎在孕期较易复燃，其与重度子痫前期的

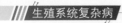
鉴别诊断较为困难,并且患有狼疮肾炎的患者本身也较易发生重度子痫前期。本病例可通过生化检测包括血液补体、血沉、CRP、血常规、尿酸、血清白蛋白等指标进行鉴别诊断。一般来说,若为狼疮活动,其补体会降低,尿沉渣(+),伴随着血沉和 CRP 的升高。

重度子痫前期:本病与狼疮肾活动较难鉴别,其症状都包括血压升高伴随着尿蛋白的增多。此时临床医生需根据其他相关临床症状及实验室指标包括生化检测、血尿常规及相关风湿免疫科检验,进行鉴别诊断。一般来说,若为重度子痫前期,其补体和血沉变化不大。

HELLP 综合征:本病是子痫前期的严重并发症,主要是以溶血、肝酶升高、血小板减少为特点。在子痫前期或妊娠期血压突然升高的患者中,需要警惕该疾病的发生。该病的治疗与 SLE 有相似之处,即均使用糖皮质激素治疗。而 SLE 活动期也可能发生血液系统异常,导致血小板减少等。但总体来说,HELLP 综合征的实验室诊断指标较明确,故结合本病例患者血常规及肝酶,可排除该病。

后续诊疗经过

患者入院后完善相关检查,诊断为:G2P0,孕 34^{+1} 周,妊娠合并系统性红斑狼疮,狼疮肾炎,重度子痫前期。予以硫酸镁解痉,拉贝洛尔+可乐定+硝苯地平降压,地西泮镇定,地塞米松促胎肺成熟,并增加患者口服泼尼松至 25 mg/d。并监测患者的肝、胆、胰、脾、肾等多脏器功能及造血和神经系统,定期静脉补充白蛋白。

患者口服降压药物效果不理想,予以盐酸尼卡地平静脉用药控制血压。胎儿生长径线偏小,予以低分子肝素促进胎盘血流改善,并实时监测胎心监护、脐动脉血流、胎儿大脑中动脉等胎儿宫内监测指标。3 天后患者 24 h 尿蛋白为 4.8 g,血压控制在(155~160)/(90~95)mmHg,并且 B 超显示患者胸腔有少量积液。综合患者情况,考虑目前患者降压效果不理想,并出现胸水,持续性低蛋白血症,考虑尽快终止妊娠。

2017.07.15 患者剖宫产娩一活女婴 2550 g,Apgar 10-10。术后继续予患者硫酸镁解痉、盐酸尼卡地平降压,地西泮镇定,并于手术当天及术后前 2 天内予以甲泼尼龙 20 mg/d 静脉冲击+口服泼尼松 30 mg。术后第 2 天 24 h 尿蛋白 1.2 g,血压波动在(135~145)/90 mmHg,暂停盐酸尼卡地平,予以拉贝洛尔 100 mg tid 及硝苯地平控释片 30 mg qd 口服降压。术后第 3 天起停止静脉激素改为口服泼尼松 30 mg。术后第 5 天患者血压平稳,相关指标正常,口服激素减至 25 mg,予以出院,风湿科随访。

最终诊断

G2P1,孕 34^{+4} 周,早产难产一活女婴,妊娠合并 SLE,狼疮肾炎,重度子痫前期。

疾病诊疗过程简要总结

本患者为孕晚期伴血压及尿蛋白明显升高,该患者的特殊之处在于其具有妊娠合并 SLE 的病史,故给我们的诊断和治疗加大了难度。孕晚期血压及蛋白尿的升高既可以是子痫前期的发作,又可以是狼疮肾炎的活动。而明确诊断对于患者的治疗相当关键。我们结合相关实验室检查发现患者尿酸升高伴血肌酐正常,结合其高血压、尿蛋白及孕周,并综合考虑患者的补体、ESR、CRP、血常规、血清白蛋白等指标及其相应的临床症状,我们考虑患者为妊娠合并 SLE 伴发重度子痫前期。明确诊断后立即予以子痫前期相关治疗,包括解痉、降压并积极改善胎盘血流,实时监测胎儿情况,尽量延长孕周。但患者降压效果不理想,并出现胸水、持续性低蛋白血症,故于入院第 3 天剖宫产终止妊娠。由于患者为妊娠合并SLE,故术后除了常规预防产后子痫的处理外,还需要围手术期激素冲击,并逐渐减量至出院。

诊疗启迪

SLE 活动和子痫前期的鉴别在处理 SLE 妊娠时是一个很大的挑战,尤其对于狼疮肾炎患者。由于子痫前期和 SLE 活动的处理不同,前者需要终止妊娠,而后者需要免疫抑制治疗,如何及时做出鉴别诊断是关键。一般可通过发病时间、临床症状(如关节炎,浆膜炎,皮肤病变)以及血液检验(如补体水平、血沉、dsDNA -抗体、血清尿酸水平等)加以鉴别。

对于妊娠期 SLE 活动患者,防范重点在于控制 SLE 病情,通过糖皮质激素治疗和加用羟氯喹可有效控制病情至稳定,必要时可加用妊娠期相对较为安全的免疫抑制治疗(硫唑嘌呤、环孢素 A、他克莫司),以维持病情稳定或轻度活动状态。如发现 SLE 病情加重,应及时调整糖皮质激素用药剂量,必要时给予大剂量糖皮质激素冲击治疗,在稳定 SLE 病情基础上,适时终止妊娠。

一般来说,SLE 患者在妊娠期间使用的常见药物有抗疟药、非甾体抗炎药(nonsteroidal anti-inflammatory drugs,NSAIDs)、糖皮质激素、免疫抑制剂、生物制剂、降压药、抗血小板药物及抗凝血药等。一般原则:从计划妊娠开始,包括孕期及哺乳期的药物治疗应由风湿免疫科医生、妇产科医生和患者共同商议决定。首先,计划妊娠前应调整用药方案以免影响后续妊娠及致畸;其次,妊娠期 SLE 的治疗应在控制母体疾病活动的同时避免损伤胎儿;哺乳期需判断产妇个体是否合适哺乳及使用药物对新生儿的影响。此外,2016 年英国风湿病学会(British Society for Rheumatology,BSR)和英国风湿病卫生专业人员协会(British Health Professionals in Rheumatology,BHPR)发布了妊娠期和哺乳期处方用药指南,针对怀孕(或计划怀孕)和(或)哺乳期、计划怀孕的男性、服用这些药物期间意外怀孕的患者提出具体建议,如表 12 - 1 所示。

表 12 - 1　妊娠和哺乳期用药安全性总结(糖皮质激素及抗风湿药物)

类别	围受孕期可用	妊娠早期可用	妊娠中、晚期可用	哺乳期可用	父亲可用
泼尼松龙或甲泼尼龙	是	是	是	是	是
羟氯喹	是	是	是	是	是[a]
免疫抑制剂					
甲氨蝶呤(<20 mg/w)	停药 3 个月以上	否	否	否	是[a]
柳氮磺吡啶(叶酸 5 mg/d)	是	是	是	是[b]	是[c]
来氟米特	否,消胆胺洗脱	否	否	不详	是[a]
硫唑嘌呤(<2 mg/kg)	是	是	是	是	是
环孢素	是	是[d]	是[d]	是[a]	是[a]
他克莫司	是	是[d]	是[d]	是[a]	是[a]

（续表）

类别	围受孕期可用	妊娠早期可用	妊娠中、晚期可用	哺乳期可用	父亲可用
环磷酰胺	否	否[e]	否[e]	否	否
吗替麦考酚酯	停药6周以上	否	否	否	是[a]
静脉注射免疫球蛋白	是	是	是	是	是[a]
肿瘤坏死因子-α抑制剂					
英夫利昔单抗	是	是	16周起停用	是[a]	是[a]
依那西普	是	是	中期可用	是[a]	是[a]
阿达木单抗	是	是	中期可用	是[a]	是[a]
其他生物制剂					
利妥昔单抗	停药6个月以上	否[f]	否	不详	是[a]
托珠单抗	停药6个月以上	否[f]	否	不详	是[g]

注：a. 数据有限；b. 仅限于健康足月儿；c. 在受孕前停用SSZ 3个月有可能增加受孕概率；d. 建议检测母亲血压、肾功能、血糖和药物浓度；e. 只考虑应用于危及生命和危及器官功能的疾病；f. 妊娠早期意外暴露不太可能有害；g. 不太可能有害。

　　糖皮质激素是治疗风湿免疫病最常用的药物。凡孕前已停用泼尼松龙者，妊娠后推荐10 mg/d，并可作为维持量持续至分娩。若孕前已服用泼尼松龙5～15 mg/d，妊娠后若病情稳定，可适当调整剂量至10 mg/d；若病情有活动迹象，甚至出现狼疮危象时，可使用冲击疗法，最大剂量可达60 mg/d，待病情稳定后再减量至15 mg/d以下，避免引起长期大剂量激素所致的高血压、糖尿病、感染等并发症。分娩期间，为了防止发生急性肾上腺皮质危象，需调整激素用量，具体方案见表12-2。而在哺乳期间，糖皮质激素可经胎盘代谢进入胎儿，泼尼松剂量≥20 mg/d对新生儿肾上腺功能有抑制作用，故母乳喂养时若服用泼尼松剂量超过20 mg/d或相当剂量者，应弃去服药后4 h内的乳汁，在服药4 h后再进行哺乳。

表12-2　激素调整方案

	人工流产，中期引产，顺产		剖宫产		
分娩前	原激素0～5 mg/d	原激素>5 mg/d	原激素0～5 mg/d	原激素10～30 mg/d	原激素>30 mg/d
分娩当天	原量	原量+甲泼尼龙20 mg/d	口服翻倍	口服翻倍+甲泼尼龙20 mg/d	口服翻倍+甲泼尼龙40 mg/d
产后第1天	原量	原量+甲泼尼龙20 mg/d	口服翻倍	口服翻倍+甲泼尼龙20 mg/d	口服翻倍+甲泼尼龙40 mg/d
产后第2天	原量	原量+甲泼尼龙20 mg/d	口服翻倍	口服翻倍+甲泼尼龙20 mg/d	口服翻倍+甲泼尼龙40 mg/d
产后第3天	原量	原量	口服翻倍	口服翻倍	口服翻倍
产后			递减	递减	减量，递减

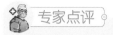 **专家点评**

1. 行业内知名专家点评(郑勤田,教授,石家庄市妇产医院、美国亚利桑那大学妇产科)

本病例非常有代表性,且对于临床的诊疗很有借鉴和参考意义。本病例选取的是有 SLE 病史的妊娠期高血压患者。孕期 SLE 活动和子痫前期的鉴别诊断和处理是临床上非常具有挑战的过程,因为两者都是孕期,尤其是孕晚期的严重疾病,且都有尿蛋白增加、高血压和水肿。由于子痫前期和 SLE 活动的处理截然不同,因此,对两者进行准确鉴别非常重要。在鉴别诊断过程中,首先要抓住两种疾病的异同。狼疮肾炎在孕期较易复燃且狼疮肾炎患者本身也较易在孕晚期发生重度子痫前期,两者症状都包括血压升高伴随着尿蛋白的增多,故临床医生除了要详细了解患者病史查体以外,还需要通过一系列辅助检查包括血液补体、ESR、CRP、血常规、尿酸、血清白蛋白等指标进行鉴别诊断。明确诊断后应根据患者母体情况及宫内胎儿生长发育情况综合判断是否需要及时终止妊娠,同时还需要注意围生期母体 SLE 疾病的治疗。

2. 主任点评(狄文,教授,上海交通大学医学院附属仁济医院)

孕晚期血压及蛋白尿的升高既可以是子痫前期的发作,又可以是狼疮肾炎的活动或两者同时存在,故该病例具有很强的代表性。由于子痫前期和 SLE 活动的处理不同,前者需要终止妊娠,而后者需要免疫抑制治疗,因此,明确诊断对于患者的治疗相当关键。对于本病例,我们通过患者的病史、胎儿的宫内情况、体格检查等可以基本确定患者的疾病诊断范围,但需要结合进一步相关实验室检查才能做出明确的诊断。目前,国内外有部分妊娠合并 SLE 孕期并发症的相关预测模型及临床危险因素,这些预测模型也是我们目前临床可以借鉴使用的。在临床明确诊断后,应立即结合母胎综合情况对患者进行相关治疗,在母胎安全的前提下尽量延长孕周。但若患者降压效果不理想,并出现低蛋白血症等并发症,则需及时终止妊娠。在围手术期,由于患者为妊娠合并 SLE,术后除了常规预防产后子痫的处理外,还需要围手术期激素冲击并逐渐减量。

(狄 文)

参考文献

[1] 中国系统性红斑狼疮研究协作组专家组,国家风湿病数据中心.中国系统性红斑狼疮患者围产期管理建议[J].中华医学杂志,2015,95(14):1056-1060.

[2] 杨静,刘志红.系统性红斑狼疮诊断标准的发展[J].肾脏病与透析肾移植杂志,2013,22(2):153-157.

[3] LATEEF A, PETRI M. Systemic lupus erythematosus and pregnancy [J]. Rheum Dis Clin North Am,2017,43(2):215-226.

[4] JIANG M, WANG Y, FU Q, et al. Preeclampsia risk prediction model for Chinese pregnant patients with systemic lupus erythematosus [J]. Arthritis Care Res (Hoboken),2020,72(11):1602-1610.

病例 13 孕 23 周,腰痛 3 天,寒战伴发热 1 天,妊娠合并肾盂肾炎?

主诉

停经 23 周,腰痛 3 天,寒战伴发热 1 天。

病史摘要

入院时间:2018-04-02 凌晨 01:05

现病史:患者,女,22 岁,平素月经规则,初潮 13 岁,7/30 天,经量中等,无痛经,LMP 2017-10-23,EDC 2018-07-29。本次受孕为自然受孕,孕 5+月自觉胎动至今。孕期在定期产检。胎儿 NT 正常范围,孕 17 周母体外周血胎儿染色体非整倍体基因检测提示 18、21、13 三体风险均为低风险,未行胎儿排畸彩超及 OGTT。3 天前患者无明显诱因下出现腰部阵发性疼痛,无伴恶心、呕吐,无腹胀,伴小便疼痛,无明显尿频、尿急症状,无血尿。2018-04-01 于广州白云区钟落潭医院查 B 超提示双肾小结石,右肾轻度积水,右肾输尿管上段扩张,宫内单活胎,如孕 22+周。1 天前患者出现寒战,伴体温升高,至本院急诊就诊,测体温 38.8℃,双肾区叩击痛(+),查血常规提示 WBC 13.79×10⁹/L, N% 85.2%;尿液分析提示白细胞酯酶(+++),尿白细胞 3 434 个/μl,尿红细胞 293 个/μl。门诊拟"G2P0,孕 23 周,LOA 单活胎,妊娠合并肾盂肾炎?"收入院。

既往史:

疾病史:2010 年因肾结石外院行"体外碎石术",具体不详。否认"高血压、糖尿病"等慢性病史。

传染病史:否认"结核、肝炎"等传染病史。

手术、外伤史:否认手术、外伤史。

输血史:否认输血史。

食物过敏史:否认食物过敏史。

药物过敏史:否认药物过敏史。

个人史:

原籍出生长大,否认疫情接触史,无吸烟、酗酒、吸毒等不良嗜好。否认性病及冶游史。

婚育史:

初婚,G2P0,2017 年 4 月因"社会因素"行人工流产 1 次。

家族史:

否认家族异常性疾病史,父母体健。

入院体检

查体:T 36.5℃,P 119 次/分,R 21 次/分,BP 112/78 mmHg。

神志清楚,一般情况可,步入病房,无贫血貌。HR 119 次/分,律齐,未闻及杂音。双肺呼吸音清,未闻及干、湿啰音。腹部隆起,无压痛、反跳痛,肝脾肋下未及,双肾区叩击痛(＋)。双下肢无水肿。膝反射正常。

专科检查:宫高 18 cm,腹围 90 cm,FHR 132 次/分。宫体无压痛,未扪及规律宫缩,宫口未开,胎膜未破。

辅助检查

2018－04－01 广州白云区某医院彩超:双肾小结石,右肾轻度积水,右肾输尿管上段扩张,宫内单活胎,孕如 22＋周。

2018－04－02 我院血常规提示:WBC 13.79×10^9/L,N‰ 85.2％,Hb 102.00 g/L。

2018－04－02 我院尿液分析提示:白细胞酯酶(＋＋＋),尿白细胞 3 434 个/μl,尿红细胞 293 个/μl。

2018－04－02 乙型肝炎表面抗原、梅毒抗体、HIV 等检测无异常。

初步诊断

G2P0,孕 23 周,泌尿系结石,妊娠合并肾盂肾炎可能,轻度贫血。

初步诊疗经过

患者入院后反复发热,体温波动于 36.5～41℃,给予物理及药物降温后体温能下降,心率波动在 110～120 次/分,血压波动在(100～110)/(56～65)mmHg。入院后予完善相关检查,血常规组合:WBC 13.79×10^9/L,N 11.66×10^9/L,N‰ 85.2％,Hb 102.00 g/L;PCT 2.30 ng/ml。我院急诊肝功组合＋急诊生化:钾 3.228 mmol/L,TBil 26.51 μmol/L,DBil 14.96 μmol/L。血气分析组合:乳酸 1.2 mmol/L。肺炎免疫组合(新):肺炎支原体抗体阳性(1:640);结核杆菌抗体、肝肾功能、乙型肝炎表面抗原、梅毒抗体、HIV 等检测无明显异常。血培养、中段尿培养、咽拭子培养结果未回报。行床边泌尿系 B 超提示:双肾多发强回声光点,考虑为结晶盐沉着,左肾盂分离,右肾轻度积水(液性暗区深约 20 mm),双肾血流未见明显异常,双侧输尿管中上段增宽(管系扩张段最大直径约:左侧 7 mm,右侧 10 mm),下段显示不清。膀胱超声检查未见异常。暂予头孢哌酮钠舒巴坦 3 g q8 h 静滴、低流量给氧、建立静脉通道、记出入量、监测孕妇生命体征及胎心率等对症支持治疗。

病例讨论 1

住院医师:患者入院后动态复查相关检查,暂予头孢哌酮钠舒巴坦 3 g q8 h 抗感染等对症支持治疗。至 2018－04－03 05:30 患者再次出现寒战、高热,伴气促、胸闷,查体:半卧位,T 39.1℃,血压 88/38 mmHg,R 23 次/分,SpO₂ 98％(鼻导管给氧),HR 131 次/分,律齐,未闻及额外心音,双肺呼吸音粗,可闻及少量湿啰音,左侧肾区叩击痛(＋),四肢皮温稍低。2018－04－03 血常规组合:快速 CRP 134.0 mg/L,WBC 8.27×10^9/L,N 7.36×10^9/L,N‰ 89.1％,Hb 83.0 g/L;2018－04－03 NT－proBNP 1 035 pg/ml,2018－04－03 PCT 2.88 ng/ml。2018－04－03 尿液分析:白细胞酯酶(＋＋),尿白细胞 93 个/μl;2018－04－03 咽拭子培养无明显异常。2018－04－03 床边胸片提示:双肺渗出灶,考虑感染。目前考虑诊断:①脓毒性休克? ②脓毒症? ③泌尿系结石;④中度贫血;⑤G2P0,孕 23^{+1} 周单活胎。

主治医师：患者目前生命体征不平稳，休克指数＞1，不排除患者脓毒症、脓毒性休克可能。建议立即快速补液扩容，改善灌注，予去甲肾上腺素维持血压，动态复查血常规、降钙素原、NT－proBNP等，注意乳酸水平，根据感染指标调整抗生素。患者反复高热、寒战可能与泌尿系梗阻相关，建议尽快解除梗阻，请泌尿外科会诊行输尿管置管，另请ICU会诊评估患者是否需转入ICU行高级生命支持，必要时予血液净化治疗。

主任医师：患者反复高热、寒战，伴胸闷气促、不能平卧，NT－proBNP升高，考虑泌尿系结石合并感染、脓毒症、脓毒休克、心功能不全，应在液体复苏的同时立即行输尿管置管解除梗阻。患者病情危重，建议转ICU行高级生命支持，行PICCO检测、纠正贫血、改善心功能，必要时建立人工气道接呼吸机辅助通气、输血、血液净化等，动态复查感染指标、血气分析、电解质、肝肾功能等指标；另患者妊娠23＋周，不排除增大子宫动对输尿管的压迫，建议动态评估患者病情及泌尿系梗阻情况，必要时终止妊娠。

● 后续诊疗经过1 ▶▶▶

支持治疗并转入ICU后，查体：T 38.0℃，HR 150次/分，R 24次/分，BP 125/55 mmHg，SpO_2 91％。患者呼吸急促，双侧瞳孔等圆等大，对光反射迟钝，球结膜水肿，双肺呼吸音粗，双肺可闻及少量干、湿啰音。心律齐整，心音正常，未闻及额外心音。腹部膨隆如孕周，腹肌柔软，未扪及明显包块。双下肢凹陷性水肿，病理反射未引出。入室血气：pH 7.435，$PaCO_2$ 29.1 mmHg，PaO_2 65 mmHg，HCO_3^- 19.5 mmol/L。考虑患者病情危重，出现呼吸急促，立即予面罩给氧（5 ml/L）改善缺氧状态；行右颈内静脉置管术，建立静脉通道和监测CVP；行右股静脉穿刺置管术，建立PICCO监测。经上述处理后，为解除泌尿系梗阻，于2018－04－03 16:40行左侧输尿管支架管置入术，术程顺利，术后转回ICU。

● 病例讨论2 ▶▶▶

住院医师：入室后患者面罩吸氧（5 ml/L），患者诉有胸闷气促，伴咳嗽、口渴，要求高坐位。心电监护提示：BP 90/58 mmHg，HR 134次/分，R 24次/分，外周血氧饱和度波动在88％～89％，CVP波动在8～18 cmH_2O。查体：患者呼吸急促，双侧瞳孔等大等圆，对光反射敏感，球结膜水肿，双肺呼吸音减弱，双肺可闻及湿啰音，心律齐，未闻及额外心音，双下肢凹陷性水肿。2018－04－03 15:00床边胸片提示：双肺渗出灶较前（2018－04－03 11:21）进展，考虑感染，未除外合并肺水肿可能，请结合临床后短期内复查。入室复查血常规组合：WBC $6.14×10^9$/L，N $5.42×10^9$/L，N％ 88.3％，Hb 70.0 g/L；NT－proBNP 1971 pg/ml。2018－04－03 PCT 2.50 ng/ml；乳酸2.13 mmol/L。急诊肝功组合＋急诊生化：DBil 12.43 μmol/L，Alb 16.2 g/L；血糖16.8 mmol/L，血酮体0.6 mmol/L。血气分析提示：pH 7.326，$PaCO_2$ 32.7 mmHg，PaO_2 50 mmHg，BE －9，K^+ 3.5 mmol/L。

主治医师：结合患者病史、检查结果及查体，考虑诊断：①脓毒性休克；②脓毒症；③泌尿系结石合并感染；④肺水肿；⑤Ⅰ型呼吸衰竭；⑥心功能不全；⑦中度贫血；⑧低白蛋白血症；⑨G2P0孕23^{+1}周单活胎。治疗方案如下：①立即行经口气管插管术，建立人工气道接呼吸机辅助通气改善氧合状态；②予呋塞米100 mg静注（泵）利尿脱水，改善肺水肿；③补充白蛋白提高胶体渗透压；④患者Hb 70 g/L，考虑患者感染重、氧合差，建议予输注红细胞2 U，以提高患者血液携氧能力；⑤患者返室后测血糖16.8 mmol/L，血酮体0.6 mmol/L，立即予胰岛素降血糖处理,并动态监测患者血糖;⑥注意密切监测患者心功能,动态复查患者血气分析及电解质;⑦继续予抗感染、肠内营养支持及控制出入量等对症支持治疗,追踪血、尿培养结果。

主任医师:患者脓毒性休克、多器官功能障碍综合征(multiple organ dysfunction syndrome,MODS)诊断成立,继续予去甲肾上腺素维持血压,患者入室后仍有发热,氧合欠佳,血红蛋白进行性下降,予输注红细胞提高血液携氧能力,并根据患者情况更改抗生素,改用亚胺培南西司他丁钠 2 g q8 h 静滴抗感染治疗,考虑患者炎症反应明显,可考虑予连续静脉血液滤过(continuous veno venous hemofiltration,CVVH)治疗,定期复查感染指标及血色素情况;患者 PICCO 监测提示低心排出量,胸片提示肺水肿较前进展,复查 NT-proBNP 较前升高,考虑心衰加重,建议予利尿脱水、补充白蛋白提高胶体渗透压,注意补液速度及出入量负平衡,定期复查胸牌及心脏彩超,必要时加用西地兰(0.2 mg qd 静注)强心治疗;另患者妊娠 23^{+1} 周,卧床治疗,建议予低分子肝素 0.4 ml q12 h 皮下注射预防血栓形成,定期复查凝血常规及 D-二聚体;术后第二天日复查泌尿系 B 超,若梗阻未能有效解除,需动态评估终止妊娠解除增大子宫对输尿管的压迫。

后续诊疗经过 2

经上述对症支持,患者持续呼吸机辅助通气,SIMV 模式(f 16 次/分,VT 340 ml,FiO_2 45%),心电监护示:HR 94 次/分,BP 96/61 mmHg,R 18 次/分,外周血氧饱和度 100%,血糖波动在 8.9～10.4 mmol/L,CVP 波动在 10～14 cmH$_2$O。查体:GCS 评分 8 分,双侧瞳孔等圆等大,对光反射迟钝,球结膜水肿。双肺呼吸音粗,双肺可闻及少量干、湿啰音。HR 94 次/分,心律齐整,心音正常,未闻及额外心音。腹部膨隆如孕周,腹肌柔软,未扪及明显包块,多普勒听胎心无明显异常。双下肢无明显水肿,病理反射未引出。辅助检查:2018-04-04 真菌(1-3)-β-D-葡聚糖 33.8 pg/ml。2018-04-04 痰培养、药敏:未检出致病菌。2018-04-05 中段尿培养药敏、菌落计数:无菌生长未检出真菌。2018-04-05 急诊肝功组合+急诊生化:ALT 169.1 U/L,AST 231.6 U/L,TBil 35.16 μmol/L,DBil 24.46 μmol/L,Alb 41.9 g/L。2018-04-05 DIC 组合+凝血常规试验:D-二聚体 2 134 ng/ml,Fbg 降解产物 16.55 μg/ml,Fib 4.89 g/L,抗凝血酶Ⅲ 56%。2018-04-05 NT-proBNP+PCT.:PCT 2.24 ng/ml,NT-proBNP 843.1 pg/ml。2018-04-05 乳酸:1.48 mmol/L。2018-04-05 血常规组合:N 6.91×10^9/L,N% 87.70%,RBC 2.99×10^{12}/L,Hb 92.00 g/L。2018-04-06 床边胸片提示:①双肺渗出灶较前(2018-04-03 21:11)吸收好转,请结合临床及治疗后短期内复查;②右侧深静脉置管管端位于上腔静脉行程区。2018-04-06 床边腹部 B 超提示:右肾积水(液性暗区最大径约 15 mm),双肾多发强回声光点,考虑为结晶盐沉着,双肾血流未见明显异常,右侧输尿管上段扩张(管系扩张最大直径约 9 mm),中下段显示不清,左侧输尿管现实不清,由于尿管留置,膀胱空虚,脾脏稍大,肝脏、胆囊、胰腺未见明显异常。2018-04-06 心脏彩超:左房饱满,轻度二尖瓣反流,轻度三尖瓣反流,左室收缩功能正常低值,左室舒张功能正常,少量心包积液。

病例讨论 3

住院医师:患者生命体征相对平稳,2018-04-05 17:01 复查血气分析提示氧合＞300,

外周血氧 100%，予单腔氧管试脱机治疗 30 min 后，复查血气分析氧合指数较前未见明显下降，予拔除气管插管，改面罩中流量吸氧(5 L/min)。2018-04-06 行腹部 B 超后泌尿外科会诊意见如下：患者一般情况尚可，双肾叩诊正常，不需要外科特殊处理，定期复查泌尿系彩超。此外，患者转氨酶、胆红素均较前升高，结合患者病情，考虑患者肝功能损害为"药物性？感染性？"已请消化内科会诊。目前治疗方案如下：继续予抗感染、强心、利尿、维持血压、CVVH 清除炎性介质等对症治疗。

主治医师：患者一般情况较前平稳，今复查急诊肝肾功提示患者转氨酶、胆红素均较前明显升高，结合患者病史不排除微循环障碍所致肝损害可能性大，暂予多烯磷脂酰胆碱(10 ml bid 静注)护肝治疗。现已逐渐减少去甲肾上腺素剂量，根据情况再做调整，尽量将去甲肾上腺素撤除。

主任医师：结合病情考虑患者肝功能损害为继发性，由脓毒性休克导致，重点治疗原发病为主，暂不更换抗生素，动态复查相关指标，注意追踪消化内科会诊意见。

▶ 后续诊疗经过 3 ◀◀◀

经上述治疗后，患者神志清楚，交谈切题，鼻导管吸氧，心电监护示：HR 95 次/分，BP 120/65 mmHg，R 17 次/分，外周血氧饱和度 100%，血糖波动在 3.3～6.5 mmol/L，CVP 波动在 2～6 cmH₂O。全天总入量 2 803 ml，尿量 3 190 ml。查体：GCS 评分 15 分，双侧瞳孔等圆等大，直径 3.0 mm，对光反射灵敏，双侧巩膜黄染。双肺呼吸音清，双闻及少量干、湿啰音。HR 95 次/分，心律齐整。腹部膨隆如孕周，腹肌柔软，未扪及明显包块，胎心音正常。双下肢无明显水肿，病理反射未引出。辅助检查：2018-04-08 血常规组合：WBC 6.28×10⁹/L，N 4.72×10⁹/L，N% 75.10%，RBC 3.31×10¹²/L，Hb 102.00 g/L，PLT 175.00×10⁹/L。2018-04-08 PCT 0.535 ng/ml，NT-proBNP 28.85 pg/ml。2018-04-08 凝血常规试验+DIC 组合：D-二聚体 819 ng/ml，PT 11.4 s，凝血酶原活度 100%，凝血酶原国际比值 1.04，APTT 51.3 s，Fib 4.10 g/L，TT 21.6 s，抗凝血酶Ⅲ 57%。2018-04-08 乳酸：1.59 mmol/L。2018-04-08 急诊肝功组合+急诊生化：BUN 3.51 mmol/L，ALT 129.3 U/L，AST 40.6 U/L，Cre 50 μmol/L，TBil 13.99 μmol/L，DBil 9.44 μmol/L，总蛋白(TP)66.36，Alb 40.5 g/L，钾 3.838 mmol/L，钠 133.8 mmol/L，氯 95.02 mmol/L，淀粉酶 164.4 U/L，二氧化碳 19.2 mmol/L。2018-04-08 中段尿培养药敏、菌落计数：无菌生长未检出真菌。2018-04-08 血气分析：pH 7.430，PaCO₂ 34.9 mmHg，PaO₂ 127 mmHg，BE −1 mmol/L，HCO₃⁻ 23.2 mmol/L。患者一般情况良好，监测体温正常，复查血象及感染指标较前好转，肝酶较前下降，改用拉氧头孢 2 g bid 静滴抗感染共 5 天，停用利尿剂，转产科继续治疗原发病。

转入产科后，患者无畏寒发热，无下腹痛，无阴道流血、流液等不适，精神胃纳可，二便如常。查体：体温正常，HR 84 次/分，BP 105/52 mmHg，全腹软，无压痛及反跳痛，双侧肾区无叩痛，双下肢活动良好，胎心音正常。辅助检查：2018-04-10 中晚孕Ⅲ级超声提示胎重 612 g，羊水指数 72 mm，脐动脉 PI 1.30 RI 0.75，宫内妊娠，如孕 25+周，单活胎，未见明显胎儿结构异常。2018-04-10 尿液分析：潜血(+++)，蛋白阴性，尿红细胞 19 个/μl，尿白细胞 3 个/μl，上皮细胞 0 个/μl。2018-04-12 胸腹水 B 超：未见明显积液。2018-04-13 血常规组合+快速 CRP：快速 CRP 2.54 mg/L，WBC 6.34×10⁹/L，N% 70.00%，RBC

$3.01×10^{12}/L$，Hb 93.00 g/L，PLT $214.00×10^9/L$。2018 - 04 - 13 PCT 0.080 ng/ml。2018 - 04 - 13 急诊肝功组合＋急诊生化：ALT 24.8 U/L，AST 8.1 U/L，TBil 8.4 μmol/L，DBil 6.00 μmol/L，总蛋白 59.7 g/L，Alb 35.2 g/L，Cre 48 μmol/L；患者一般情况好，请泌尿外科会诊，考虑感染指标及肝肾功能恢复正常，予 2018 - 04 - 14 出院。

最终诊断

脓毒性休克，脓毒症，多器官功能障碍综合征，泌尿系结石合并妊娠（左侧输尿管支架置入术后），中度贫血，G2P0，孕 24^{+4} 周单活胎。

疾病诊疗过程简要总结

因"停经23周，腰痛3天，寒战伴发热1天"入院。查体：T 36.5 ℃，P119次/分。R 21次/分，BP 112/78 mmHg。辅助检查：外院泌尿系B超：双肾小结石，右肾轻度积水，右肾输尿管上段扩张，宫内单活胎，孕如22⁺周。

→

抗休克治疗同时，行右颈内静脉置管术，建立静脉通道、监测CVP；行右股静脉穿刺置管术，建立PICCO监测；行左侧输尿管支架置入术，解除泌尿系梗阻；多次复查血培养、中段尿培养均未见明显异常。

→

治疗期间患者出现肝功能损害，完善相关检查，请消化内科会诊，考虑为继发性，予护肝治疗。

→

经上述对症支持治疗后，患者病情好转，出院后规律产科、泌尿外科随访。

诊疗启迪

脓毒症是由感染引起的全身炎症反应综合征，严重者可发展为脓毒性休克。据统计，全球每年有 260 000 例孕产妇死于该疾病，其中发展中国家病死率约为 11％，发达国家病死率约为 5％[1]。脓毒症及脓毒性休克是导致孕产妇死亡的直接原因之一。因此，早期诊断、及时有效的治疗措施，是改善脓毒症患者预后的关键。

产科脓毒症及脓毒性休克的诊断有一定难度，需要仔细识别危险因素（如呼吸道、泌尿系、生殖道等），并通过监测患者生命体征、实验室指标、微生物指标等，评估患者微循环状态和器官功能状态，继而做出最终诊断。实验室指标中除降钙素原、白细胞计数等感染指标外，乳酸水平也被纳入诊断脓毒症的生物标志物之一。研究指出，当静脉输液不能维持组织灌注，需要使用血管活性药物来纠正低血压状态时，血清乳酸水平大于 2 mmol/L 可作为诊断脓毒性休克的指标[2]。另一方面，持续的乳酸水平增高与患者不良预后密切相关[3]。

治疗脓毒症和脓毒性休克的根本原则是尽早应用广谱抗生素、积极治疗原发病、迅速有效的容量复苏以及器官功能支持。有效的抗感染治疗能显著降低脓毒性休克患者的病死率。在病原学检查结果未出之前，经验性抗感染治疗非常重要，此时抗生素的选择取决于原发病灶、可能的病原菌以及抗生素耐药性和在体分布情况，但必须为广谱抗生素，初始覆盖范围应包括需氧菌、厌氧菌、革兰氏阳性菌和革兰氏阴性菌，其应用时机最好在诊断脓毒症的 1 h 内使用[4]。在抗感染同时，应积极寻找病因、去除原发病灶，例如在本案例中行左侧输尿管支架管置入术,解除泌尿系梗阻。产科脓毒症常见病因特别需要注意是否存在宫内感染情况,如因胎膜早破等引起的急性绒毛膜羊膜炎,或因宫内残留、手取胎盘等诱发的子宫感染。一旦出现严重的宫内感染,经积极抗感染治疗无效或出现无法控制的出血时,应及时行子宫切除术。对于脓毒症所致的低灌注或脓毒性休克患者应迅速给予容量复苏。2018年拯救脓毒症运动(Surviving Sepsis Campaign,SSC)脓毒症指南建议,对于低血压或乳酸水平≥4 mmol/L患者,应立即给予30 ml/kg晶体液(3 h内完成)[5]。然而由于妊娠期胶体渗透压下降,大量补液时更易发生肺水肿甚至心衰,因此有学者认为初始复苏时给予孕产妇30 ml/kg液体并不合理[1, 6]。SMFM建议可先补充1~2 L晶体液,然后根据孕产妇病情变化适当增加补液量或使用血管活性药物维持平均动脉压≥65 mmHg[4]。去甲肾上腺素(5~15 μg/min静滴)既能有效地升高血压,对母胎又无明显不良反应,是脓毒性休克患者首选的血管活性药物。其他替代方案包括多巴胺(1~3 μg/min静滴)或血管加压素(0.01~0.03 U/min静滴)[2]。此外,由于妊娠期发生低氧血症极易导致胎儿宫内缺氧等失代偿情况,因此建议维持患者PaO_2大于70 mmHg[7]。

专家点评

1. 行业内知名专家点评(狄文,教授,上海交通大学医学院附属仁济医院)

本案例讨论了一例妊娠合并脓毒性休克患者的诊疗过程,该患者因泌尿系结石导致感染并迅速发展为脓毒症、脓毒性休克,病因明确且典型。本案例在患者病情不平稳时能及时升级抗生素,并在高级生命支持的情况下行左侧输尿管支架管置入术解除泌尿系梗阻,病程中积极处理呼吸功能衰竭、心衰、肺水肿、肝功能损伤等,最终患者病情好转出院。

2. 主任点评(陈敦金,教授,广州医学院第三附属医院)

脓毒症及脓毒性休克所致的器官功能障碍存在较大的异质性,其中呼吸功能障碍最常见,约占34%,其次为凝血功能障碍(19%)、肾损伤(16%)、心血管功能障碍(12%)、肝功能障碍(10%)和意识改变(8%)[8]。本案例原发病灶为泌尿系梗阻,继而引起全身性感染,最终发展为脓毒性休克,病程中患者出现呼吸衰竭、心力衰竭及肝功能损害,经多学科协同救治后患者病情得到转归,监测胎儿情况良好。故而该病例具有较强的代表性,提示及时有效的抗感染治疗、积极处理原发病灶及脏器支持是获得良好妊娠结局的关键。

(陈敦金)

参考文献

[1] BURLINSON CEG, SIROUNIS D, WALLEY KR, et al. Sepsis in pregnancy and the puerperium [J]. Int J Obstet Anesth, 2018,36:96-107.

[2] KENDLE AM, LOUIS J. Recognition and treatment of sepsis in pregnancy [J]. J Midwifery Womens Health, 2018,63(3):347-351.

[3] SALOMÃO R, FERREIRA BL, SALOMÃO MC, et al. Sepsis: evolving concepts and

challenges [J]. Braz J Med Biol Res, 2019, 52(4): e8595.

[4] PLANTE LA, PACHECO LD, LOUIS JM, et al. SMFM Consult Series 47: Sepsis during pregnancy and the puerperium [J]. Am J Obstet Gynecol, 2019, 220(4): B2 - B10.

[5] LEVY MM, EVANS LE, RHODES A. The surviving sepsis campaign bundle: 2018 update [J]. Crit Care Med, 2018, 44(6): 997 - 1000.

[6] SPIEGEL R, FARKAS JD, ROLA P, et al. The 2018 surviving sepsis campaign's treatment bundle: when guidelines outpace the evidence supporting their use [J]. Ann Emerg Med, 2019; 73(4): 356 - 358.

[7] BRIDWELL RE, CARIUS BM, LONG B, et al. Sepsis in pregnancy: recognition and resuscitation [J]. West J Emerg Med, 2019, 20(5): 822 - 832.

[8] GREER O, SHAH NM, SRISKANDAN S, et al. Sepsis: precision-based medicine for pregnancy and the puerperium [J]. Int J Mol Sci, 2019, 20(21): 5388.

病例14 经产妇产时突发阴道大出血，子宫收缩乏力所致产后出血？

▶ 主诉

妊娠 38^{+1} 周，阴道流液 2 h，规律腹痛 1 h。

▶ 病史摘要

入院时间：2021.05.12 上午 08:30

现病史：患者，女，33 岁。平素月经规则，初潮 13 岁，(5～7)/(28～30)天，经量中等，无痛经，LMP 2020.08.25，EDC 2021.06.01，生育史 1 - 0 - 0 - 1。2019 年我院顺产 1 次。本次妊娠早孕期间未曾遭受放射线照射。停经 16 周感胎动。孕期于我院定期产检，初次产检孕 12 周，超声核实孕周相符。产检期间无创 DNA 检查低风险，系统超声提示胎儿无异常，OGTT 正常。孕期宫高、腹围均在正常范围内，余产检未见明显异常，孕期无心悸、胸闷、气促等不适主诉，孕期体重增加 12 kg。入院前 2 h，孕妇无明显诱因出现阴道流液，色清，1 h 前孕妇出现规律下腹痛，间隔 4～5 min，持续超过 20 s，自觉胎动正常，遂急诊收治入院。

既往史：

疾病史：患者既往身体健康。2019 年我院顺产一次，自诉过程顺利。否认心脏病、高血压、糖尿病等慢性病史。

传染病史：否认乙肝、结核等传染病史。

手术、外伤史：否认手术、外伤史。

输血史：否认输血史。

食物过敏史：否认食物过敏史。

药物过敏史：否认药物过敏史。

个人史：

长期生长于原籍，否认疫水、疫区接触史，否认吸烟、酗酒史，否认冶游史。

婚育史：

已婚，1-0-0-1，2019年我院顺产一次。

家族史：

否认家族异常性疾病史，父母体健。

入院体检

查体：T 36.5℃，P 83次/分，R 20次/分，BP 118/61 mmHg。

神清气平，一般情况可，步入病房，无贫血貌。HR 83次/分，律齐，未闻及杂音。双肺呼吸音清，未闻及干、湿啰音。腹部膨隆，无压痛、反跳痛，肝脾肋下未及，双肾区无叩痛。双下肢无水肿。膝反射正常。

专科检查：宫高 32 cm，腹围 97 cm，FHR 145次/分。腹部扪及规律宫缩，间隔 3～4 min，持续超过 20 s，强度中。阴道检查：宫口开大 3 cm，宫颈管完全展平，质软，前位，先露头，高位 0位，LOA，胎膜已破，上推胎头，羊水清亮。

辅助检查

血常规：WBC $13.54×10^9$/L，Hb 125 g/L，HCT 37.5%，PLT $178×10^9$/L。

肝肾功能：ALT 23 U/L，AST 25 U/L，Alb 37 g/L，Cre 26 μmol/L，UA 150 μmol/L。

凝血象：PT、APTT均正常，Fib 3.69 g/L，D-二聚体 2.11 mg/L。

产检 B超示：宫内单胎。胎儿头位，生长径线：双顶径 93 mm，头围 323 mm，腹围 331 mm，股骨长度 70 mm，估计胎儿 Wt 3 031±448 g。AFI 125。脐动脉血流 S/D 2.63，PI 0.97，FHR 142次/分。胎盘成熟度Ⅱ级，位于宫体后壁，距宫颈内口尚远。

心电图：未见明显异常。

初步诊断

胎膜早破，G2P1 孕 38^{+1} 周临产。

初步诊疗经过

患者入院后完善相关检查，诊断为：G2P0 38^{+1} 周孕临产，胎膜早破。孕妇系经产妇，宫口开大 3 cm，立即完善相关沟通，送入产房试产，观察产程进展。9:50孕妇宫口开全，10:03顺娩一活女婴，Wt 2 965 g，身长 49 cm，外观发育未见异常，Apgar评分 10-10-10分。心电监护示 BP 110/55 mmHg，HR 85次/分，R 20次/分。胎肩娩出后予以缩宫素 10 U静脉滴注。3 min后胎盘见剥离征象，自然剥离，剥离完整。胎盘剥离后立即见阴道流血，鲜红色，量多，估计约 1 200 ml。立即检查软产道未见损伤，检查子宫，下腹未扪及明显宫体轮廓，子宫下段呈桶状，收缩差，阴道流血汹涌，立即予以麦角新碱 0.4 mg肌肉注射，同时立即双手经腹经阴道行子宫按压。与此同时，立即建立双静脉通道，予以乳酸钠林格氏液 1 000 ml扩容，并完善配血、血常规、凝血象、生化等检查，立即取红细胞悬液 4 U，血浆 400 ml进行输注维持循环，留置尿管，记出入量。持续子宫按压 10 min后阴道仍见明显流血，检查宫体质软，腹部仍无法扪及明显子宫轮廓，持续子宫按压的同时予以卡前列素氨丁三醇 0.25 mg肌肉注射，同时予以卡贝缩宫素静脉滴注加强宫缩，氨甲环酸 0.5 g静滴止血。20 min后阴道流血逐渐减少,肚脐下 2 横指处扪及子宫轮廓,质地较前变硬,检查子宫下段见下段收缩,宫口可容 3 指,再次检查软产道未见明显损伤,无阴道血肿,考虑子宫收缩乏力所致产后出血,此时累计出血约 1 800 ml,心电监护示 BP 92/50 mmHg, HR 105 次/分,R 20 次/分,SpO_2 99%,孕妇未诉心慌、胸闷等不适。相关辅助检查结果回示如下。血常规:WBC 12.35×10^9/L, Hb 110 g/L, HCT 34.2%,PLT 152×10^9/L。凝血功能:PT、APTT 均正常,Fib 2.65 g/L, D-二聚体 3.6 mg/L。肝肾功能:ALT 22 U/L, AST 27 U/L, Alb 32 g/L, Cre 36 μmol/L, UA 210 μmol/L。

病例讨论

住院医师:患者,经产妇,既往顺产一次,因"妊娠 38^{+1} 周,阴道流液 2 h,规律腹痛 1 h"入院。入院后孕妇临产经阴道分娩,总产程 2 h 6 min,考虑急产。产妇胎盘剥离后立即出现严重产后出血,检查见软产道无损伤,全子宫完全不收缩,予以缩宫素、麦角新碱及卡前列素氨丁三醇等药物处理,联合经腹经阴道子宫按压促宫缩止血,同时完善配血、各项辅助检查,并予以乳酸钠林格液扩容,经积极处理,目前阴道流血逐渐减少。目前考虑诊断:①严重产后出血(子宫收缩乏力);②胎膜早破;③G2P2 孕 38^{+1} 周顺产已产。

主治医师:经产妇,本次分娩产程短,属于急产,存在子宫收缩乏力高危因素。胎盘剥离后立即出现阴道大量出血,首先考虑子宫收缩乏力,同时应排除软产道损伤。本病例产妇全子宫质软,无法扪及子宫轮廓,子宫收缩乏力诊断明确。子宫收缩乏力是产后出血的最常见病因,约 75% 产后出血由其所致。临床上局部子宫收缩乏力常见,但全子宫收缩乏力相对少见,处理更棘手,后者所致出血迅速凶猛,短时间内可发生严重产后出血,且由于松弛、扩张的子宫可能容纳大量血液,实际失血量可能比观察到的要多得多。临床上一旦发生,应立即联合多种手段促进子宫收缩止血,同时应积极进行容量复苏。如未及时处理,严重者可导致休克、多脏器损伤甚至死亡,为此,早期积极、正确的处理尤为重要。

主任医师:诊断产后出血的关键在于对失血量有正确的测量和估计,错误低估将丧失抢救时机,临床上对失血量的估计往往低于实际失血量。本病例中估计出血约 1 800 ml,实际出血可能已超过 2 000 ml。本病例中子宫收缩乏力所致产后出血诊断明确,出血早期应立即加强宫缩,病例中已预防性使用缩宫素,同时联合其他药物如麦角新碱、卡前列素氨丁三醇、卡贝缩宫素等联合止血,药物使用需注意有无使用禁忌,根据病情可重复使用。除宫缩剂外,大量失血时抗纤溶药物氨甲环酸可用于出血的治疗。产后出血的治疗不能仅仅依靠单一手段,药物处理的同时,应联合其他手段。对于本病例这类大量出血者,子宫按压是最简单有效的处理手段,持续经腹经阴道子宫按压直接压迫子宫壁止血,按压时间以子宫恢复正常收缩并能保持收缩状态为止,有时可长达数小时。本病例中,经过近 30 min 的持续子宫按压联合宫缩剂的使用,子宫逐渐恢复轮廓,阴道流血减少,说明处理有效。止血的同时,容量复苏同样重要。产后大出血时,容量复苏的前提是静脉通道的建立。早期的静脉通道建立尤为重要,一旦患者休克,血容量严重不足,血管塌陷,就会导致静脉通道建立困难,后续所有的复苏措施都无法进行,将加剧病情甚至导致死亡。严重出血的早期复苏治疗可选择晶体液快速扩容,晶体液可选择生理盐水或乳酸钠林格氏液等张溶液,但应避免早期过多输入,晶体液不超过 2.0 L。血液制品是复苏关键,血液制品联合晶体液可提高急性失血性休克的存活率。针对大量失血,应尽早启动大量输血方案,改善血管灌注,避免继发性凝血功能障碍的发生。临床上往往将血红蛋白作为输注红细胞悬液的客观标准,此时需要警惕的是由于大量失血,早期血液浓缩,血红蛋白不能反映当时的真实失血情况,应结合失血量、生命体征、尿量综合评估输血量。由于血容量快速下降时,机体代偿通常不足以维持心输出量和血压,在此基础上,继续少量的失血量增加都会导致临床症状的恶化。母体组织血流的分布不均导致局部组织缺氧和代谢性酸中毒,这将造成血管收缩、器官缺血和细胞坏死的恶性循环。目前产妇生命体征平稳,但仍存出血风险,建议行子宫动脉栓塞术。

产后出血原因鉴别

胎盘因素所致产后出血:胎儿娩出后胎盘未娩出且伴阴道流血,需考虑胎盘因素。胎盘部分剥离、粘连、植入、嵌顿等是引起产后出血的常见病因。胎盘娩出后常规检查胎盘胎膜是否完整,确定有无残留,有助于判断出血原因。本病例产妇既往顺产一次,本次分娩胎盘自行剥离,剥离完整,不考虑胎盘因素所致产后出血。

软产道损伤所致产后出血:胎儿娩出后立即出现阴道流血,色鲜红,应考虑软产道损伤。所有阴道分娩产妇均应常规检查软产道是否存在损伤,除去活动性出血外,应警惕隐匿性软产道损伤如阴道血肿,血肿往往伴有局部疼痛、肛门坠胀等表现。本病例中产妇为经产妇,发生急产,软产道损伤风险大,常规检查软产道未见损伤,故不考虑诊断。

凝血功能障碍所致产后出血:凝血功能障碍包括原发性和继发性,原发性患者既往往往存在血液系统疾病、肝脏疾病等基础病史。继发性主要包括产科因素如羊水栓塞、胎盘早剥、死胎等。产前联合病史询问、体格检查及生化检测可排除原发性疾病。产科因素所致继发性凝血功能障碍可能导致严重产后出血,表现为持续阴道流血、血液不凝,联合临床症状及生化检查可协助鉴别。但当持续大量出血导致凝血因子严重减少及血液稀释剩余凝血因子时,凝血障碍是产后出血的结果,后期可能合并凝血功能障碍。

后续诊疗经过

经前期积极处理后,产妇阴道流血减少。与产妇及家属积极沟通后,为避免后期继续出血,产后 1 h 在局麻下行双侧子宫动脉栓塞术,手术顺利,术后阴道流血少,产后 24 h 累计出血 2100 ml。在积极止血的同时,患者后续输注红细胞悬液 4 U,血浆 400 ml,冷沉淀 6 U。产后累计输注红细胞悬液 8 U,血浆 800 ml,冷沉淀 6 U。产后第 1 天患者生命体征平稳,心肺未见异常,肚脐下 2 横指处扪及质硬子宫,轮廓清。阴道少量流血,大小便正常。复查生化指标结果回示:血常规 WBC 15.96×10^9/L, Hb 87 g/L, Hct 26.8%, PLT 103×10^9/L;凝血功能 PT、APTT 均正常,Fib 2.97 g/L, D-二聚体 4.58 mg/L;肝、肾功能 ALT 32 U/L, AST 30 U/L,血 Alb 28 g/L。予以头孢呋辛静脉输注预防感染,予以静脉铁剂纠正贫血,经积极治疗后患者于产后第 3 天顺利出院。

最终诊断

①严重产后出血;②中度贫血;③胎膜早破;④G2P2,孕 38^{+1} 周,顺产已产。

疾病诊疗过程简要总结

本病例为典型的子宫收缩乏力所致产后出血,经产妇自然临产,产程顺利,分娩时因急产存在子宫收缩乏力高危因素,胎盘娩出后快速出现全子宫不收缩,迅速发生严重产后出血,增加了处理的紧迫性,可能让医护人员处理起来措手不及。该病例的特殊之处在于产妇产前不存在任何高危因素,产时突然发生严重出血,为后续抢救增加了难度。产后出血的处理原则是在积极寻找病因的同时,积极容量复苏。本病例中针对子宫收缩乏力所致产后出血,我们在积极应用各种宫缩剂的同时,使用止血药物氨甲环酸,并在出血汹涌的时候首先想到了子宫按压方法止血,而非宫腔及阴道填塞,在出血早期抢占治疗先机,实行正确有效的处理手段,避免了后期更为严重并发症的发生。当阴道流血减少、患者生命体征稳定时,为避免后期再次出血,我们选择了更保险的子宫动脉栓塞术止血,进一步保障了产妇安全。与此同时,在大量失血发生的时候,我们立即建立双静脉通道,在输注晶体液扩容的同时,快速获得红细胞悬液及血浆进行输注,改善了容量灌注,避免了稀释性凝血障碍的发生。经过上述处理后,患者产后出血得到了有效控制,两天后恢复出院。

诊疗启迪

产后出血是世界范围内孕产妇死亡的重要原因,对于产后出血的诊断,对失血量的准确评估是关键。临床上对失血量的估计往往低于实际出血量,特别是在出血过多的情况下判断误差更大。本病例中,通过称重法初步估计失血 2 100 ml,但结合后期输注血液制品后的血红蛋白值,考虑失血量明显大于初步估计量。生命体征也可作为失血量估计的评判依据,但出血量对患者的影响很大程度上取决于孕前血容量和妊娠血容量增加的程度,因此,临床上很多产妇发生产后出血时生命体征无明显变化,直到血容量显著不足时血压及脉率才会出现明显变化,早期通过心率、血压及休克指数判断出血量可能存在较大误差。

产后出血一旦诊断,明确病因是止血关键。产后出血的病因主要包括宫缩乏力、产道损伤、胎盘组织滞留及凝血功能障碍。四种病因可能单一存在,亦可能合并存在。其中子宫收缩乏力是最常见病因。胎盘剥离后的阴道流血,如排除胎盘因素及软产道损伤,检查子宫轮廓及质地,基本可以明确诊断。全子宫收缩乏力所致产后出血起病急骤,出血迅猛,是治疗的难点。一旦快速发生严重出血,合理的止血手段选择尤为重要,一旦错过最佳抢救时机,可能导致不可逆转的后果。宫缩剂是首选,缩宫素常规用于产后出血的预防,对于已经发生的出血,缩宫素联合其他宫缩剂更为合理有效。卡贝缩宫素类似于缩宫素,是其长效制剂,作用时间更长,是治疗子宫收缩乏力的有效制剂。麦角新碱是治疗子宫收缩乏力的二线用药,可迅速刺激子宫体部及子宫下段收缩,并可持续作用近 45 min。临床常用方案为肌肉注射 0.2 mg,必要时间隔 2～4 h 重复注射,最多 5 次。卡前列素氨丁三醇是前列腺素类制剂,常用于难治性产后出血治疗,如前面药物无效,可选择加用此药,强效刺激全子宫收缩,减少子宫出血。其起始剂量为 0.25 mg,间隔 15 min,可多次注射,总剂量不超过 2 mg。临床上子宫收缩乏力所致产后出血,宫缩剂的选择可根据当地医疗情况及患者病情进行选择,联合使用效果更好。

对于全子宫收缩乏力所致的严重产后出血,除药物治疗外,子宫按压而非子宫按摩是紧急情况下可选择的最简单有效的止血手段,通过机械压迫快速止血,压迫的时间根据子宫收缩力的恢复情况决定。但临床上往往容易忽略最简单的方法而选择其他复杂操作。对于阴道分娩,可选择的止血手段有限,除去上述两种方法,还包括宫腔纱条填塞及球囊填塞。实际上,在全子宫不收缩状态下,子宫丧失张力,无论是宫腔纱条填塞还是球囊填塞,经阴道操作都无法起到有效的压迫作用,同时由于操作费时,反而容易丧失抢救时机。宫腔填塞的选择应基于有一定张力的子宫进行,否则反而容易耽误病情。针对无预料的突发性出血,强烈推荐子宫按压方法。如患者经积极处理后血流动力学尚稳定,可选择子宫动脉栓塞术止血,但对于正在发生的快速出血,血流动力学不稳定者,应谨慎选择该方法。

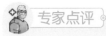 **专家点评**

1. 行业内知名专家点评(狄文,教授,上海交通大学医学院附属仁济医院)

本病例非常有代表性,且对于临床的诊疗很有借鉴和参考意义。本病例选取的是正常的经产妇,产前无高危因素,分娩时突发严重产后出血,处理更加棘手,更加强调抢救的及时性。这种突发性严重出血的早期合理处理,对医生而言非常具有挑战性,考验临床医生的应急抢救能力及团队合作能力。阴道分娩发生的子宫收缩乏力,由于可选择操作手段少,危急时刻反而容易失误。子宫按压是临床上最简单有效的促宫缩方法,持续地按压可有效刺激子宫收缩,是最有效的紧急止血方法。大部分子宫收缩乏力出血经宫缩剂及子宫按压联合治疗可得到有效控制,如仍无法止血者,必要时需考虑子宫动脉栓塞甚至子宫切除。积极止血的同时,容量复苏同样重要。因大量补液可引起稀释性凝血功能障碍,减少组织氧供,从而引起酸中毒。另外,大量液体输入可造成肺水肿,不利于氧弥散,而且血液过度稀释,不利于氧的携带和运送,影响组织血供及氧供,扰乱机体本身代偿机制和内环境稳定。为此,晶体液联合血制品是复苏成功的关键,尤其是血液制品的输注,可纠正携氧能力,改善氧供,同时避免稀释性凝血功能障碍的发生。为此,对于产后出血的治疗,应强调团队合作,止血与复苏双管齐下。

2. 主任点评(漆洪波,教授,重庆医科大学附属第一医院)

产后出血是临床常见并发症,子宫收缩乏力所致出血占比最高,为此本病例具有一定的代表性。产时突发性大出血,不同于细水长流的出血,病情危急,处理更加棘手,强调早期的合理处理,一旦错过抢救时机,患者病情可能急转直下,导致多脏器损伤甚至死亡发生。胎盘剥离后阴道大出血,腹部无法扪及子宫轮廓,子宫收缩乏力诊断明确。子宫收缩乏力的治疗首选宫缩剂,大出血时一线、二线宫缩剂联合使用效果更佳。宫缩剂的使用需要同时联合其他止血方法,面对无张力子宫,面对汹涌的出血,宫腔填塞费时、费力且无效,子宫按压是最简单有效的方法。止血的同时需要思考,如果仍无法止血下一步怎么办?所以每走一步应想到后续的各种可能,做好后续准备。子宫恢复一定收缩能力后,宫腔填塞或者子宫动脉栓塞均可作为后续治疗手段,后者更加可靠。

对于容量复苏早期扩容的选择,既往临床上普遍认为,产科失血性休克的液体复苏为尽早、尽快大量补充液体,充分恢复患者的有效血容量,使血压恢复至正常水平,保证组织器官的血液灌注。但近年的研究表明:在活动性出血尚未得到有效控制前,大量补液可增加血液丢失,同时大量液体输入可造成肺水肿,且血液过度稀释可能影响组织氧供,导致稀释性凝血功能障碍发生。因此,及时有效控制出血及输血(成分输血)是复苏的关键,在控制性低压条件下早期应限制过多液体输入。对于大出血,需要尽早启动大量输血方案,目前并无统一的产科大量输血方案(massive transfusion protocol,MTP),按照国内外常用的推荐方案,建议红细胞、血浆、血小板以1:1:1的比例(如10 U红细胞悬液+1000 ml FFP+1 U机采血小板)输注。

(胡小靖 漆洪波)

参考文献

[1] 刘兴会.产后出血预防与处理指南(2014)[J].中华妇产科杂志,2014.

[2] Practice Bulletin No. 183 Summary:Postpartum Hemorrhage. [J]. Obstet Gynecol, 2017,130:923-925.

[3] Quantitative Blood Loss in Obstetric Hemorrhage:ACOG COMMITTEE OPINION,Number 794.[J]. Obstet Gynecol,2019,134:e150-e156.

病例15 停经31^{+3}周,阴道流液4天,腹痛8小时,胎膜早破?

主诉

一次剖宫产术后5年,停经31^{+3}周,阴道流液4天,腹痛8 h。

病史摘要

入院时间:2018.07.30上午05:30

现病史:患者,女30岁。平素月经规则,初潮12岁,(4～5)/30天,经量中等,偶有痛经,LMP 2017.12.23,EDC 2018.09.29,生育史1-0-0-1,2013年足月因"巨大儿"剖宫产一活婴,体健。孕2$^+$月开始出现恶心、呕吐等早孕反应,不明显,持续1个月左右消失。孕早期无感冒、服药史,无放射性、化学性物质接触史,无猫、狗等宠物接触史。孕4$^+$月感胎动活跃至今。孕期顺利,在我院定期产检,行唐氏综合征风险评估、地中海贫血筛查、糖筛查、优生五项等检查未见明显异常。孕晚期无头晕、头痛、胸闷、心悸等症状。孕妇4天无明显诱因出现阴道流液,色清,2018.07.29 21:00自觉不规律下腹痛,无阴道流血,无胸闷、心慌,无上腹不适,无头痛、头晕、眼花、视物模糊等不适,遂急诊来我院待产。孕期饮食、睡眠良好,大小便正常,体重增加12 kg。

既往史:

疾病史:既往体健,否认心脏病、高血压等慢性病史。

传染病史:否认乙肝、结核等传染病史。

手术、外伤史:2013年足月因"巨大儿"剖宫产一活婴,体健,否认孕期外伤史。

输血史:否认输血史。

食物过敏史:否认食物过敏史。

药物过敏史:有青霉素过敏史。

个人史:

长期生长于原籍,否认疫水、疫区接触史,否认吸烟、酗酒史,否认冶游史。

婚育史:

已婚,育龄经产妇。

家族史:

否认家族异常性疾病史,父母体健。

入院查体

查体:T 37.6℃,P 116 次/分,R 20 次/分,BP 129/80 mmHg。

发育正常,营养良好,神志清楚,查体合作。全身皮肤无黄染,浅表淋巴结无肿大。头部无畸形,五官端正。双侧瞳孔等大等圆,对光反射灵敏,结膜无充血,巩膜无黄染。外耳道无异常分泌物,双乳突无压痛。鼻无畸形,鼻腔通畅,鼻窦无压痛。咽峡无充血,扁桃体无肿大。颈软,气管居中,无颈静脉怒张,甲状腺无肿大。胸廓对称无畸形,呼吸运动不受限,双肺部叩诊未见异常,肺肝界位于右锁骨中线第五肋间,呼吸音清晰,未闻及啰音。心界不大,心律齐,HR 80 次/分,各瓣膜听诊区未闻及杂音。腹部膨隆,下腹部耻骨联合上可见一长约12 cm 横形手术瘢痕,子宫下端瘢痕处压痛阴性,肝脾肋缘下未触及,肠鸣音存在。双肾区无叩击痛。外阴及肛门未见异常。脊柱四肢无畸形,运动自如,关节无红肿,双下肢轻度水肿。膝腱反射、跟腱反射存在,巴宾斯基征阴性。

专科检查:宫高 31 cm,腹围 110 cm,可扪及不规律宫缩,头位,胎心 146 次/分,骨盆外测量为 26.5 - 27.5 - 19 - 8.5 cm。宫口未开,胎膜已破,羊水清,头先露,S^{-3},坐骨棘平伏,骶尾关节活动可。

辅助检查

血常规:WBC 20.23×10^9/L,Hb 120 g/L,PLT 251×10^9/L。

凝血功能:TT 16.3 s,PT 1.16 s,APTT 29.9 s,Fbg C3.88 g/L,PT 13.3 s,

血浆 D-二聚体定量测定 51 μg/L,PT% 69.4%,PT - R 1.16 s,

ALT 5.5 U/L,AST 14.1 U/L。Alb 37.6 g/L,Cre 54 μmol/L,UA 335 μmol/L。

产检 B 超示:双顶径 8.9 cm。头围 30.37 cm。腹围 31.46 cm。肱骨径 6.0 cm,股骨径6.9 cm。胎心率 143 次/分。最大羊水池深度 4.3 cm。羊水指数 13.8 cm。胎盘位置:后壁,厚径 3.3 cm,分级 2 级。脐血流频谱:RI 0.44;PI 0.59;S/D 1.8。胎动 2 分;呼吸样运动 2分;肌张力 2 分;羊水量 2 分。

初步诊断

①G2P1,孕 31^{+3} 周,LOA,宫内单活胎;②胎膜早破;③瘢痕子宫伴妊娠。

初步诊疗经过

患者入院后完善相关检查,诊断为:G2P1,孕 31^{+3} 周,LOA,宫内单活胎;胎膜早破;瘢痕子宫伴妊娠。上级医师查房后指示:孕妇一般情况良好,查产道未见明显异常,考虑患者既往剖宫产史,现胎膜早破,羊水清,可先按照先兆早产予安胎抑制宫缩,争取时间予地塞米松促胎肺成熟、硫酸镁脑保护等,同时与患者及家属沟通其相关风险及其分娩方式。考虑患者胎膜早破给予抗生素预防感染,同时嘱完善入院相关检查,行胎心监护了解胎儿宫内情况,密切观察产程进展,适时终止妊娠。

患者 2018.07.30 晨 05:30 收住我科,06:00 患者出现大量阴道流液,色清,无诉不适,06:20 患者出现规律宫缩,约 30 s/5 min,测血压 110/70 mmHg,胎心音 135 次/分,宫口开大 3 cm,宫口进行性开大,宫缩较强,告知患者相关风险,患者及家属要求阴道试产,告知患者及家属瘢痕子宫阴道试产相关风险,患者及家属表示理解,强烈要求阴道试产,06:53 顺娩一活女婴(Apgar 评分 9 - 10 - 10 分,肌力扣一分),后羊水清,胎盘胎膜自娩完整,产时出血 150 ml,子宫收缩好,07:17 患者自诉明显饥饿感,测血糖(末梢血)为 12.8 mmol/L,心电监护示 BP 107/87 mmHg,HR 100 次/分,血样饱和度 100%,07:30 患者出现胸闷、烦躁不安,血压、心率、血氧饱和度进行性下降。07:45 患者心率下降至 60 次/分,血压测不出,血氧饱和度最低下降至 70%,面罩吸氧下维持血氧饱和度为 85%。产科检查:子宫脐上 2 指,子宫收缩强度中等,质中,子宫无压痛,产后检查软产道无裂伤,见阴道流血,累计约 450 ml。立即汇报上级医师。

病例讨论

住院医师:患者目前考虑诊断 G2P1,孕 31^{+3} 周,LOA,宫内单活胎;羊水栓塞? 胎膜早破;瘢痕子宫伴妊娠。

主治医师:产妇产程进展较快,宫缩较强,产后出现烦躁不安、出血及血压测不出、心率下降等表现,产科检查未见软产道撕裂伤,由于羊水栓塞多发生于分娩过程中胎儿娩出前后,暂不排除羊水栓塞可能,嘱完善相关血流动力学、生化、肝功、心功能、X 线、B 超、心电图等检查。

主任医师:患者产程进展速度较快,宫缩较强,产时羊水清,胎盘胎膜自然娩出完整,产后急性起病,无撕裂状剧烈腹痛,突然出现神经系统异常(烦躁不安)、呼吸困难、循环衰竭(血压、心率、血氧饱和度进行性下降)等临床表现,提示可能存在呼吸循环衰竭、出血、血容量不足。羊水栓塞多发生在分娩过程中胎儿娩出前后,根据以上情况,结合患者既往剖宫产史,本次妊娠胎膜早破,首先需考虑羊水栓塞,但不排除其他疾病引起并发症。等待相关检查结果回报的同时积极抢救产妇。

鉴别诊断

1. 胎盘早剥

典型症状为妊娠早、中期突发持续性腹痛,伴或不伴阴道流血,严重时可出现恶心、呕吐、面色苍白、四肢湿冷、脉搏细数等休克症状,胎心、胎动消失或明显减少。

2. 子宫破裂

多发生在妊娠晚期,患者有烦躁不安,破裂瞬间感撕裂状剧烈腹痛,宫缩消失可缓解,可伴有血尿及阴道鲜血流出,母体呈低血容量表现,常见于既往有子宫手术史的孕妇。

3. 产后子痫

为在子痫前期基础上发生的不明原因的抽搐,患者产后出现抽搐、面部充血、口吐白沫、深昏迷、意识恢复后有困惑、易激惹、烦躁,但子痫有高血压、水肿、蛋白尿病史,且无破膜因素。

4. 因宫缩乏力所致产后出血

由于凝血因子大量被消耗可导致凝血功能障碍甚至 DIC,但加强宫缩和抗休克治疗有效。

5. 肺栓塞

患者出现突然呼吸困难、胸痛、濒死感、发绀、右心衰竭、低血压、肢端湿冷,但不直接发生 DIC,抗凝及溶栓治疗有效。

6. 脑血管意外

患者发病时可有血压升高、头晕头痛、昏迷,可发生偏瘫,无发绀,伴抽搐,多发生于有高血压病史患者。

▶ 后续诊疗经过 ▶▶▶

完善相关抽血、B 超及胸片等检查,结果回报 WBC $34.16×10^9/L$,N% 86.14%,Hb 85 g/L,PLT $282×10^9/L$;凝血功能 PT 21.2 s,APTT 95.1 s,Fbg 0.82 g/L,快速 CRP 66.31 mg/L,余心肌酶谱、肝功能、生化未见明显异常。胸片提示双肺肺水肿早期改变。

患者在 07:30 出现血压、血氧饱和度、心率进行性下降后,立即予以面罩吸氧、地塞米松 10 mg 静脉注射、建立双静脉通道、留置尿管,07:45 患者心率降至 60 次/分,血压测不出,血氧饱和度最低降至 70%,面罩吸氧维持下血氧饱和度 85%,给予多巴胺 80 mg 静脉注射,急请各科会诊抢救。

患者在补液、升压等抢救下生命体征尚平稳,急转 ICU 进一步治疗,转入 ICU 患者 GCS 评分 8 分,心电监护示 HR 165 次/分,外周血压不能测及,外周血氧饱和度 90% 左右(球囊辅助呼吸),予气管插管接呼吸机辅助通气,深静脉置管,同时予罂粟碱、氨茶碱降肺动脉高压、解痉治疗,地塞米松抗过敏,多巴胺升压,补液、输血、补充凝血因子,抗休克治疗后,08:45 监测生命体征 BP 110/45 mmHg,HR 145 次/分,R 35 次/分,血氧饱和度 85%,子宫收缩较差,给予麦角新碱、欣母沛促进宫缩治疗,累计阴道出血 2 000 ml,出血不凝,尿量 1 300 ml,予补充晶体液、新鲜冷冻血浆、红细胞、纤维蛋白原;床边 B 超示腹腔内未见液性暗区,子宫下段连续性好;考虑患者严重产后出血,遂于 09:35 行经腹全子宫切除术,切除的子宫送病理检查,术后转 ICU 继续监测生命体征。2018 - 07 - 30 胸片:双肺肺水肿早期改变;术后予 CVVH 治疗、抗过敏、利尿减轻脑、肺水肿,改善氧合、抗感染、制酸护胃、营养心肌、纠正电解质平衡等治疗,经治疗后患者生命体征监测平稳。

▶ 最终诊断 ▶▶▶

G2P2,孕 31^{+3} 周,LOA,胎膜早破,早产顺产,剖宫产后阴道分娩(VBAC),羊水栓塞,产后出血,DIC,次全子宫切除术后。

▶ 疾病诊疗过程简要总结 ▶▶▶

本患者为孕妇瘢痕子宫、胎膜早破后阴道试产后突然出现神经系统异常(烦躁不安)、呼吸困难、循环衰竭(血压、心率、血氧饱和度进行性下降)等临床表现。起病急、进展快,而羊水栓塞又是一个排他性诊断,考虑患者产程快,宫缩强,产后出现不凝血,并且出现胸闷、烦躁不安,血压、心率、血氧饱和度进行性下降,结合实验室相关检查报告回报提示凝血功能异常,双肺轻度水肿。我们怀疑产妇产后羊水栓塞,但由于羊水栓塞缺乏明确诊断标准及有效的实验室诊断依据,我们在高度怀疑羊水栓塞的同时积极进行相关检查排除其他疾病,并给予羊水栓塞相关治疗,包括开放气道、解除肺动脉高压、抗过敏、抗休克及防治多器官功能衰竭等。在给予积极补液、升压等治疗后,患者的生命体征渐平稳,考虑患者阴道流出不凝血较多,严重产后出血及 DIC,告知其家属相关风险后,同意行经腹次全子宫切除术,术后继续给予降肺动脉高压、解痉、抗过敏、升压补液输血等治疗,同时将产妇转入重症医学科进行高级生命支持。

诊疗启迪

羊水栓塞的诊断主要根据患者的临床表现,结合既往病史、诱发因素来确定诊断,诊断前需排除全身性过敏性疾病、败血症、肺栓塞、心肌梗死、围生期心肌病变、失血性休克等。在病例中,其抢救反应速度较快,在完善相关检查有助于排除其他疾病的同时积极抢救产妇,根据最新指南以及专家共识,指出一旦怀疑羊水栓塞,立即按羊水栓塞进行抢救,同时推荐多学科协作参与抢救,及时、有效的多学科合作对于孕产妇抢救成功即改善其预后至关重要。

对于目前尚无明确的羊水栓塞的诊断标准及有效的实验室诊断依据,美国羊水栓塞国家诊断标准,强调临床诊断:①急性低血压或心搏骤停;②急性缺氧,出现呼吸困难、发绀、呼吸停止;③凝血功能障碍(实验室确诊 DIC)或不明原因的严重缺血;④以上症状发生在宫颈扩张、宫缩、分娩、剖宫产时或产后 30 min 内;⑤对上诉症状不能用其他疾病及异常解释。美国、中国、法国的羊水栓塞诊断标准如表 15 - 1 所示。

表 15 - 1 三种不同羊水栓塞诊断标准异同

标准 表现	SMFM 与 AFE 基金会(2016 年)	中国(2018 年)	法国巴黎(2020 年)
前驱神经症状		乏力、麻木、烦躁、针刺感、抽搐	前驱症状包括神经系统体重(抽搐、神志不清、焦躁不安、晕厥、濒死感)
循环系统	突发心跳骤停或循环衰竭	急性发生的低血压、心律失常或心脏骤停	突发低血压(收缩压<90 mmHg 或心跳呼吸骤停,突发性是主观标准,涉及一个剧烈的血流动力学变化
呼吸系统	或合并呼吸衰竭	急性低氧血症;呼吸苦难、发绀或呼吸停止	或伴发突发呼吸骤停、呼吸困难、咳嗽、气短
凝血系统	生物血 DIC	凝血功能障碍:有血管内凝血因子消耗或纤溶亢进的实验室证据,或临床上表现为严重的出血,但无其他可以解释的原因	临床早期产科大出血或临床 DIC
发病时间	分娩期或分娩后 30 min 出现临床表现	发生在分娩、剖宫术、刮宫术或是产后短时间内(多数发生在胎盘娩出后 30 min 内)	分娩期或分娩后 30 min 内出现临床症状

（续表）

标准 表现	SMFM 与 AFE 基金会（2016 年）	中国（2018 年）	法国巴黎（2020 年）
发热	无发热		
胎心变化		急性胎儿窘迫	胎心率异常
伴发其他症状			非典型体征［恶心和（或）呕吐、动脉性高血压、皮疹、胸痛或腹痛］
排除诊断		对于上述出现的症状和体征不能用其他疾病来解释；不包括产后出血但没有早期凝血功能障碍证据者，或其他原因的心肺功能衰竭者	

羊水栓塞较为罕见，许多医疗机构每 10 年只会遇到 1～2 例，面对一个灾难性的、不熟悉的紧急情况，且在一种高度紧张的环境中，医疗人员往往很难清晰地思考或回忆起适当的管理步骤。而羊水栓塞较为强调在产房的即刻处理，患者病情稳定后方可转入重症监护室进行下一步更高级的生命支持。羊水栓塞的治疗主要是纠正呼吸衰竭、改善低氧血症和抗休克、防治多器官功能衰竭。

首先纠正呼吸衰竭、改善低氧血症，可采取以下措施：①开放气道，立即气管插管，给予正压高浓度供氧，必要时行气管切开术，保持血氧饱和度在 90％以上；②解除肺动脉高压首选盐酸罂粟碱，可扩张冠状动脉、肺动脉、脑血管并松弛平滑肌，也可与阿托品联合用药，阻断迷走神经反射引起的肺血管痉挛和支气管痉挛，扩张肺动脉；③抗过敏治疗，患者出现血压、血氧进行性下降，可用肾上腺皮质激素、地塞米松等保护细胞对抗过敏。

同时抗休克及防治多器官功能衰竭，休克的主要原因是心肺功能衰竭、肺动脉高压、过敏反应、DIC、出血应短时间内补充血容量，及早开放静脉通道补充晶体液及胶体液。晶体液以平衡液为主，胶体常用低分子右旋糖酐、新鲜血或血浆等。此时补充液体过多易引起心力衰竭，故应监测中心静脉压、心电图以指导补液。出现严重低血压者，补液无效可予以去甲肾上腺素、多巴胺、间羟胺等升高血压，或者使用正性心肌药物多巴胺 10～20 mg、间羟胺 20～80 mg 加强心脏收缩，升高血压，但滴速不宜过快，应根据血压相应调整滴速。

专家点评

1. 行业内知名专家点评（郑勤田，教授，石家庄市妇产医院、美国亚利桑那大学妇产科）

本病例非常有代表性，且对于临床的诊疗很有借鉴和参考意义。本病例选取的是瘢痕子宫、胎膜早破顺产后出现血压、血氧饱和度、心率进行性下降，同时出现精神神经系统症状的患者，由于羊水栓塞缺乏明确的诊断标准，主要依靠临床表现进行诊断，在高度怀疑羊水栓塞时，立即启动羊水栓塞相关抢救措施，同时急查实验室指标、B超、胸片等,结果回报证实存在凝血功能障碍,同时胸片提示双肺存在肺水肿早期改变,产科检查排除宫缩乏力引起的产后出血。有助于羊水栓塞的进一步排他性诊断。羊水栓塞的抢救主要围绕着两方面进行:首先纠正呼吸衰竭、改善低氧血症,同时抗休克及防治多器官功能衰竭治疗。在经过积极抢救后,视患者生命体征变化及阴道出血情况,考虑是否需要切除子宫,同时对羊水栓塞产妇抢救后,将产妇转入重症医学科,联合重症医学科对产妇进行进一步高级生命支持。

2. 主任点评(钟梅,教授,南方医科大学南方医院)

产妇产后出现血压、血氧饱和度、心率进行性下降,同时出现精神神经系统症状。结合产妇具有瘢痕子宫等羊水栓塞高危因素,因此高度怀疑羊水栓塞的可能,后续通过完善相关检验进行排他性诊断。后续抢救治疗措施得当。在本次病例中,抢救措施迅速,说明虽然羊水栓塞是个罕见疾病,但及时、有效的多学科合作对于孕产妇的抢救成功及改善预后至关重要。对于许多基层机构来说,医疗人员较少遇到羊水栓塞,很难清晰地思考或回忆起适当的管理步骤。此时可参考美国母胎医学会2021年所提出的羊水栓塞初始管理检查表对孕产妇进行管理。相关人员对羊水栓塞的熟悉程度以及检查表的可及性和可操作性能协调控制对羊水栓塞的反应,通过确保遭受此种罕见灾难性事件的患者得到及时和最佳治疗来改善预后。

(钟 梅)

参考文献

[1] COMBS CA, MONTGOMERY DM, TONER LE, et al. Society for maternal-fetal medicine special statement: Checklist for initial management of amniotic fluid embolism [J]. Am J Obstet Gynecol, 2021,224(4):B29 - B32.

[2] CONDE - AGUDELO A, ROMERO R. Amniotic fluid embolism: an evidence-based review [J]. Am J Obstet Gynecol, 2009,201(5):445. e1 - 445. e13.

[3] 古航,杨慧霞,王谢桐.羊水栓塞临床诊断与处理专家共识(2018)[J].中华妇产科杂志,2018,53(12):831 - 835.

[4] PACHECO LD, SAADE G, HANKINS GDV, et al. Amniotic fluid embolism: diagnosis and management [J]. Am J Obstet Gynecol, 2016,215(2):B16 - B24.

[5] CLARK SL. Amniotic fluid embolism [J]. Obstet Gynecol, 2014,123(2 Pt 1):337 - 348.

病例16 孕 27^{+3} 周,门诊 NST 监测反应欠佳,新生儿呼吸窘迫综合征?

母亲病史

主诉

G1P0,孕 27^{+3} 周,门诊 NST 监测反应欠佳。

病史摘要

入院时间：2020.04.25 上午 10：00

现病史：患者，女，32 岁。0-0-0-0，患者平素月经规律，初潮 14 岁，周期（5～7）/30 天，LMP 2019.10.17，EDC 2020.07.24。此次自然受孕，妊娠早期未曾接受放射线照射，停经 45 天查尿早孕试验（＋），否认明显早孕反应。停经 4 个月余自觉胎动至今。孕 16 周于我院建卡，定期产检，唐氏筛查低风险；B 超检查未见明显异常；OGTT 正常；产检中宫高腹围均在正常范围。孕 25 周$^{+6}$ 产检时血压 150/98 mmHg，下肢水肿（＋＋），查尿常规示尿蛋白（＋＋），给予口服拉贝洛尔 2 粒 tid，并口服阿司匹林。因诉胎动减少，门诊 NST 监测反应欠佳，急诊收治入院。

既往史：

传染病史：否认乙肝、结核等传染病史。

手术、外伤史：否认手术及外伤史。

输血史：否认输血史。

过敏史：

否认食物、药物过敏史。

个人史：

长期生长于原籍，否认疫区接触史，否认吸烟、酗酒史。

婚育史：

已婚，生育史 0-0-0-0。

家族史：

否认家族性疾病史，父母体健。

入院体检

一般检查：T 36.7℃，P 86 次/分，R 20 次/分，BP 170/100 mmHg。

体格检查：神志清，一般情况可，步入病房。无贫血貌。HR 86 次/分，心音有力，心律齐，未闻及杂音。呼吸平，双肺呼吸音清，未闻及干、湿啰音。腹膨、质软，无压痛及反跳痛，肝脾肋下未触及，双肾区无叩痛。双下肢水肿（＋＋＋）。双侧膝反射正常。

专科检查：腹围 93 cm，宫高 30 cm，FHR 160 次/分。未扪及宫缩。宫口未开，胎膜未破。

初步诊疗经过

患者入院后完善相关检查，加强母胎监护，复查 NST 仍反应欠佳，不规则弱宫缩。使用地塞米松 1 个疗程促进胎肺成熟，硫酸镁保护神经系统，计划剖宫产前予头孢呋辛抗感染。2020.04.27 上午于腰硬联合麻醉下行剖宫产，已约新生儿科医师在手术室等待胎儿娩出。新生儿科医师提前进入手术室后进行早产儿常规复苏器械准备，包括辐射台预热、负压吸引器、复苏囊、早产儿面罩及气管导管等。9：28am 分娩一男婴，体重 885 g，评估为早产儿，无自主呼吸，肌张力低。断脐后即刻启动复苏程序，将患儿置预热暖床，保鲜膜包裹保暖，清理口鼻腔分泌物，刺激呼吸。经初步复苏患儿仍无自主呼吸，肤色发绀，HR 70 次/分，予心电监护的同时应用 T-组合复苏器开始面罩正压通气（呼气末正压 6 cmH$_2$O），选择吸入氧浓度 30%;30 s 后再次评估示 HR 76 次/分,SaO$_2$ 60%,矫正通气后继续给予正压通气 30 s,再次评估 HR 60 次/分,立即行气管插管(2.5 经口 6 cm)成功,插管连接 T-组合复苏器予正压通气(PIP/PEEP 18/6 cmH$_2$O),30 s 后再次评估 HR 80 次/分,SaO$_2$ 75%,继续正压通气 30 s 后再次评估 HR 110 次/分,SaO$_2$ 92%。患儿 Apgar 评分:1 min 3 分(肤色 1 分,心率 1 分,呼吸 0 分,肌张力 1 分,反应 0 分);5 min 7 分(肤色 2 分,心率 2 分,呼吸 1 分,肌张力 1 分,反应 1 分);10 min 7 分(肤色 2 分,心率 2 分,呼吸 1 分,肌张力 1 分,反应 1 分)。羊水清;羊水量中等;脐带 50 cm;胎盘正常;无胎膜早破。由复苏团队转运至新生儿病房。

新生儿病史

病史摘要

入院时间:2020.04.27 上午 10:30

患儿因孕母"早发型重度子痫前期,胎儿宫内窘迫",拟"未成熟儿,新生儿窒息"转入病房。

患儿系 G1P1,女,胎龄 27 周＋3 天,因母体"早发型重度子痫前期,胎儿宫内窘迫?"于 2020.04.27 9:28am 在本院产科剖宫产娩出。出生体重 885 g,羊水清,脐带、胎盘无殊。患儿娩出时全身青紫、无自主呼吸、HR 70 次/分、四肢肌张力低、弹足底无反应。迅速给予标准程序复苏,出生后 Apgar 评分:1 min 3 分,5 min 7 分,10 min 7 分,产时复苏情况详见产科病史;在气管插管连接转运呼吸机正压通气,转运暖箱保温并严密监护下转入 NICU 病房。

个人史:

1. 出生史

出生时间:2020.04.27 9:48。出生医院:本院产科。系 G1P1 女,胎龄 27 周 3 天;出生体重 885 g。有产时窒息复苏史(详见产科病史)。

2. 母孕史

母孕期:先兆子痫/子痫。孕期用药:拉贝洛尔、阿司匹林。母产前筛查 GBS:未测。母亲产前 24 h 是否发热:否。母亲产前是否使用抗生素:是,头孢呋辛。母亲产前是否接受糖皮质激素治疗:是,1 疗程。

家族史:

父亲,30 岁,职业为个体,既往体健。

母亲,32 岁,职业为电商,既往体健。

否认父母近亲婚配史。

入院体检

查体:T 36.5℃,P 160 次/分,R 56 次/分,SpO$_2$ 89%～92%(有创呼吸机通气下,FiO$_2$ 30%),BP 55/32 mmHg。Wt 850 g(P10～50),身长 34 cm(P10～50),头围 25 cm(P10～50),胸围 23 cm。

神志清,反应欠佳,面色尚红,右上肢 SpO$_2$ 89%～92%。前囟平软,大小 2.0 cm×2.0 cm。营养中等。唇色略淡,口腔黏膜光滑。心脏(听诊):HR 160 次/分,心律齐,心音有力,L2～3 可闻及收缩期 1～2/6 杂音。肺脏(听诊):双侧呼吸音对称,未闻及干、湿啰音。

腹部(望诊):稍膨隆,未见明显肠型。腹部(触诊):质软,未扪及包块。肝脏:肋下 1.0 cm,剑突刚触及,质地软。脾脏:肋下未触及。叩诊:鼓音。听诊:肠鸣音 0～1 次/分。拥抱反射:未引出。吸吮反射:未引出。握持反射:减弱。觅食反射:未引出。四肢肌张力:减弱。

专科检查(简易胎龄评分):足底纹理 0 分(褶痕不明显)+乳头 0 分(难认,无乳晕)+指甲 0 分(未达指尖)+皮肤 1 分(薄而光滑)+27=28 分。

辅助检查

CRP 1.1 mg/L,淀粉样蛋白 A 11.1 mg/L,网织红细胞计数 11.5%,WBC $6.39×10^9$/L,PLT $163×10^9$/L,Hb 133.0 g/L,淋巴细胞(lymphocyte,L)百分比(L%) 24.0%,N% 65.1%。

入院血气分析:pH 7.17,$PaCO_2$ 48.40 mmHg,PaO_2 74.30 mmHg,K^+ 4.6 mmol/L,Na^+ 137 mmol/L,GLU 5.9 mmol/L,Lac 4.20 mmol/L,HCO_3^- 17.10 mmol/L,SBE -9.7,Hb 12.9 g/L。

胸部正位(床边):两肺纹增多模糊,肺部透亮度减低。

超声心动图提示:心功能基本正常,房间隔缺损(Ⅱ),动脉导管未闭(左向右分流为主)。

初步诊断

①未成熟儿;②超低出生体重儿;③新生儿窒息;④新生儿呼吸窘迫综合征;⑤新生儿呼吸衰竭;⑥代谢性酸中毒;⑦动脉导管未闭;⑧房间隔缺损(Ⅱ)。

初步诊疗经过

患儿入院后予完善相关检查,诊断为:未成熟儿、超低出生体重儿、新生儿窒息、新生儿呼吸窘迫综合征、新生儿呼吸衰竭、代谢性酸中毒、动脉导管未闭、房间隔缺损(Ⅱ)。给予暖箱保温,气管插管、有创呼吸机辅助通气,根据胸片结果,气道内滴入肺表面活性物质(pulmonary surfactant,PS)120 mg,暂禁食,行脐静脉置管术,静脉补液(葡萄糖、电解质及肠外营养),维持血糖、电解质和内环境稳定,头孢噻肟钠静脉抗感染,小剂量多巴胺改善循环,维生素 K_1、止血敏预防出血,动态评估各系统脏器功能,并继续完善其他相关检查。

病例讨论

住院医师:病史简要同上。患者目前考虑诊断:①未成熟儿;②超低出生体重儿;③新生儿窒息;④新生儿呼吸窘迫综合征;⑤新生儿呼吸衰竭;⑥代谢性酸中毒;⑦动脉导管未闭;⑧房间隔缺损(Ⅱ)。

主治医师:患儿为一个未成熟儿、超低出生体重儿,母亲早发型重度子痫前期可存在胎儿宫内缺血缺氧,现有新生儿产时窒息,新生儿呼吸窘迫综合征,需要密切关注其各脏器系统功能,结合相关检查进行动态评估,对于存在重度窒息史的患儿须更加密切地观察是否发生缺氧缺血性损伤所致的脑损伤、急性肾功能损伤等早期并发症。

主任医师:新生儿窒息导致低氧血症、高碳酸血症、代谢性酸中毒、缺氧缺血性脑损伤及心、肺、肝肾重要脏器损伤,严重者出现多器官功能障碍或衰竭甚至导致死亡。心肺复苏是目前公认新生儿窒息复苏的基本和关键环节,窒息后有效新生儿复苏后能减少并发症,改善患儿预后，降低致残率和死亡率。该患儿目前治疗上继续予呼吸机辅助通气，保证组织供氧，并尽早脱离有创通气，预防感染，维持血糖等内环境稳定，肠外营养支持，适时启动肠内营养、亲母乳首选。患儿系未成熟儿，超低出生体重儿，易出现多种并发症如颅内出血、新生儿坏死性小肠结肠炎、败血症、支气管肺发育不良、早产儿视网膜病变(retinopathy of prematurity，ROP)等，重度窒息可能使损伤加重，须严密动态地评估各脏器功能，及时治疗及支持处理。

鉴别诊断

（1）呼吸系统：窒息新生儿在羊水、胎粪吸入的基础上出现吸入性肺炎及继发感染，患儿表现为气促、青紫，且有可能发生气胸。缺氧致肺动脉压力增高可促使动脉导管重新开放，加重肺组织损伤，出现肺出血。该患儿出生时羊水清，目前常频呼吸机辅助通气下氧合维持好，胸片显示右肺纹理增多、模糊，故新生儿肺炎有待进一步确诊。

（2）消化系统：新生儿窒息后引起血液重新分布致消化道缺血缺氧，引起消化道黏膜损伤出血，发生喂养不耐受甚至肠道缺血坏死、穿孔等情况。目前该患儿暂禁食补液中，适时开始微量喂养，密切关注患儿消化道症状和腹部体征。

（3）心血管系统：心肌损害是新生儿窒息的重要并发症，重症患儿可发生心律失常、心功能不全及休克等。该患儿入院后出现少尿，CRT 3 s，心超提示有动脉导管未闭、房间隔缺损(Ⅱ)，目前予多巴胺改善循环，待完善心电图、肌钙蛋白，必要时复查心超随访心功能，需要密切监护。

后续诊疗经过

入院后进一步完善相关辅助检查，予有创呼吸机辅助通气，枸橼酸咖啡因兴奋呼吸中枢，头孢噻肟钠抗感染，患儿自主呼吸渐平稳，逐步降低呼吸支持；因黄疸加重，予补充白蛋白促进胆红素结合、光疗照射退黄；病程中复查血常规示贫血，予输注少浆红细胞纠正贫血等对症治疗。母乳开奶后，根据患儿喂养耐受情况，逐步增加母乳量并添加强化剂。

患儿体温正常，停止氧疗后无青紫，母乳＋加强化剂 26 ml/q2 h 经口完成，无呕吐、腹胀，大小便正常，24 h 出入量平衡。出院前行头颅 MRI 示：双侧脑室室管膜下微小出血灶可能，左侧大脑半球脑沟偏深。复查心超：动脉导管已关闭，心功能正常范围。体格检查：神志清，精神反应好，前囟平 2.0 cm×2.0 cm，颅缝稍增宽，无颅骨软化，皮肤黏膜红润，可见轻度黄染。呼吸平稳，双肺未闻及啰音，HR 138 次/分，心律齐，心音有力，未闻及明显杂音，腹部膨，未见肠型，未扪及明显包块，肝脾无增大，肠鸣音 4～5 次/分，四肢肌张力可，手足暖，CRT 2 s。可见肢体抖动，无抽搐。

患儿纠正胎龄：38 周 6 天。出院时 Wt 2 700 g(P10)，身长 46 cm(P3～10)，头围 33 cm(P10～50)。经治疗，患儿病情好转，经上级医师查房患儿情况达出院标准，准予出院。

最终诊断

①未成熟儿；②超低出生体重儿；③新生儿窒息；④新生儿呼吸窘迫综合征；⑤新生儿呼吸衰竭；⑥动脉导管未闭；⑦新生儿高胆红素血症；⑧早产儿贫血。

疾病诊疗过程简要总结

本例患儿为未成熟儿，超低出生体重儿(母体早发型重度子痫前期)，出生时存在重度窒息。这类患儿的围生期管理、产时复苏对其预后改善至关重要。新生儿特别是早产儿复苏需要注意以下几点:保温、人工通气包括通气方式以及用氧浓度,尽快稳定循环,预防缺氧损伤尤其缺氧缺血性脑病,复苏中和复苏后的监护(包括体温、呼吸、心率及血糖等)。在收治入 NICU 病房后,必须对各个系统进行密切的监测及评估,及时治疗和对症支持,尽量避免各种严重并发症。出院后仍需对该类患儿进行长期随访。

诊疗启迪

近年来,随着新生儿重症监护及抢救技术的提高,国内外极低出生体重儿(very low birth weight infant,VLBWI)和超低出生体重儿(extremely low birth weight infant,ELBWI)的抢救存活率和生存质量得到了很大提高,因其各系统器官极不成熟,易发生各种损伤,需关注其产前管理、出生时复苏和生产后的早期救治。尤其 ELBWI,几乎均需在出生时给予复苏支持,且易发生严重的近、远期并发症,甚至导致死亡。目前,我国各地新生儿重症监护病房(neonatal intensive care unit,NICU)对于 VLBWI/ELBWI 管理水平参差不齐,与发达国家相比仍有很大差距,需要进一步提高整体救治质量。现就 VLBWI/ELBWI 的产前管理、出生时复苏及产房管理等相关问题进行阐述。

(一) 早产儿复苏中需关注的相关问题

美国新生儿复苏指南对早产儿复苏的建议如下。

(1) 脐带结扎:对无需复苏的足月儿和早产儿生后延迟结扎脐带(delayed cord clamping,DCC)30 s 是合理的,但不建议对胎龄<29 周的早产儿常规应用脐带挤压(umbilical cord milking,UCM)。过去认为对早产儿应该即刻夹闭脐带,2010 年即有证据显示 DCC 对于生后无需即刻复苏的新生儿可能有益。2015 年国际复苏联络委员会的系统回顾确认 DCC 可以降低任何等级脑室内出血(intraventricular hemorrhage,IVH)、生后对输血的需要以及新生儿坏死性小肠结肠炎(necrotizing enterocolitis,NEC)的发生风险,但尚缺乏可降低病死率或严重 IVH 发生率的证据。

(2) 早产儿氧疗:胎龄<35 周的早产儿复苏开始时,应使用低浓度氧气(21%~30%),不推荐早产儿复苏常规使用高浓度氧。

(3) 产房保暖:产房复苏过程中体温可作为判断新生儿预后及复苏质量的指标。推荐非窒息的新生儿体温应维持在 $36.5 \sim 37.5 \, ^{\circ}\mathrm{C}$。复苏胎龄<32 周的早产儿时,无须擦干,立即将其头部以下躯体和四肢放在清洁的塑料袋内或以塑料薄膜包裹并置于辐射暖床上;但应避免体温过高,以防止引发呼吸抑制。

(4) 呼气末正压(positive end expiratory pressure,PEEP)/持续气道正压通气(continuous positive airway pressure,CPAP):给予早产儿正压通气时建议应用 5 $\mathrm{cmH_2O}$ 的 PEEP,如使用自动充气式气囊应加装 PEEP 装置;有自主呼吸的早产儿如有呼吸费力,可以先予 CPAP 而非常规气管插管行正压通气。

(二) VLBWI/ELBWI 的产前管理

VLBWI/ELBWI 是一组特殊人群,其肺发育尚处于囊腺期,肺泡刚开始形成,此时脱离母体,肺脏基本不能独立维持其功能。几乎所有胎龄<28 周的超未成熟儿出生时均需要呼吸或循环支持,以帮助其完成胎儿到新生儿期的过渡。此时患儿各器官极其脆弱,极易因外部因素遭受损伤,甚至最终死亡。因此,对这部分 VLBWI/ELBWI 的围生期处理应格外细

心,除了做好复苏的各项措施外,更应做好出生前的各项准备工作,即实施积极的产前管理。

(1) 宫内转运:评估本医疗机构对于 VLBWI/ELBWI 的救治能力,必要时应该将存在早产高危因素的孕妇转运至有早产儿抢救经验的围产医学中心。

(2) 产前糖皮质激素的应用:母亲孕 22～23 周开始至 34 周前可能发生早产的孕妇,胎儿娩出后可能存活,故有早产迹象时应该给予 1 个疗程的产前糖皮质激素治疗,可以降低新生儿病死率,以及早产儿 RDS、IVH 和 NEC 的发生风险。

(三) VLBWI/ELBWI 的产房管理

(1) 几乎所有的 VLBWI/ELBWI 出生时均需帮助才能建立自主呼吸并维持正常的气血交换,以度过生命的最初阶段。出生时早产儿复苏的目标更多是"稳定"而非单纯的"复苏",医护人员应始终牢记对其施救的同时,更需要高质量的预后保证,避免医源性损伤。每个分娩现场均需有经验的复苏人员参与,如胎龄≤28 周,则至少需要有 2 名或以上复苏人员参加,且尽可能"温柔"地进行复苏。

(2) 产房复苏时的用氧管理:一般足月儿复苏时用空气比用氧气复苏更能降低病死率,而早产儿使用高浓度氧复苏可能增加氧自由基损害。建议采用较低浓度氧气(21%～30%),不推荐高浓度氧(FiO_2 65% 或更高),尽量保证其血氧饱和度接近健康足月儿的正常值范围:即生后 1 min 时右上肢血氧饱和度维持在 0.60～0.65,5 min 时维持在 0.80～0.85,10 min 时维持在 0.85～0.95。

 专家点评

1. 行业内知名专家点评(郑勤田,教授,石家庄市妇产医院、美国亚利桑那大学妇产科)

在我国,VLBWI 和 ELBWI 的发生率分别为 0.7% 和 0.2%,这类早产儿由于发育极端不成熟,需要专业的救治措施以帮助他们提高生存质量。本案例因母体早发型重度子痫前期致超早产/超低出生体重、新生儿窒息,需在三级围产医学中心进行围生期管理,包括严格的产前监测及评估,使用糖皮质激素促进胎肺成熟,有效的产时复苏,出生后立即予重症监护,产科、儿科合作积极把握出生这一关键阶段。因诊断为新生儿呼吸窘迫综合征(infant respiratory distress syndrome, IRDS)合并呼吸衰竭,予人工呼吸支持、肺表面活性物质、多巴胺改善循环等,尽可能降低缺氧性损伤、未成熟所致严重并发症;维持体温、血糖等内环境稳定,以及肠外肠内营养管理等,使该患儿住院期间生长发育基本达标,近期预后较好。患儿出院后仍需进行长期随访。

2. 主任点评(孙建华,教授,上海交通大学医学院附属上海儿童医学中心)

ELBWI 出生时特别脆弱,产时复苏非常具有挑战性。出生后,由于极其不成熟的解剖结构和生理状态,ELBWI 极易发生体温失调、呼吸功能不全和血流动力学不稳定。在新生儿死亡的病因中产时窒息目前占据第二位,并且是导致存活儿残障的第一原因。发达国家新生儿窒息发生率为 0.1%～1.0%,病死率约 0.1‰,在 ELBWI 人群中这一比例更高,存活者发生远期神经系统不良结局的比例也较无窒息的 ELBWI 明显增高。提高超未成熟儿的存活率及预后改善需要胎儿医学、产科及新生儿科多学科合作,从母亲分娩前即开始实施精细化管理。及时地识别早产,积极围产期管理,有效的窒息复苏,可显著降低超未成熟儿的病死率,改善其远期预后。目前国外推荐早期复苏"黄金

时刻"放置脐静脉导管（umbilical venous catheter，UVC）以实施相关干预，有利于
ELBWI病情的稳定。窒息复苏后新生儿尤其早产儿的转运必须关注"稳定"及避免不
必要的"刺激"。中国新生儿复苏流程图如图16-1所示。

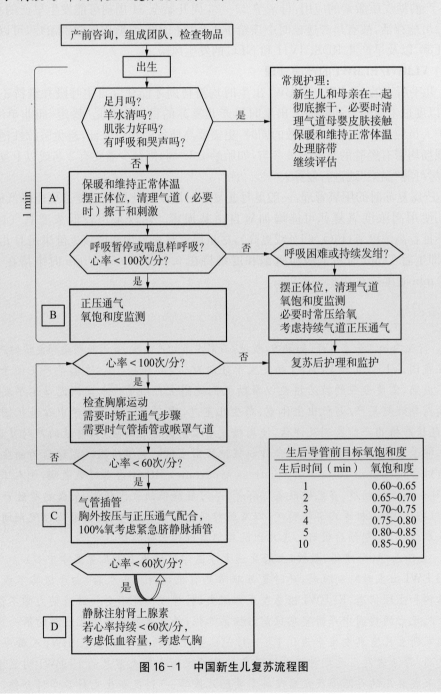

图 16-1 中国新生儿复苏流程图

（孙建华）

参考文献

［1］ 中国新生儿复苏项目专家组. 国际新生儿复苏教程更新及中国实施意见［J］. 中华围产医学杂志，2018，21(2)：73-80.

［2］ AZIZ K，LEE CHC，ESCOBEDO MB，et al. Part 5：Neonatal Resuscitation 2020 American Heart Association Guidelines for Cardiopulmonary Resuscitation and Emergency Cardiovascular Care［J］. Pediatrics，2021，147(Suppl 1)：e2020038505E.

［3］ 杨传忠，朱小瑜，叶鸿瑁. 极/超低出生体重儿的产前管理及出生时的复苏支持［J］. 中华围产医学杂志，2017，20(5)：333-339.

［4］ DE CAROLIS MP，CASELLA G，SERAFINO E，et al. Delivery room interventions to improve the stabilization of extremely-low-birth-weight infants［J］. J Matern Fetal Neonatal Med，2021，34(12)：1925-1931.

［5］ GRAY MM，EDWARDS EM，EHRET DEY，et al. Resuscitation opportunities for fellows of very low birth weight infants in the Vermont Oxford Network［J］. Pediatrics，2020，146(1)：e20193641.

第二章

妇 科 疾 病

病例 17 呼吸困难伴右上腹痛 5 日,输卵管来源恶性肿瘤?

主诉

呼吸困难伴右上腹痛 5 日。

病史摘要

入院时间:2021.04.01 上午 10:00

现病史:患者,女,26 岁。0-0-0-0,初潮 15 岁,月经规律,5/35 天,经量中等,痛经(一),LMP 2021.02.28。未婚,有性生活史。患者 5 天前无明显诱因下出现呼吸困难,晨起时加重,伴干咳及右上腹疼痛,右侧卧位时疼痛加剧,无发热、头晕头痛、下腹疼痛、阴道流血流液、白带增多等不适。外院就诊示胸腔积液、腹腔积液、双侧卵巢不均质占位(恶性可能)。1 天前就诊于我院急诊,查胸腹盆 CT 提示右侧胸腔积液,左侧少量胸腔积液;大网膜及腹膜不均匀增厚、粗糙并多发结节,不除外转移性病变;腹腔积液;宫颈及两侧附件饱满;盆腔散在小淋巴结显示;盆腔积液。查肿瘤标志物糖类抗原(carbohydrate antigen, CA)125 87.1 U/ml,其余肿瘤标志物、血常规、生化、血气分析均正常。为进一步诊治,拟"盆腔肿物、胸腔积液、盆腹腔积液"收治入院。

患者自发病来,神清,精神可,胃纳、夜眠可,二便正常,睡眠可,体重无明显改变。

既往史:

疾病史:患者否认心脏病、高血压等慢性病史。

传染病史:否认乙肝、结核等传染病史。

手术、外伤史:否认手术、外伤史。

输血史:否认输血史。

食物过敏史:否认食物过敏史。

药物过敏史:否认药物过敏史。

个人史:

出生于江西南昌,2009 年来沪,否认疫水、疫区接触史,否认吸烟、酗酒史,否认冶游史。

婚育史：

未婚未育，0－0－0－0，有性生活史。

家族史：

否认家族遗传性疾病史，父母体健。

入院体检

查体：T 36.4℃，P 106次/分，R 22次/分，BP 105/74 mmHg。

神清，一般情况可，推入病房，无贫血貌。HR 106次/分，律齐，未闻及杂音。呼吸略急促，右下肺呼吸音减弱，余肺呼吸音清，未闻及干、湿啰音。双乳对称，无包块、红肿及压痛，乳头无内陷，无异常分泌物。腹部稍膨隆，右侧腹部轻压痛，无明显反跳痛，肝脾肋下未及，双肾区无叩痛，未及明显包块，移动性浊音（＋）。双下肢无水肿。膝反射正常。右锁骨上窝可及肿大淋巴结，直径约2 cm，质中，活动度可，压痛（－）。

妇科检查：外阴无殊，阴道畅，宫颈光滑，宫体常大，压痛（－），双侧附件区增厚感，轻压痛。

辅助检查

2021年3月31日

胸部CT：右侧胸膜增厚（局部结节状）伴右侧胸腔积液，右肺部分膨胀不全，左侧少量胸腔积液伴左肺下叶节段性肺膨胀不全；纵隔及右心膈角淋巴结显示，部分肿大（大者短径约11 mm）。

腹部CT：大网膜及腹膜不均匀增厚并多发结节，不除外转移性病变；右肾上腺小钙化灶；胆汁淤积可能；腹腔及腹膜后散在增大淋巴结（大者短径约8 mm）；腹腔积液。

盆腔CT：宫颈及两侧附件饱满；腹膜不均匀增厚并多发结节；盆腔散在小淋巴结显示；盆腔积液。

妇科超声：右卵巢旁不均质区53 mm×16 mm×21 mm，左卵巢旁不均质区43 mm×25 mm×27 mm，内均引出较丰富血流信号，输卵管来源可能；盆腹腔积液（深74 mm）伴弥漫性盆底腹膜增厚4～8 mm，内部引出少许血流信号。

肿瘤标志物：CA125 87.1 U/ml，其余肿瘤标志物均正常。

血常规、生化、血气分析均正常。

初步诊断

盆腔肿物（输卵管来源恶性肿瘤可能），胸腔积液，盆腹腔积液。

科内病例讨论1

2021年4月1日，入院第1天。

住院医师：患者为青年女性，26岁，因"呼吸困难伴右上腹痛5日"入院。全身体检中发现右锁骨上窝可及肿大、无压痛的淋巴结。呼吸频率增加伴右下肺呼吸音减弱，余肺呼吸音清，未闻及干、湿啰音。腹部移动性浊音（＋）提示腹腔积液。妇科检查的主要阳性体征是双侧附件区增厚，轻压痛。影像检查提示胸腔积液、双侧部分肺不张和盆腹腔积液，全身淋巴结肿大包括右锁骨上、纵隔、右心膈角、腹腔及腹膜后。大网膜及腹膜不均匀增厚并多发结节,双侧输卵管区不均质占位。CA125 87.1 U/ml。根据目前考虑诊断:盆腔肿物(输卵管来源恶性肿瘤可能),胸腔积液,盆腹腔积液。

主治医师:患者为青年女性,未婚未育,有性生活史。结合患者病史查体及辅助检查,考虑附件占位,盆腹腔积液,目前高度怀疑输卵管来源恶性肿瘤可能,应积极完善相关检查,进一步明确肿瘤来源及性质,进行肿瘤分期,必要时行腹腔镜探查。

主任医师:患者为青年女性,急性起病,以呼吸困难伴右上腹疼痛为首要症状,同时有腹胀,影像提示胸腔、盆腹腔大量积液,双侧输卵管区不均质占位,伴全身多部位淋巴结肿大,CA125 升高。根据目前临床资料,考虑患者病情较为严重且进展迅速,高度怀疑输卵管恶性肿瘤,入院后应充分与家属沟通病情,完善 PET/CT、胃肠镜等相关检查,全面评估患者病情。

后续诊疗经过 1

2021 年 4 月 2 日,PET/CT 提示:双侧附件占位,左侧明显,直径约 2.3 cm,考虑恶性病变可能;网膜、部分腹膜广泛增厚,伴胰头周围、后腹膜、肠系膜根部多发肿大淋巴结,代谢增高,长径 1.5~1.6 cm,子宫直肠凹陷高代谢结节(图 17-1),考虑肿瘤腹盆种植转移;右侧锁骨上区(图 17-2)、双侧乳内区、纵隔、右侧心膈角、右侧肺门多发淋巴结肿大(图 17-3),代谢增高,长径 1.5~1.6 cm,考虑肿瘤转移;右侧胸膜增厚伴结节,代谢增高,右侧胸腔积液,右肺下叶部分受压不张,考虑肿瘤浸润所致。

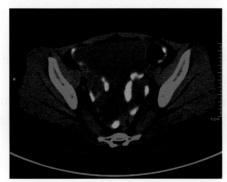

图 17-1 PET/CT 提示双侧附件占位,呈高代谢表现,恶性可能

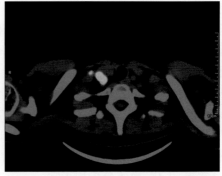

图 17-2 PET/CT 提示右锁骨上淋巴结呈高代谢表现,转移可能

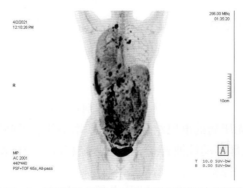

图 17-3 PET/CT 提示全身多处淋巴结呈高代谢表现

科内病例讨论2

2021年4月3日,入院第3天。

住院医师:患者PET/CT提示双侧附件区占位,左侧明显,恶性可能,伴腹盆腔广泛种植转移、胸腹盆多发淋巴结转移、右肺下叶及胸膜转移可能。

主治医师:患者PET/CT影像提示双侧附件区及胸腹盆多处高代谢病灶,考虑恶性肿瘤伴广泛转移可能,CT提示胸腔、盆腹腔大量积液。胸腹盆大量积液原因考虑癌性渗出可能。

主任医师:患者为年轻女性,急性起病,以呼吸困难和右上腹痛为主要表现,CT影像提示胸腔(以右侧为主)和腹腔积液,大网膜、腹膜结节,附件区占位,妇科超声提示双侧输卵管来源的血流较丰富肿块,PET/CT检查除证实以上发现之外还提示了全身广泛的淋巴结肿大,以及CA125 87.5 U/L,首先考虑输卵管来源恶性肿瘤伴广泛转移、癌性胸腹水可能;但病情中不能用恶性肿瘤解释的是:①晚期广泛转移的恶性肿瘤导致大量癌性胸腹水常常伴有消瘦、恶病质、CA125>500 U/L等表现,而患者为年轻女性,起病急,病程至今1周,目前除因胸腔积液引起呼吸困难外,一般情况尚可,CA125仅轻度升高;②患者PET/CT提示全身各处淋巴结肿大包括右侧锁骨上区、双侧乳内区、纵隔、右侧心膈角、右侧肺门、胰头周围、后腹膜、肠系膜根部等,需要考虑到引起全身淋巴结肿大的其他病因如结核以及淋巴瘤等。因此建议:①进行结核病的排查,如T-SPOT检查、胸水结核菌培养、腺苷脱氨酶(adenosine deaminase,ADA)检测等;②右锁骨上淋巴结穿刺明确病理;③胸腹水细胞学检查查找肿瘤细胞和生化检查;④严密观察患者的体温、呼吸及其他生命体征,对症支持治疗。请呼吸科、麻醉科会诊,进一步评估病情以及麻醉风险,制定麻醉方案。现阶段应积极改善呼吸循环状态,条件允许可行腹腔镜探查。根据患者的PET/CT表现,如为恶性肿瘤,也无法做到满意的瘤体减灭手术,因此探查目的主要是明确诊断,从而制定合理的治疗方案并评估预后。手术探查前应进一步完善胃肠镜检查。

后续诊疗经过2

安排患者于2021年4月3日行T-SPOT检测,4月6日结果回报提示T-SPOT结核感染T细胞A抗原35个(参考值<6个)、B抗原8个(参考值<6个)。4月7日行右锁骨上淋巴结细针穿刺,细胞学提示见淋巴细胞、类上皮细胞、多核巨细胞,倾向肉芽肿性病变,结核可能。补充询问传染病史,患者于2009年与确诊结核病者有接触史。入院后1周4月7日下午患者出现高热,达40.6℃,予以物理降温、抽取血常规及血培养,血常规提示WBC 4.32×10^9/L,N% 87.0%,L% 9.6%,CRP 82.6mg/L。血培养未见细菌、真菌、厌氧菌生长。右侧胸腔穿刺闭式引流,引流液性脱落细胞检查未见明确恶性细胞,胸水ADA 43 U/L↑,胸水培养未见细菌或真菌生长。

院内多学科会诊(MDT)

2021年4月8日,入院第8天。

妇科:患者为青年女性,急性起病,初期以胸腹水、盆腔肿物以及全身多发淋巴结肿大为主要表现,倾向于女性生殖系统恶性肿瘤导致的广泛转移。但昨日出现高热,结合T-

SPOT(＋),右侧锁骨上淋巴结穿刺提示肉芽肿病变可能,高度怀疑全身性结核累及胸膜、腹腔、盆腔、生殖道、淋巴结等部位。如探查手术发现粟粒样肉芽肿,结核培养阳性,则可以明确诊断。但由于目前患者有高热、胸水,手术的风险较大,故拟请感染科、重症医学科、麻醉科、呼吸科、胸外科专家会诊,进一步明确诊断、拟定治疗方案。

感染科:进一步追问病史,患者近1个月来有盗汗病史,2009年其外婆有结核病史,T-SPOT升高,目前高度怀疑结核可能,建议必要时腹腔镜探查,行腹腔组织活检。胸水及腹水可行结核杆菌培养、PCR或二代测序(next generation seqence,NGS)寻找结核感染证据,进一步明确诊断。但如果患者高热不退,充分与家属沟通后,也可经验性抗结核治疗。

重症医学科、麻醉科:患者有夜间高热,伴胸腹水,目前生命体征稳定,各脏器功能正常,应积极寻找原发病,动态评估胸水及循环状况。

呼吸科、胸外科:目前患者呼吸困难症状改善,右侧胸腔闭式引流中,因胸水细胞学未明确病因,可进一步完善胸水PCR或NGS检测明确诊断。

总结意见:和患者充分沟通,告知目前高度怀疑结核可能,不排除恶性肿瘤,确诊需要腹腔镜探查获取组织进行病理检查以及结核杆菌培养或NGS测定,但目前患者高热不退,也可行经验性抗结核治疗。

后续诊疗经过 3

和患者沟通后,患者选择先行经验性抗结核治疗,2021年4月8日起予以异烟肼＋利福平＋乙胺丁醇＋左氧氟沙星四联经验性抗结核治疗,患者体温逐渐下降,2021年4月13日患者体温恢复正常、右侧胸腔引流管引流量连续2日为0ml,予以拔管后转诊至公共卫生中心进一步诊治。

2021年4月14日,患者入住上海市公共卫生中心,入院后继续予以异烟肼＋利福平＋吡嗪酰胺＋乙胺丁醇＋左氧氟沙星抗结核治疗,后因吡嗪酰胺引起的胃部不适不能耐受而停药,又因利福平所引起的肝功能损害改用利福喷丁。经过治疗后,患者体温平稳,未见症状反复,最终于2021年4月27日出院。

2021年6月8日我院妇科门诊随访,妇科超声未见盆腔肿物,CT提示未见胸腹水。现患者一般情况可,病情稳定,已于2021年9月恢复正常工作生活。

诊疗启迪

1. 生殖道结核的诊断与鉴别诊断

生殖道结核的主要初发症状包括不孕、腹水、盆腔包块以及月经不规则,但通常并无明显的症状,有51.4%～58.4%的女性以不孕为首发症状,仅有极少部分(0.8%～1.4%)结核病情较为严重的病例[1,2]表现出明显的全身症状。影像学表现中,通常可见附件区肿物,对于结核性腹膜炎患者还可见腹水以及腹膜和大网膜增厚伴不均质结节。在肿瘤指标的检测中,生殖道结核患者CA125常有升高,但其数值通常<200 U/ml,相较卵巢恶性肿瘤病例中的CA125稍低[3]。因此,生殖道结核在临床上初诊的误诊率极高,达30.4%～81.8%[4,5],不易与卵巢肿瘤尤其是卵巢恶性肿瘤相鉴别。

在临床实践中,对于影像学提示附件区肿物且有不孕病史或存在不明原因腹水的患者应注意鉴别生殖道结核,详细询问结核病史以及接触史,必要时可通过结核感染相关检查帮助鉴别。此外,腹腔镜探查非常有助于鉴别卵巢恶性肿瘤和盆腹腔结核。后者常表现为草黄色腹水,脱落细胞中无恶性证据,腹膜、肠系膜等表现为广泛播散的、均一的粟粒样结节,输卵管可呈增粗表现,有别于卵巢来源的恶性肿瘤。

2. FDG-PET/CT 在生殖道结核诊断中的作用

FDG-PET/CT 在生殖道结核的诊治中具有一定的价值,活动性结核病灶中含有较多的巨噬细胞和淋巴细胞,这两类细胞具有较高的糖代谢水平,因此活动性结核病灶在影像上呈现高代谢的表现[6]。有研究显示,FDG-PET/CT 与 MRI 和 CT 相比,对于生殖道结核的诊断价值相仿[7]。然而,FDG-PET/CT 在对于恶性肿瘤的鉴别中特异性较低,假阳性率较高,在临床应用中可能导致一定的误诊率,例如本案例。

因此,在临床实践中,对于 CA 125 升高且 FDG-PET/CT 提示高代谢病灶的患者需要谨慎鉴别结核以及恶性疾病的可能。

同时,在结核病例中,FDG-PET/CT 的全身淋巴结高代谢表现与淋巴瘤病例相似,曾有 1 例有关结核与霍奇金淋巴瘤并发的病例报道,该病例中两类疾病所导致的不同肿瘤病灶在 FDG-PET/CT 的影像表现上并未呈现明显差异[8]。因此,对于 FDG-PET/CT 提示全身淋巴结高代谢的患者,亦应注意鉴别淋巴瘤的可能。

3. 手术在生殖道结核中的作用

生殖道结核的治疗,在原则上与全身其他结核病的治疗基本相同,一般不需要手术治疗。然而,对于药物治疗无效或反复发作的,或附件有结核性脓肿治疗不愈且有结核性瘘管形成的,或需要与卵巢恶性肿瘤鉴别的患者,可考虑行手术探查[9],但是应当注意生殖道结核手术治疗的并发症发生率相对较高。术前应预防性使用抗结核药物治疗,术后亦应遵循早期、规律、全程、适量、联合的原则继续抗结核治疗。

4. 实验室检查在生殖道结核诊断中的作用

手术治疗对于生殖道结核而言不单是一项治疗技术,也具有很高的诊断价值。然而,通过手术进行诊断对患者而言创伤较大,因此通过实验室检查明确诊断显得尤为重要。传统的实验室检查技术包括 T-SPOT、结核菌培养等,具有假阳性率高、检出率低等缺陷,而PCR 以及 NGS 技术则能更准确地诊断结核。同时,PCR 技术还具有检测速度更快的优点,而且不论对于活动的、隐匿的,还是细菌量较少的结核,均具有很高的检出率[10]。

◆ 专家点评 ◆

1. 行业内知名专家点评(朱兰,教授,北京协和医院)

本案例讨论了一例以急腹症和呼吸困难起病的生殖道结核年轻患者的诊疗过程。对于伴有 CA125 轻度升高的附件区肿物患者,在考虑诊断卵巢恶性肿瘤的同时应注意鉴别生殖道结核,仔细询问结核接触史以及不孕相关病史。本例患者在初诊阶段否认了结核病史,然而在后续诊疗的病史追问中提及了较为关键的结核患者密切接触史。同时,对于此类患者 PET/CT 所提示的高代谢病灶也应当注意鉴别结核和附件恶性肿瘤的可能性。另外,在临床实践中也应当强调全面查体的重要性。本案例中对于患者右锁骨上肿大淋巴结所进行的细针穿刺在明确诊断的过程中发挥了重要作用。

2. 主任点评(冯炜炜,教授,上海交通大学医学院附属瑞金医院)

女性生殖道结核的发病率在近些年有回升的趋势,且由于疾病早期临床表现不具有特异性,整体误诊率较高。因此,对于生殖道结核的早期诊断显得尤为重要。

关于生殖道结核分子层面诊断方式的研究已经持续多年,然而多项研究仍然表明腹腔镜检查是提高疑诊患者确诊率的重要手段。同时,考虑到生殖道结核发病多集中于经济欠发达地区,诸如 LAMP 和 Xpert MTB/RIF 等核酸扩增技术的检测手段可能无法在短期内广泛普及。然而,由于发展中国家耐多药结核病的负担在近年来亦有增长的趋势,仍应考虑在如抗结核治疗无效的病例中进行多重耐药性的分子检测。

同时,对于生殖道结核患者症状、体征等临床表现的早期识别以及结核相关病史的充分了解仍然应该在临床实践中得到足够的重视,临床医生结合所有临床资料对于高度疑诊患者进行早期甄别是结核诊断最为关键的基础。

(冯炜炜)

参考文献

[1] 李玉艳,梁志清,史常旭.腹腔镜诊断生殖道结核 599 例临床分析[J].重庆医学,2002,31(7):579-580.

[2] 林跃平.女性生殖道结核临床症状及诊断分析[J].现代医药卫生,2011,27(8):1147-1149.

[3] SHARMA JB. Current diagnosis and management of female genital tuberculosis[J]. J Obstet Gynaecol India, 2015,65(6):362-371.

[4] 赵金华,梁作双.女性生殖器结核疾病的临床诊治分析[J].实用医技杂志,2006,13(10):1740-1741.

[5] 陈桂芹,陈裕.女性生殖器结核 46 例临床分析[J].中国现代医生,2009,47(23):148-149.

[6] VORSTER M, SATHEKGE MM, BOMANJI J. Advances in imaging of tuberculosis: the role of 18F-FDG PET and PET/CT[J]. Curr Opin Pulm Med, 2014,20(3):287-293.

[7] SHARMA JB, KARMAKAR D, KUMAR R, et al. Comparison of PET/CT with other imaging modalities in women with genital tuberculosis[J]. Int J Gynaecol Obstet, 2012,118(2):123-128.

[8] JEHANNO N, CASSOU-MOUNAT T, VINCENT-SALOMON A, et al. PET/CT imaging in management of concomitant Hodgkin lymphoma and tuberculosis—a problem solver tool[J]. Clin Case Rep, 2018,6(1):232-234.

[9] American Thoracic Society; Centers for Disease Control and Prevention; Infectious Diseases Society of America. American Thoracic Society/Centers for Disease Control and Prevention/Infectious Diseases Society of America: controlling tuberculosis in the United States[J]. Am J Respir Crit Care Med, 2005,172(9):1169-1227.

[10] CHOPRA S, SHARMA S, SHARMA K, et al. Evaluation of Multiplex PCR for Rapid Diagnosis of Female Genital Tuberculosis[J]. J Assoc Physicians India, 2019,67(12):21-24.

病例18 下腹痛 1 周伴发热 5 天,急性盆腔炎?

主诉

下腹痛 1 周伴发热 5 天。

病史摘要

入院时间:2021.03.25 上午 11:07

现病史:患者,女,49 岁。平素月经规则,周期 28 天,经期 7 天,经量中等,无痛经,末次月经 2021.03.17。患者 1 周前无明显诱因下出现下腹持续隐痛,逐渐加重,休息或者更换体位后无缓解。无不洁饮食史,大小便正常,无尿急、尿频。5 天前自觉发热,未就诊。2021.03.24 因高热至我院就诊,T 39.3℃,查血常规:WBC $16.96×10^9$/L,N% 83.6%,CRP 277.2 mg/L。急诊 CT:双附件区及直肠子宫间隙多发混杂密度影,脂肪肝,脾大。急诊考虑急性盆腔炎可能,予头孢曲松钠及甲硝唑抗感染治疗。2021.03.25 盆腔超声检查提示:右侧附件区可见无回声区,大小 91 mm×58 mm×72 mm,透声尚可,伴分隔,周边未见明显血流分布;左侧附件区见无回声区,大小 107 mm×30 mm×66 mm,透声欠佳,伴分隔,周边未见明显血流分布。为进一步诊治收入院。

患者自发病来,精神、食欲、睡眠可,二便如常,体重无明显改变。

既往史:

疾病史:患者否认心脏病、高血压等慢性病史。

传染病史:否认乙肝、结核等传染病史。

手术、外伤史:1997 年和 2008 年共 2 次剖宫产术。否认外伤史。

输血史:否认输血史。

食物过敏史:否认食物过敏史。

药物过敏史:否认药物过敏史。

个人史:

长期生长于原籍,否认疫水、疫区接触史,否认吸烟、酗酒史,否认冶游史。

婚育史:

已婚,2-0-2-2(1997 年足月剖宫产一活男婴,2008 年足月剖宫产一女婴)。配偶体健。

家族史:

否认家族遗传性疾病史,父母子女均体健。

入院体检

查体:T 37.5℃,P 90 次/分,R 19 次/分,BP 115/70 mmHg。

神清气平,一般情况可,步入病房,无贫血貌。HR 90 次/分,律齐,未闻及杂音。双肺呼吸音清,未闻及干、湿啰音。双乳对称,无包块、红肿及压痛,乳头无内陷,无异常分泌物。腹平软,右下腹压痛,无反跳痛,肝脾肋下未及,双肾区无叩痛,未及明显包块。双下肢无水肿。膝反射正常。左侧腋窝下可及数枚增大淋巴结,黄豆大小,质中,活动度尚可,轻压痛。

妇科检查:外阴已婚未产式,阴道畅,宫颈轻糜,有举痛,子宫正常大小,质中,活动差,压痛,双侧附件区均扪及直径约 8 cm 包块,质中,活动差,压痛明显。

辅助检查

2021.03.25 盆腔超声:子宫前位 73 mm×50 mm×45 mm,形态规则,内膜厚度 3 mm。两侧卵巢显示不清,右侧附件区可见无回声区,大小 91 mm×58 mm×72 mm,透声尚可伴分隔,周边未见明显血流分布。左侧附件区见无回声区,大小 107 mm×30 mm×66 mm,透声欠佳伴分隔,周边未见明显血流分布。盆腔未见积液。超声提示:左侧附件囊性包块(输卵管积液可能);右侧附件囊性包块。

2021.03.25 血细胞分析:WBC 24.30×10^9/L, N% 88.30%, Hb 83 g/L, PLT 398×10^9/L。D-二聚体 1.59 mg/L。

2021.03.26 CA125 22.20 U/ml, HE4 38.58 pmol/L;

2021.03.29 血细胞分析:WBC 15.68×10^9/L, N% 86.50%, Hb 73.0 g/L, PLT 459×10^9/L。

2021.03.30 PCT 1.510 ng/ml,白细胞介素(interleukin, IL)-6 42.19 pg/ml。

初步诊断

急性盆腔炎,双侧输卵管积液,中度贫血。

初步诊疗经过

头孢曲松钠 2.0 g+0.9%氯化钠注射液,每日 1 次,联合甲硝唑 100 ml,每日 2 次,静脉抗感染治疗 4 天;补铁纠正贫血治疗。感染指标下降,腹痛缓解,肿瘤标志物正常。

病例讨论1

住院医师:患者,女,49 岁,因"下腹痛 1 周伴发热 5 天"入院。超声提示:左侧附件囊性包块(输卵管积液可能);右侧附件囊性包块。WBC 24.30×10^9/L, N% 88.30%, Hb 83.0 g/L,最高体温 39.3℃。目前考虑诊断:急性盆腔炎,双侧输卵管积液,中度贫血。

主治医师:患者为中年女性,以下腹痛发热为首发症状,头孢曲松钠 2.0 g+0.9%氯化钠注射液,每日 1 次,联合甲硝唑 100 ml,每日 2 次,静脉抗感染治疗 4 天后体温下降,感染指标下降,腹痛缓解,肿瘤标志物正常,首先考虑盆腔炎性疾病。积极完善检查,继续抗感染治疗。

主任医师:盆腔炎是女性生殖系统各个器官发生炎症的总称,一般来说包括子宫内膜炎、输卵管炎、卵巢炎,甚至输卵管卵巢脓肿形成等,患者可能会由此产生下腹痛、阴道分泌物增多、体温升高等。盆腔炎分为急性盆腔炎和慢性盆腔炎。急性盆腔炎起病急骤,可表现为体温骤然升高、下腹剧痛;慢性盆腔炎病程较长,可仅表现为下腹隐痛或腰骶部疼痛,而没有体温升高,亦可发生急性发作而表现为急性盆腔炎的症状。对于盆腔炎的鉴别诊断,首先需排除生殖系统肿瘤,通过查体、B超、MRI及肿瘤标志物检查,可与女性生殖系统肿瘤,如卵巢肿瘤、输卵管肿瘤、宫颈肿瘤等鉴别,相对于超声检查,MRI对于软组织具有更强的分辨能力。急性盆腔炎还应与急性阑尾炎、输卵管妊娠流产或破裂、卵巢囊肿蒂扭转或破裂等鉴别。

后续诊疗经过 1

为明确诊断,于2021.04.07行盆腔MRI检查,结果提示:右侧附件区可见一异常信号影,大小约为66 mm×54 mm×54 mm,其内呈T1WI低、T2WI高信号,T2WI抑脂及非抑脂序列未见明显脂肪信号,增强后可见病灶囊壁均匀强化。左侧附件区可见管状影,管径约为8 mm。膀胱、子宫未见异常。直肠和乙状结肠未见异常。盆底筋膜未见肿胀。盆内未见淋巴结增大。腹水。盆壁未见异常。检查意见:双侧输卵管积液? 右侧为著,腹水。

2021.04.06复查B超:双侧附件区混合性包块(炎性可能),左侧69 mm×25 mm×54 mm,将卵巢包裹其中,与子宫粘连;右侧82 mm×55 mm×80 mm,透声差,与子宫粘连。

2021.04.06血细胞分析:WBC 9.79×10^9/L, N% 81.50%, Hb 87.0 g/L, PLT 478×10^9/L。

病例讨论 2

住院医师:患者盆腔MRI检查提示双侧输卵管积液? 右侧为著,腹水。

主治医师:经抗感染治疗后,腹痛消失,自2021.04.03起体温正常,血象好转,附件区包块缩小。

主任医师:结合患者症状和现有辅助检查结果,腹痛,白细胞增高,盆腔不均质包块,考虑炎性。同时,影像学检查提示患者输卵管积液。抗感染治疗后病情也有所好转。因此目前诊断急性盆腔炎、双侧输卵管(可能累及卵巢)积脓、中度贫血,比较明确。治疗上主要为抗生素药物治疗,必要时手术治疗。抗生素的治疗原则"经验性、广谱、及时及个体化"。初始治疗往往根据经验选择抗生素,选择广谱抗生素以及联合用药。一般情况欠佳者,应嘱患者卧床休息,半坐卧位有利于脓液积聚于直肠子宫陷凹而使炎症局限。给予高蛋白、高维生素流食或半流食,补充液体,注意纠正电解质紊乱及酸碱失衡。手术治疗主要用于抗生素控制不满意的输卵管卵巢脓肿或盆腔脓肿。手术指征有:①药物治疗无效。输卵管卵巢脓肿或盆腔脓肿经药物治疗48~72 h,体温持续不下降,患者中毒症状加重或包块增大者,应及时手术,以免发生脓肿破裂。②脓肿持续存在。经药物治疗病情有好转,继续控制炎症2~3周,包块仍未消失但已局限化,应手术切除,以免日后再次急性复发。③脓肿破裂。突然腹痛加剧,寒战高热、腹胀,或者有中毒性休克症状,怀疑脓肿破裂,应立即抗生素治疗的同时手术探查。手术方式可以选择经腹或腹腔镜手术,年轻者尽量保留卵巢。针对该患者,抗感染治疗有效,目前拟继续当前药物治疗,监测体温、感染指标以及盆腔包块大小。如感染控制而肿块持续存在,待炎症控制后可行病灶切除术。

后续诊疗经过 2

2021.04.09抗感染14天后,感染控制,包块持续存在,行手术治疗。术中见:子宫正常大小,外观未见明显异常,右输卵管卵巢积脓,增大约9 cm×8 cm×6 cm,并与右侧盆底、子宫右侧壁及周围肠管粘连,内见较多脓液,左输卵管积脓,增大约 6 cm×6 cm×3 cm,粘连于左卵巢、子宫左侧壁及周围肠管,内见陈旧脓液机化。予以切除右侧附件及左侧输卵管。术后继续抗生素治疗。

术后病理:(左)输卵管组织急慢性炎伴积液,部分区见黄色肉芽肿性炎,周围增生的纤维组织内见急慢性炎细胞浸润,并见灶性脂肪坏死。(右)卵巢组织内见大量急慢性炎细胞浸润,部分区见黄色肉芽肿性炎;输卵管组织急慢性炎伴积液,部分区见黄色肉芽肿性炎;输卵管系膜:副中肾管源性囊肿。

患者术后出现体温和血象升高,术后第 4 天体温恢复正常。

2021.04.10 血细胞分析:WBC 12.04×10^9/L,N% 88.6%,Hb 80.0 g/L,PLT 352×10^9/L。CRP 66.3 mg/L。PCT 0.68。

2021.04.16 血细胞分析:WBC 6.7×10^9/L,N% 63.2%,Hb 86.0 g/L,PLT 350×10^9/L。CRP 25.9 mg/L。PCT 0.049。

疾病诊疗过程简要总结

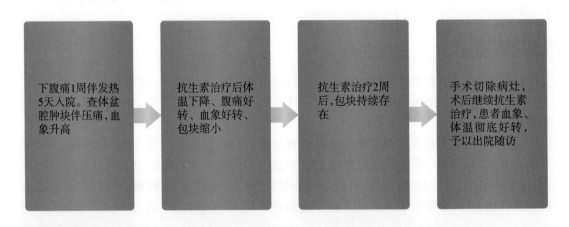

| 下腹痛1周伴发热5天入院。查体盆腔肿块伴压痛,血象升高 | → | 抗生素治疗后体温下降、腹痛好转、血象好转、包块缩小 | → | 抗生素治疗2周后,包块持续存在 | → | 手术切除病灶,术后继续抗生素治疗,患者血象、体温彻底好转,予以出院随访 |

诊疗启迪

1. 盆腔炎性疾病的诊断

盆腔炎性疾病诊断的最低标准:宫颈举痛或子宫压痛或附件区压痛。附加标准:体温超过 38.3℃,宫颈或阴道异常脓性分泌物;血沉升高,CRP 升高;宫颈淋病奈瑟菌或衣原体阳性。特异标准:子宫内膜活检组织学证实子宫内膜炎;阴超或 MRI 检查显示输卵管增粗,输卵管积液,伴或不伴有盆腔积液、输卵管卵巢肿块以及腹腔镜检查发现盆腔炎性疾病征象。

但由于临床上仅有 75% 的盆腔炎性疾病患者在出现典型的盆腔压痛和下生殖道感染后才得以确诊,对于轻中型盆腔炎患者,目前临床尚无统一诊断标准。腹腔镜检查和子宫内膜活检属于有创性检查,不作为常规筛查方法。临床常用经阴道超声和 MRI 检查,MRI 对输卵管炎症具有高度敏感性。所有怀疑盆腔炎性疾病的患者应行宫颈或阴道分泌物检测是否感染沙眼衣原体和淋球菌,另外也需常规进行妊娠试验以排除异位妊娠。此外,还应进行血清学试验,HIV、ESR、CRP 升高可增加盆腔炎性疾病诊断的特异性。

2. 盆腔炎性疾病的抗生素治疗方案

1) 治疗原则

(1) 门诊治疗:若患者一般状况好,症状轻,能耐受口服抗生素,并有随访条件,可在门诊给予非静脉应用(口服或肌内注射)抗生素。

(2) 住院治疗:患者一般情况差,病情严重,伴有发热、恶心、呕吐;盆腔腹膜炎;输卵管卵巢脓肿;门诊治疗无效;不能耐受口服抗生素;诊断不清。

(3) 支持疗法:卧床休息,半卧位有利于脓液积聚于直肠子宫陷凹而使炎症局限;给予高热量、高蛋白、高维生素流食或半流食,补充液体,注意纠正电解质紊乱及酸碱失衡;高热时采用物理降温;尽量避免不必要的妇科检查以免引起炎症扩散,有腹胀者应行胃肠减压。

2) 静脉给药方案

(1) 静脉给药 A 方案:以 β-内酰胺类抗菌药物为主。

① β-内酰胺类抗菌药物:二代头孢菌素或三代头孢菌素、头霉素类、氧头孢烯类抗菌药物,静脉滴注,根据具体药物的半衰期决定给药间隔时间;如头孢替坦 2 g,静脉滴注,1 g/12 h;或头孢西丁 2 g,静脉滴注,1 g/6 h;或头孢曲松 1 g,静脉滴注,1 次/24 h。

② 如所选药物不覆盖厌氧菌,需加用硝基咪唑类药物,如甲硝唑 0.5 g,静脉滴注,1 次/12 h。

③ 为覆盖非典型病原微生物,需加用多西环素 0.1 g,口服,1 次/12 h;或米诺环素 0.1 g,口服,1 次/12 h;或阿奇霉素 0.5 g,静脉滴注或口服,1 次/d,静脉滴注 1~2 d 后改为口服 0.25 g,1 次/d,5~7 d。

(2) 静脉给药 B 方案:以喹诺酮类抗菌药物为主。

① 喹诺酮类抗菌药物:氧氟沙星 0.4 g,静脉滴注,1 次/12 h;或左氧氟沙星 0.5 g,静脉滴注,1 次/d。

② 为覆盖厌氧菌,需加用硝基咪唑类药物,如甲硝唑 0.5 g,静脉滴注,1 次/12 h。

(3) 静脉给药 C 方案:以 β-内酰胺类+酶抑制剂类联合抗菌药物为主。

① β-内酰胺类+酶抑制剂类联合抗菌药物:氨苄西林-舒巴坦钠 3 g,静脉滴注,1 次/6 h;或阿莫西林-克拉维酸 1.2 g,静脉滴注,1 次/(6~8)h;哌拉西林-他唑巴坦 4.5 g,静脉滴注,1 次/8 h。

② 为覆盖厌氧菌,需加用硝基咪唑类药物,如甲硝唑 0.5 g,静脉滴注,1 次/12 h。

③ 为覆盖非典型病原微生物,需加用多西环素 0.1 g,口服,1 次/12 h;或米诺环素 0.1 g,口服,1 次/12 h;或阿奇霉素 0.5 g,静脉滴注或口服,1 次/d,静脉滴注 1~2 d 后改为口服 0.25 g,1 次/d,5~7 d。

(4) 静脉给药 D 方案:克林霉素 0.9 g,静脉滴注,1 次/8 h,加用庆大霉素,首次负荷剂量 2 mg/kg,静脉滴注或肌肉注射,维持剂量 1.5 mg/kg,1 次/8 h。

3) 非静脉给药方案

(1) 非静脉给药 A 方案:

① β-内酰胺类抗菌药物:头孢曲松 250 mg,肌注,单次给药或头孢西丁 2 g,肌注,单次给药。之后,改为其他二代或三代头孢菌素类药物,例如头孢唑肟、头孢噻肟等,口服给药,至少 14 d。

② 如所选药物不覆盖厌氧菌,需加用硝基咪唑类药物,如甲硝唑 0.4 g,口服,1 次/12 h。

③ 为治疗非典型病原微生物,需加用多西环素 0.1 g,口服,1 次/12 h(或米诺环素 0.1 g,口服,1 次/12 h),至少 14 天;或阿奇霉素 0.5 g,口服,1 次/d,1～2 d 后改为 0.25 g,1 次/d,共 5～7 d。

(2) 非静脉给药 B 方案:

① 氧氟沙星 0.4 g,口服,2 次/d,或左氧氟沙星 0.5 g,口服,1 次/d;加用甲硝唑 0.4 g,口服,2 次/d。

② 莫西沙星 0.4 g,口服,1 次/d。

3. 盆腔炎性疾病的手术指征和时机

盆腔炎性疾病的手术指征和时机选择:①药物治疗无效:输卵管卵巢脓肿或盆腔脓肿经药物治疗 48～72 h,体温持续不下降,患者中毒症状加重或包块增大者,应及时手术,以免发生脓肿破裂。②脓肿持续存在:经药物治疗病情有好转,继续控制炎症 2 周以上,包块仍未消失但已局限化,应手术切除,以免日后再次急性复发。③脓肿破裂:突然腹痛加剧,寒战高热、腹胀,或者有中毒性休克症状,怀疑脓肿破裂,应立即抗生素治疗的同时手术探查。手术方式可以选择经腹或腹腔镜手术,若盆腔脓肿位置低,突向阴道后穹隆时,可经阴道切开引流。超声引导下脓肿穿刺引流术也可应用。手术范围根据病变范围、粘连和一般情况决定。原则上以切除病灶为主,年轻者尽量保留卵巢。年龄大、双侧附件受累或附件脓肿屡次发作者,可行全子宫和双附件切除。对于脓肿急性期,一般情况差者,应根据情况引流脓肿。

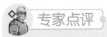 **专家点评**

1. 行业内知名专家点评(朱兰,教授,北京协和医院)

本案例讨论了一例输卵管卵巢脓肿的诊疗过程,在诊断过程中,明确病变性质、抗生素选择、适当的手术时机选择至关重要。本案例中利用血液感染指标检测、阴超、MRI、肿瘤标志物等检查明确诊断。在临床实践过程中,对于盆腔肿块的患者,应充分考虑各种情况的可能性,避免漏诊、误诊;确诊后应予以足量、足疗程的抗生素治疗,对于包块持续存在者予以切除,避免再次急性发作。

2. 主任点评(邬素芳,教授,上海交通大学医学院附属第一人民医院)

盆腔炎性疾病是指女性上生殖道感染引起的一组疾病,主要包括子宫内膜炎、输卵管炎、输卵管卵巢脓肿、盆腔结缔组织炎和盆腔腹膜炎,是妇科常见病,可局限于一个部位,也可同时累及几个部位,多发生于性活跃期、有月经的妇女。盆腔炎性疾病可能引起弥漫性腹膜炎、败血症以至感染性休克等严重后果;也可由于急性炎症治疗不彻底、治疗不当或患者体质差使病程迁延,常伴有盆腔粘连、慢性盆腔痛、不孕及异位妊娠和肝周围炎等后遗症。盆腔炎性疾病看似简单,实际上是一个复杂的问题,如致病菌是什么,需要如何选择、搭配抗生素,如何早期发现、及时治疗,如何减少后遗症的发生等,都是妇产科医师亟需解决的问题。

盆腔炎性疾病的临床表现各异,它的诊断主要通过临床症状、体征和实验室检查而定,没有特异性的实验室指标,它的诊断是一个综合评定的过程。通常按照最低诊断标准、附加标准、特异标准来综合判断。

盆腔炎性疾病的治疗原则应是以抗生素抗感染治疗为主,必要时行手术治疗。根据经验选择广谱抗生素,覆盖可能的病原体,包块淋病奈瑟菌、沙眼衣原体、厌氧菌和需氧菌等。盆腔炎性疾病一经诊断,应立即开始治疗,不必等待病原学检查结果,及时、合理应用抗生素与远期预后直接相关。选择治疗方案除了有效性、费用、患者依从性等方面,还需要考虑所在地区对于盆腔炎性疾病常见致病微生物的抗生素耐药情况。

（郇素芳）

参考文献

［1］中华医学会妇产科学分会感染性疾病协作组.盆腔炎症性疾病诊治规范(2019 修订版)［J］.中华妇产科杂志,2019,54(7):433－437.

［2］刘晓娟,范爱萍,薛凤霞.《2015 年美国疾病控制和预防中心关于盆腔炎性疾病的诊治规范》解读［J］.国际妇产科学杂志,2015,42(6):3.

［3］JENNINGS LK, KRYWKO DM. Pelvic Inflammatory Disease ［M］. Treasure Osland (FL): Stat Pearls Publising，2021.

病例19　发现右肾反复积水伴右附件肿物半年,输尿管肿瘤?

主诉

发现右肾反复积水伴右附件肿物半年。

病史摘要

入院时间:2018.06.15 上午 10:00

现病史:患者,女,41 岁。末次月经:2018 年 6 月 3 日,MC 7/30 天,经量中,痛经(＋),生育史 1－0－1－1(2005 年剖宫产一活男婴,2008 年人流一次)。2017 年 12 月患者因突发腹痛至外院就诊,行腹部 CT 检查提示右肾轻度积水,肾盂分离约 2 cm,右附件区囊性占位,直径约 3.5 cm,与右侧输尿管分界不清,右侧输尿管下段狭窄,上段轻度扩张,遂至某三甲医院泌尿外科就诊,行右侧输尿管双 J 管置管治疗,肾积水及腹痛症状缓解。3 个月后拔除双 J 管,后于 2018 年 3 月复查双肾功能,均未见明显异常。2018 年 6 月体检再次提示右肾轻度积水,自诉右侧腰腹部轻度酸胀,妇科 B 超提示右附件区囊性占位,直径约 5 cm。现患者为进一步诊疗来入我院。

患者自发病来,神情,精神可,胃纳可,二便正常,睡眠可,体重无明显改变。

既往史:

疾病史:患者否认心脏病、高血压等慢性病史。

传染病史:否认乙肝、结核等传染病史。

手术、外伤史:否认手术、外伤史。

输血史:否认输血史。

食物过敏史:否认食物过敏史。

药物过敏史:有红霉素过敏史。

个人史:

长期生长于原籍,否认疫水、疫区接触史,否认吸烟、酗酒史,否认冶游史。

婚育史:

已婚,1-0-1-1(2005年剖宫产一活男婴,2008年人流一次)。

家族史:

否认家族遗传性疾病史,父母子女均体健。

入院体检

查体:T 36.8℃,P 86次/分,R 18次/分,BP 122/83 mmHg。

神清气平,一般情况可,步入病房,无贫血貌。HR 86次/分,律齐,未闻及杂音。双肺呼吸音清,未闻及干、湿啰音。双乳对称,无包块、红肿及压痛,乳头无内陷,无异常分泌物。腹平软,无压痛、反跳痛,肝、脾肋下未及,双侧肾区未及明显包块,右肾叩击痛(±),左肾叩击痛(一)。双下肢无水肿。膝反射正常。皮肤无黄染、瘀斑、色素沉着,未及淋巴结肿大。

妇科检查:外阴正常,阴道畅,宫颈光,子宫前位,大小及形态正常,右附件区可及一直径5 cm包块,活动度差,轻压痛,左侧附件未及包块及压痛。三合诊于直肠子宫陷凹未及明显异常。

辅助检查

2018-06-11外院肾功能:Cre 96 μmol/L。

2018-06-11外院腹部B超:右肾轻度积水,肾盂扩张约24 mm,右侧输尿管上段轻度扩张,余未见异常。

2018-06-13外院妇科B超:子宫前位,子宫内膜6 mm,回声均匀,子宫肌层回声均匀;左侧附件(一),右侧附件见囊性结构,直径约5 cm,呈弱回声。

初步诊断

右附件占位,右肾积水原因待查。

病例讨论1

住院医师:患者,女,41岁,因"发现右肾反复积水伴右附件肿物半年"入院。患者既往有右肾积水病史,近期外院行腹部B超再次提示右肾轻度积水,妇科超声见有附件区囊性结构,大小约5 cm,目前考虑诊断:右附件占位,右肾积水原因待查。

主治医师:患者中年女性,以腰背酸痛为主要症状,2017年因腹痛外院就诊CT提示右肾积水、右侧输尿管狭窄,行输尿管双J管置管治疗后好转,半年后复查再次出现右肾积水,伴右侧腰腹部轻度酸胀感。目前导致患者右肾积水的病因未明,应积极完善检查,以明确病因,以制订进一步的治疗方案。

主任医师:患者反复右肾积水伴腰部症状,虽然合并有卵巢囊肿,但直径 5 cm 卵巢囊肿压迫输尿管致输尿管梗阻的可能性较小,因此病因上首先应考虑泌尿系统原发疾病可能,比如肾结石、输尿管肿瘤等,除腹部 B 超、腹部 CT 检查外,必要时可行 CT 尿路造影(CTU)、输尿管镜检查,同时还应完善肾图以明确肾功能损害程度。除了泌尿系统的原发疾病之外,输尿管及膀胱邻近器官病变导致的压迫也可能继发输尿管及肾积水,如妇科、消化系统肿瘤,深部子宫内膜异位症(内异症)等,目前病因不明,需完善相关影像学检查以进一步明确。

后续诊疗经过 1

为明确诊断,入院后完善以下辅助检查:

2018 - 06 - 16 肝肾功能:Cre 86 μmol/L,内生肌酐清除率(creatinine clearance rate,Ccr)68 ml/min,UA 318 μmol/L,其余正常。

2018 - 06 - 16 肿瘤标志物:CA125 121 U/ml,其余肿瘤标志物正常。

2018 - 06 - 17 盆腔 B 超:右卵巢呈囊性增大,大小 46 mm×54 mm×47 mm,内见细密点状回声,内膜异位囊肿可能。

2018 - 06 - 17 腹部 B 超:右肾盂分离 25 mm,右侧输尿管上段扩张,左肾及输尿管未见异常。

2018 - 06 - 17 HPV 检测均阴性,TCT 未见上皮内病变细胞或恶性细胞。

2018 - 06 - 18 CTU 提示见右附件区囊实性病灶,可见不规则囊实性团块影,大小约 56 mm×49 mm,其内可见多发囊样结构及壁结节,累及右侧输尿管下段致上游尿路积水可能(见图 19 - 1 和图 19 - 2)。

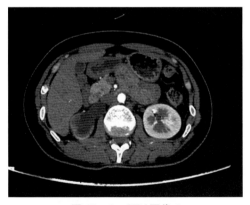
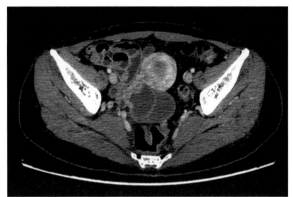

图 19 - 1　CTU 图像 1　　　　　　　图 19 - 2　CTU 图像 2

病例讨论 2

住院医师:患者目前血液学指标显示肾脏功能轻度受损,肿瘤标志物 CA125 轻度升高,影像学检查见右卵巢囊性增大,内见细密点状回声,提示内膜异位囊肿可能,右肾及输尿管积水扩张。

主治医师:患者目前影像学检查未见泌尿系统原发性占位病变,肾功能轻度受损可能为右肾及输尿管积水扩张所致,右附件区囊性占位与右侧输尿管界限不清,可能是导致右侧输尿管积水扩张的原因。

主任医师:结合患者现有血液及影像学检查结果,基本可以排除泌尿系统原发性病变可能,患者 CA125 轻度升高,超声下右附件区囊肿内见点状回声,考虑右侧附件囊性占位为子宫内膜异位囊肿可能。该囊肿可能为患者右侧输尿管受压扩张的原因,然而,鉴于卵巢囊肿直接压迫导致输尿管梗阻的可能性较小,因此输尿管受深部内异症病灶浸润的可能亦不能排除。对于深部子宫内膜异位症,磁共振诊断的敏感性为高,因此对于该患者,应再行 MRI 尿路造影(MRU)等检查明确输尿管是否有深部内异症病灶浸润。此外,输尿管镜检查肉眼发现输尿管蓝紫色结节可以确诊,然而病灶如未累及输尿管黏膜则可能漏诊。对于子宫内膜症的治疗,需要结合患者年龄、生育要求、症状的严重性、既往治疗史、病变的范围及患者的治疗意愿综合考虑,主要的治疗方式包括手术和药物治疗等,手术治疗可以清除病灶并恢复正常解剖,而药物治疗主要是起到阻止内异症进展、减少内异症病灶活性、减少粘连形成的作用,包括非甾体抗炎药(NSAIDs)、口服避孕药、高效孕激素、雄激素衍生物以及促性腺激素释放激素激动剂(GnRH-a)五大类。该患者右侧附件子宫内膜异位病灶最大径超过 4 cm,伴有输尿管受压、肾积水、肾功能受损、腹痛、腰部酸胀感等临床表现,应尽早干预治疗。首先考虑手术治疗,以去除病灶,解除输尿管压迫,恢复正常解剖结构,保护肾脏功能,缓解腹痛、腰酸等症状。

后续诊疗经过 2

患者要求保守治疗,予口服避孕药治疗 3 月,B 超提示右侧输尿管下段狭窄,右肾盂分离 30 mm;建议手术,患者仍要求继续保守观察。后于 2018 年 11 月复查 B 超:右侧卵巢囊肿,内膜异位囊肿可能,大小约 70 mm×40 mm×44 mm。盆腔 MRU:子宫后方内膜样囊肿,来自右侧附件,大小 78 mm×55 mm×49 mm,其旁输尿管扩张未见压迫,输尿管近膀胱开口旁见多枚 T1WI 等信号结界影,与输尿管管壁分界不清。泌尿科予以肾图检查:左肾 GFR 代偿性增高(70.9),右肾 GFR 减低(35.2)。患者自诉右侧腰背部酸胀感较前加重。

病例讨论 3

住院医师:患者 B 超提示右侧附件占位最大径长约 7 cm,较前增加约 2 cm,右侧肾盂分离约 30 mm,较前亦有增大,

主治医师:患者经药物治疗后,右附件区占位进一步增大,右肾积水进一步加重,肾图提示右肾功能显著下降,腰背部症状未有明显改善,考虑为药物治疗效果不佳。

主任医师:患者右附件占位短期内增大明显,且已使用抑制内异症病灶生长药物治疗,因此,需要排除其他部位恶性肿瘤侵袭转移的可能,如卵巢恶性肿瘤、宫颈恶性肿瘤等,建议患者行 PET/CT 明确该肿块的性质,以及寻找其他部位恶性肿瘤转移的可能。如 PET/CT 仍考虑为子宫内膜异位囊肿,则目前结合 MRU 结果考虑输尿管近膀胱开口处 DIE 病灶导致输尿管受压积水可能,药物治疗无效,建议积极手术治疗。考虑患者年龄较轻,应选择保守性手术,即病灶切除术,且应首选腔镜下手术[1]。术前需做好充分的肠道准备,提前联系泌尿外科医师放置输尿管导管,备术中台上会诊。术中需仔细辨别右附件区囊性占位与输尿管的位置关系,判断子宫内膜异位病灶是否侵犯输尿管,可根据病变情况及输尿管梗阻程

度施行粘连松解、病灶切除、部分输尿管切除及吻合术或输尿管膀胱再植术。术后进一步的治疗需要根据正式病理报告来决定。

后续诊疗经过 3

患者入院后完善相关检查,行腹腔镜探查术,术中见:右侧卵巢见一直径约 6 cm 囊肿,内含巧克力样囊液。囊肿蒂质韧,与右侧阔韧带、骶韧带根部、右侧输尿管下段致密粘连,输尿管镜见右输尿管下段近膀胱开口处见蓝紫色结节。与家属沟通后,请泌尿科医师上台,行腹腔镜下右侧卵巢囊肿剥除+盆腔粘连松解术+右输尿管膀胱再植+输尿管导管置入术。术后病理提示:卵巢囊肿为子宫内膜样囊肿;部分输尿管内见内异症结节。

病例讨论 4

住院医师:患者术中探查见右卵巢有一 6 cm 大小囊肿,内含巧克力样囊液,与周围组织致密粘连,右输尿管下段见紫蓝色结节。

主治医师:患者术后病理证实卵巢囊肿为子宫内膜样囊肿,部分右输尿管内见内异症结节,考虑右卵巢巧克力囊肿合并右输尿管子宫内膜异位症。

主任医师:该患者术中病灶切除完整,术后病理证实右侧卵巢子宫内膜样囊肿,右侧输尿管深部浸润型子宫内膜异位症(deep infiltrating endometriosis, DIE)。内异症的病因不明或病因难以去除,保守性手术后容易复发、难以根治,且内异症具有易侵袭的类似恶性肿瘤的生物学行为,部分内异症甚至可以发生癌变,危及患者的生命,故应被视为"慢性病",需要进行长期管理,包括药物治疗、定期随访、健康教育、心理问题的咨询、药物不良反应的管理等[2]。为减少术后复发,术后建议使用 GnRHa 治疗 6 疗程,每 3～6 个月随访 1 次。

后续诊疗经过 4

术后给予 GnRHa 治疗 6 个疗程,随访 2 年余,患者盆腹腔未见复发病灶,双肾、输尿管未见积水,肿瘤标志物 CA125 及肾功能指标处于正常范围,患者未诉腹痛、腰背部酸胀感等不适。

疾病诊疗过程简要总结

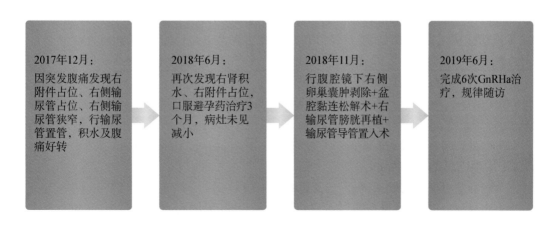

| 2017年12月:因突发腹痛发现右附件占位、右侧输尿管占位、右侧输尿管狭窄,行输尿管置管,积水及腹痛好转 | 2018年6月:再次发现右肾积水、右附件占位,口服避孕药治疗3个月,病灶未见减小 | 2018年11月:行腹腔镜下右侧卵巢囊肿剥除+盆腔黏连松解术+右输尿管膀胱再植+输尿管导管置入术 | 2019年6月:完成6次GnRHa治疗,规律随访 |

诊疗启迪

1. 肾积水的鉴别诊断

（1）泌尿系统原发疾病：尿路结石、泌尿生殖系统肿瘤、先天性发育异常如肾盂输尿管连接部狭窄、创伤或炎症引起的瘢痕狭窄、尿路结核等。

（2）邻近器官病变的压迫和侵犯：如结直肠癌、子宫颈癌、卵巢癌、腹膜后纤维化、盆腔脓肿、盆腔子宫内膜异位症等病变可压迫输尿管、膀胱或尿道造成梗阻。

2. DIE 的临床表现

（1）典型的临床症状有痛经、性交痛、排便痛和慢性盆腔痛等，若侵犯结肠、直肠、输尿管及膀胱等，可引起胃肠道及泌尿系统相关症状。

（2）体征：典型体征为阴道后穹隆或子宫后方触痛结节；部分患者无明显体征，仅表现为累及器官的功能改变，如便秘、便血（累及肠道）及肾脏、输尿管积水（累及泌尿系统）。

（3）病灶分布：大部分 DIE 病灶位于后盆腔，累及宫骶韧带、子宫直肠陷凹、直肠和结肠壁以及阴道直肠隔，也可侵犯至膀胱壁和输尿管[3]。

3. DIE 的手术指征

（1）药物治疗无效的疼痛症状。

（2）合并卵巢子宫内膜异位囊肿和（或）不孕。

（3）侵犯肠道、输尿管等器官致梗阻或功能障碍。

对需要保留生育功能的年轻患者，主要采取保守性病灶切除术，保留患者的子宫和双侧附件。对年龄大、无生育要求或者病情重，尤其是复发的患者，可以采取子宫切除或子宫加双侧附件切除术。

4. 输尿管 DIE 的临床特点、诊断和治疗方法

（1）临床特点：发病隐匿，临床表现不特异，症状与病变程度不平行，早期诊断很困难。

（2）诊断：①诊断根据内异症病史及影像学检查，并除外其他原因造成的输尿管梗阻。②影像学检查主要用于评价输尿管、肾盂积水程度和狭窄部位。泌尿系统超声检查是影像学诊断的首选工具。IVP、CT、CTU、MRI、MRU 等，可以提供更加清晰的影像学图像，梗阻部位更加明确。③术前肾血流图可以用来评价两侧肾功能。④输尿管镜下观察到狭窄部位并取得活检是诊断的金标准。

（3）治疗方法：①输尿管内异症的治疗以手术切除为主，术前、术后可辅助药物治疗。②手术以切除病灶、恢复解剖、尽量保留和改善肾功能为主要目的，尽量切除盆腔其他部位内异症病灶以减少复发。③保守性手术后的药物治疗对减少复发非常必要。

5. 子宫内膜异位症需要长期管理的原因

（1）内异症的病因不明或病因难以去除，经血逆流的现象也很常见，保守性手术后容易复发、难以根治[4]。

（2）内异症具有易侵袭的类似恶性肿瘤的生物学行为，常常累及肠管、泌尿系统等重要器官，手术难以彻底切除病灶。

（3）内异症可以发生癌变，可以危及患者的生命[5]。

（4）内异症应被视为"慢性病"，需要长期管理计划，使用药物控制病情，避免重复手术操作。

6. 子宫内膜异位症复发长期管理的原则

(1) 初治规范是预防子宫内膜异位症复发的前提。

(2) 药物治疗后疼痛复发应考虑手术治疗,手术后疼痛复发时若药物治疗无效,可考虑再次手术,对于症状较严重、年龄大、无生育要求的患者,可考虑根治性手术。

(3) 对于卵巢子宫内膜异位囊肿复发,若患者无生育要求,可手术或超声引导下穿刺,术后给予 GnRH - a 治疗,之后换用其他药物行长期维持治疗。对于有生育要求或合并不孕的患者,建议先进行卵巢储备功能和生育能力评估,若卵巢储备功能已经下降可选择超声引导下穿刺。

(4) 反复手术会进一步降低卵巢储备功能,甚至导致卵巢功能衰竭。对复发者行体外受精与胚胎移植(in vitro fertilization and embryo transfer, IVF - ET),其妊娠率高于再次手术[6]。

(5) 未合并卵巢子宫内膜异位囊肿的不孕患者,行 GnRH - a 治疗 3 个月后进行 IVF - ET。

7. 子宫内膜异位症复发长期管理的随访

(1) 随访频率:每 3～6 个月随访 1 次。

(2) 随访内容:妇科检查、盆腹腔超声检查、妇科肿瘤标志物、卵巢功能、生育状况等,对于连续使用 GnRH - a 治疗 6 个月及以上的患者,应监测骨密度,或进行雌激素反向添加[7]。

专家点评

1. 行业内知名专家点评(朱兰,教授,北京协和医院)

本案例讨论了一例输尿管 DIE 患者的诊疗经过,输尿管 DIE 具有发病隐匿、缺乏特异性临床表现、症状与病变程度不平行的特点,及早发现对于防止肾功能的永久性损伤具有重要意义,但是目前尚缺乏早期诊断的有效手段,具有一定的治疗难度。本案例中患者因腹痛、肾积水症状首诊于泌尿外科,未能及时发现子宫内膜异位病灶,经输尿管置管治疗后短期内即复发,后行妇科 B 超和腹腔 CTU 检查明确了卵巢内膜异位囊肿的诊断,但输尿管梗阻的原因是否由内异症病灶引起难以判断,只有结合术中所见及病理检测才能明确。在临床实践中,对泌尿系统梗阻,尤其是伴有附件肿物的肾积水,首先需排除原发泌尿系统肿瘤及转移性肿瘤。妇科子宫内膜异位囊肿直接压迫输尿管致梗阻的概率不大,当伴有子宫内膜异位囊肿时,应高度警惕输尿管 DIE 的可能性,积极治疗原发疾病,解除压迫以保护肾脏功能,并使用药物治疗预防复发,做好内异症的长期管理。

2. 主任点评(王育,教授,同济大学附属第一妇婴保健院)

输尿管子宫内异症是深部子宫内异症诊疗中较为棘手的病种。原因有如下几点:①诊断困难。输尿管内异症症状隐匿,部分患者早期甚至没有症状,待有泌尿系统症状再就诊,往往肾功能已受到较大影响,难以恢复患病前水平。②治疗策略的确定:总体上输尿管内异症有药物治疗、保守性手术治疗、根治性手术治疗这 3 种治疗方案。药物治疗仅能延缓内异症病灶进展而不能逆转肾功能的损伤,因此目前仅作为手术前的准备治疗及术后预防复发的治疗,单纯药物治疗已不再作为首选。保守性手术治疗包括输尿管导管的置入,或经皮肾穿刺引流术等。这些手术单纯为了在手术前挽救肾功能,或者对于严重肾积水的患者通过观察肾功能能否恢复来判断根治性手术的必要性。保守性手术均有引起尿路感染和结石的风险,只能作为短期缓解症状的治疗方案,为根治性手术做准备。根治性手术则指完全解除输尿管梗阻的手术，包括输尿管周围粘连的松解、输尿管部分切除后端-端吻合及输尿管膀胱再植术等，具体术式的选择，需要根据病灶累及输尿管的部位及受累输尿管的长度来进行选择[8]。输尿管内异症的盆腔粘连多非常严重，手术部位解剖复杂，暴露不清，手术难度大，容易损伤周围器官，除非经保守治疗评估患者肾功能已完全丧失并难以恢复[GFR<10 ml/(min·1.73 m²)]，根治性手术仍需要积极进行。术前应与患者及家属充分沟通手术风险，做好不同的手术预案，必要时与泌尿外科联合手术，确保病灶的切除及输尿管压迫的完全解除，以尽量恢复患者的肾功能。

（王　育）

参考文献

［1］中华医学会妇产科学分会子宫内膜异位症协作组. 子宫内膜异位症的诊治指南[J]. 中华妇产科杂志，2015，50(3)：161－169.

［2］周应芳. 子宫内膜异位症患者长期管理的必要性[J]. 中华妇产科杂志，2017，52(3)：145－146

［3］DAI Y, LENG J H, LANG J H, et al. Anatomical distribution of pelvic deep infiltrating endometriosis and its relationship with pain symptoms [J]. Chin Med J(Engl)，2012，125(2)：209－213.

［4］IANIERI M M, MAUTONE D, CECCARONI M. Recurrence in deep infiltrating endometriosis: a systematic review of the literature [J]. J Minim Invasive Gynecol, 2018，25(5)：786－793.

［5］PEARCE C L, TEMPLEMAN C, ROSSING M A, et al. Association between endometriosis and risk of histological subtypes of ovarian cancer: a pooled analysis of case-control studies [J]. Lancet Oncol，2012，13(4)：385－394.

［6］VERCELLINI P, SOMIGLIANA E, VIGANÒ P, et al. The effect of second-line surgery on reproductive performance of women with recurrent endometriosis: a systematic review [J]. Acta Obstet Gynecol Scand，2009，88(10)：1074－1082.

［7］中国医师协会妇产科医师分会子宫内膜异位症专业委员会，中华医学会妇产科学分会子宫内膜异位症协作组. 子宫内膜异位症长期管理中国专家共识[J]. 中华妇产科杂志，2018，53(12)：836－841.

［8］HU Z, LI P, LIU Q, et al. Ureteral endometriosis in patients with deep infiltrating endometriosis: characteristics and management from a single-center retrospective study [J]. Arch Gynecol Obstet, 2019，300(4)：967－973.

病例20　穿刺取卵后腹痛、腹胀3天，卵巢过度刺激综合征？

主诉

穿刺取卵后腹痛、腹胀3天。

入院时间：2019.11.25 下午 13：00

现病史：患者，女，31 岁。平素月经规律，5/30 天，量少，有痛经，LMP 2019.09.25。患者 11 月 18 日曾出现发热，体温最高 39.9℃，自行口服头孢后体温下降至正常，未就诊，具体原因不明。2019 年 11 月 22 日在生殖医学中心行穿刺取卵术（取卵当日术前血常规：WBC 6.9×10^9/L，Hb 114 g/L，N％ 71.8％），术后患者出现下腹痛，胀痛为主，有时伴阵发性轻度绞痛，无发热，患者拒绝住院观察。11 月 23 日患者腹痛不缓解，腹胀进行性加重，伴恶心，无呕吐，有腹泻，有排气。急诊就诊超声检查提示：子宫前方见不规则液性暗区，大小约 92 mm×94 mm×50 mm，壁较厚，液性区内见丰富光点，囊肿呈单房。快速 CRP 215.98 mg/L。血常规：WBC 15.3×10^9/L，Hb 105 g/L，N％ 91.8％。予左氧氟沙星口服抗感染治疗。11 月 24 日查胸部 CT：右肺中叶、下叶少许慢性炎症，双侧胸腔少许积液。腹部 CT：小肠多发气-液平，肠腔扩张，小肠梗阻待排。急诊外科就诊考虑麻痹性肠梗阻可能，建议保守治疗。改用左氧氟沙星＋甲硝唑口服抗感染治疗。11 月 25 日诉腹痛、腹胀无缓解，伴恶心，无发热，偶有咳嗽，无咳痰，T 38.3℃。为进一步诊治，收治入院。

患者自发病来，精神差，食欲、睡眠差，有排气，解水样便，小便正常，体重无明显下降。

既往史：

疾病史：患者否认心脏病、高血压等慢性病史。

传染病史：否认乙肝、结核等传染病史。

手术、外伤史：2013 年、2018 年两次因内膜异位囊肿在外院行腹腔镜下囊肿剥除术。

输血史：否认输血史。

食物过敏史：否认食物过敏史。

药物过敏史：否认药物过敏史。

个人史：

长期生长于原籍，否认疫水、疫区接触史，否认吸烟、酗酒史，否认冶游史。

婚育史：

已婚，0-0-0-0。

家族史：

否认家族遗传性疾病史，父母均体健。

查体：T 38.3℃，P 110 次/分，R 24 次/分，BP 96/62 mmHg。

神清，痛苦表情，步入病房，无贫血貌。HR 110 次/分，律齐，未闻及杂音。双肺呼吸音稍粗，未闻及明显干、湿啰音。双乳对称，无包块、红肿及压痛，乳头无内陷，无异常分泌物。腹软，下腹部有压痛，无肌紧张及反跳痛。肝脾肋下未及，双肾区无叩痛，未及明显包块。双下肢无水肿。膝反射正常。

妇科检查：外阴（一）；阴道畅；宫颈光，举痛（＋）；子宫前位，常大，压痛（＋），活动可；盆腔内可及一囊实性肿块，质中，直径 15 cm，固定，有压痛。

辅助检查

2019.11.24 血常规：快速 CRP 245.18 mg/L，WBC 15.3×10^9/L，RBC 3.53×10^{12}/L，Hb 103 g/L，N% 90.8%。

2019.11.24 妇科超声：膀胱充盈不佳，子宫附件显示欠清。子宫右前方见不规则液性暗区大小约 92 mm×87 mm×62 mm，形态不规则，边界欠清，液性区内见丰富点状回声。附见：肠腔明显扩张积液，内径约 35 mm。

2019.11.24 胸部 CT：①1. 右肺中叶、下叶少许慢性炎症；②双侧胸腔少许积液。

2019.11.24 上下腹 CT：小肠多发气-液平，肠腔扩张，小肠梗阻待排。

初步诊断

盆腔炎性疾病（pelvic inflammatory disease，PID），输卵管-卵巢脓肿（tubo ovarian abscess，TOA）可能；卵巢过度刺激综合征（ovarian hyperstimulation syndrome，OHSS）可能；肠梗阻待排；胸腔积液。

病例讨论 1

住院医师：患者女，31 岁，因"取卵后腹痛、腹胀 3 天，伴发热"入院。急诊查血常规：快速 CRP 245.18 mg/L，WBC 15.3×10^9/L，Hb 103 g/L，N% 90.8%。盆腔超声提示：子宫右前方见不规则液性暗区，大小约 92 mm×87 mm×62 mm，形态不规则，边界欠清，液性区内见丰富点状回声。胸部 CT 提示：少量胸腔积液。腹部 CT 提示：小肠多发气-液平，肠腔扩张，小肠梗阻待排。综合检查结果，目前考虑诊断：盆腔炎性疾病，输卵管卵巢脓肿？卵巢过度刺激综合征？肠梗阻待排；胸腔积液。

主治医师：患者为生育年龄女性，辅助生殖取卵术后出现腹痛、腹胀，体检宫颈举痛（±），子宫压痛（+），符合盆腔炎性疾病的诊断标准。发热，伴血象升高，CRP 明显升高，进一步支持盆腔炎性疾病的诊断。超声检查发现附件区包块，且伴有胸腔积液，不除外促排过程引起的卵巢过度刺激综合征。患者腹部 CT 检查提示有小肠多发气-液平，肠腔扩张，小肠梗阻待排。患者既往在外院有 2 次卵巢囊肿剥除手术史，盆腔粘连情况不明，亦不能除外穿刺取卵操作术中肠管损伤、感染等所致麻痹性肠梗阻。因在门诊口服抗生素 3 天效果不明显，故收入院积极完善检查，明确诊断，以制订进一步的治疗方案。

主任医师：同意对该疾病的分析和诊断。我们再分析一下是否存在 OHSS，OHSS 是促排卵治疗引起的严重并发症，以卵巢增大、血管通透性增加、第三体腔积液及相关的病理生理过程为主要特征，严重时可危及患者生命。随着近年辅助生殖技术的发展，OHSS 病例逐年增多[1]。OHSS 最早出现的临床表现是腹胀，水、电解质平衡紊乱。因此，血常规、凝血常规、肝肾功能、血气及电解质等实验室检查是必要的。OHSS 诊断主要依据促排卵病史，结合腹痛、腹胀、体质量增加和少尿等症状，以及相应的实验室检查。但应与盆腔感染、盆腹腔出血、异位妊娠、阑尾炎、卵巢蒂扭转及卵巢黄体破裂等疾病相鉴别，同时要警惕 OHSS 有发生卵巢蒂扭转和破裂的风险。该患者取卵术后出现腹痛、腹胀，检查发现附件区肿块，同时伴有肠梗阻征象，特别是双侧胸腔有积液，应高度怀疑存在 OHSS。如果盆腔炎性疾病合并 OHSS 很容易造成盆腹腔弥漫性感染，如果不能很好控制炎症，导致败血症甚至会引起胸腔感染的可能。需再次行盆腔超声、下腹部CT等检查,观察疾病进展情况,加强抗生素治疗,尽快控制炎症,同时维持水、电解质平衡及支持治疗。

◆ **后续诊疗经过1** ▶▶▶

患者入院后予禁食、胃肠减压、营养补液支持,头孢曲松1 g q12h+莫西沙星0.4 g qd静滴抗炎,11月26日复查盆腔超声提示:右附件区探及一多房囊性结构,大小101 mm×56 mm×76 mm,最大房大小37 mm×46 mm×42 mm,各房内均呈细密点状弱回声,囊壁及分隔厚度约3 mm,囊壁及分隔见较丰富血流信号。左卵巢大小27 mm×22 mm,边界清晰,内部回声未见明显异常。盆腔未见明显积液。附见:子宫左上方见大范围肠管扩张,最宽处内径约62 mm,可延续至右侧腹腔,与右腹腔扩张肠管相通(图20-1,图20-2)。11月26日下腹部CT提示:小肠多发气-液平,肠腔扩张,下腹见多发扩张囊腔,内见气液平,较大者直径110 mm,子宫区可见斑片高密度影,双侧附件区见囊性密度灶(图20-3)。11月26日血常规:快速CRP 210.97 mg/L,WBC 14.2×10⁹/L,Hb 98 g/L,N% 83.2%。

经妇科、感染科、普外科、生殖医学中心多学科会诊讨论后,同意妇科的诊断意见。治疗方案为继续禁食、胃肠减压、补液支持,维持电解质平衡,升级抗感染治疗,改用亚胺培南西司他丁1 g q8 h+莫西沙星0.4 g qd静滴加强抗感染治疗。如治疗效果不佳或囊肿继续增大,必要时行剖腹探查或盆腔囊肿穿刺引流术。

11月27日,患者体温38.8℃,腹痛加剧,腹胀明显,左下腹压痛明显。当日在CT下行盆腔囊肿穿刺置管引流术,引流液体为巧克力样脓性黏稠液体。予穿刺引流液送培养+药敏。

11月28日至11月30日,患者腹痛、腹胀较前好转,有排气、排便,T 37.2~37.6℃,停胃肠减压。查血常规:快速CRP 156.74 mg/L,WBC 14.2×10⁹/L,Hb 91 g/L,N% 71.7%。PCT 1.030 ng/ml。

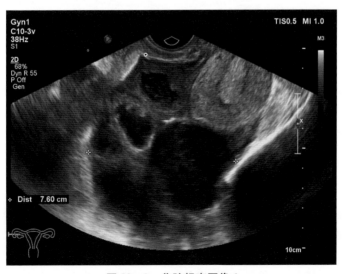

图20-1 盆腔超声图像1

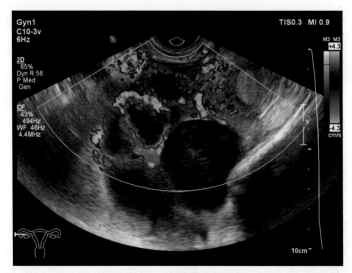

图 20‑2　盆腔超声图像 2

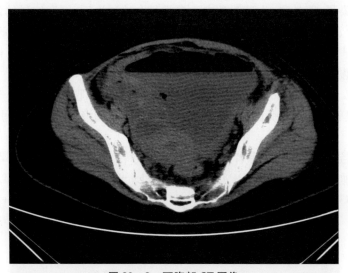

图 20‑3　下腹部 CT 图像

12 月 2 日,患者体温升高至 39.1℃,腹痛加重。查血常规:快速 CRP 85.5 mg/L, WBC 13.4×10⁹/L, Hb 91 g/L, N％ 88.6％。PCT 0.32 ng/ml。脓肿穿刺液培养阴性。

11 月 26 日盆腔超声,见图 20‑1、图 20‑2。

11 月 26 日下腹部 CT,见图 20‑3。

◆ 病例讨论 2 ▶▶▶

住院医师:患者盆腔穿刺置管引流出巧克力样脓性黏稠液体,诊断盆腔脓肿,予亚胺培南西司他丁＋莫西沙星抗感染治疗,患者体温下降后又反复,腹痛短暂缓解后再次加重。

主治医师:患者既往有 2 次内膜异位囊肿手术史,辅助生殖取卵前一周有发热,取卵后出现下腹痛、腹胀、盆腔包块,伴肠梗阻、发热,盆腔穿刺引流出脓性液体,患者盆腔炎性盆腔疾病,巧克力囊肿伴感染,盆腔脓肿。入院后使用亚胺培南西司他丁＋莫西沙星抗感染治疗已经6天,患者体温及腹部体征短期缓解后再次加重。脓肿穿刺液细菌培养阴性,无法根据药物敏感性调整抗生素,目前的治疗方案是否需调整,请上级医师指示。

主任医师:结合患者现有辅助检查结果,患者盆腔炎,输卵管卵巢脓肿诊断明确。盆腔炎是女性上生殖道的一组感染性疾病,炎症可以局限于一个部位,也可同时累及多个部位,最常见的是输卵管炎、输卵管卵巢炎,炎症反复发作,可导致不孕,严重影响妇女的生殖健康。盆腔炎性疾病的病原体有外源性和内源性两个来源,两种病原体可单独存在,也可同时存在。外源性病原体多见于性传播疾病的病原体,如沙眼衣原体、淋病奈瑟菌。内源性病原体包括需氧菌和厌氧菌。主要的需氧菌及兼性厌氧菌有金黄色葡萄球菌、溶血性链球菌、大肠埃希菌;厌氧菌有脆弱类杆菌、消化球菌、消化链球菌。厌氧菌感染的特点是容易形成盆腔脓肿、感染性血栓静脉炎,脓液有粪臭。70%～80%的盆腔脓肿可培养出厌氧菌。因此,抗生素的选择应涵盖以上病原体,选择广谱抗生素以及联合用药。该患者入院后使用亚胺培南西司他丁＋莫西沙星抗感染。亚胺培南西司他丁(亚胺培南/西司他丁)系恶唑烷酮类的合成抗生素,可用于治疗由革兰氏阳性(G^+)需氧菌引起的感染。莫西沙星系喹诺酮类抗生素,对G^+细菌、革兰氏阴性(G^-)细菌、厌氧菌、抗酸菌和非典型微生物(如支原体、衣原体、军团菌)有广谱抗菌活性。此两种抗生素基本涵盖了G^+细菌、G^-细菌,但莫西沙星对G^-细菌尤其对肠球菌的作用不及美罗培南。因此,结合患者情况,需调整使用对G^+细菌、G^-细菌、厌氧菌等抗菌作用更强的万古霉素＋美罗培南抗感染,严密注意患者体温、腹部体征变化。

后续诊疗经过 2

12月2日,患者更换万古霉素1g q12h＋美罗培南1g q6h静滴抗炎,腹痛症状稍有好转,下腹轻压痛,复查盆腔超声:右卵巢大小94 mm×52 mm×61 mm,边界不清晰,内探及多个弱回声区,最大者大小43 mm×44 mm×51 mm,壁厚1 mm。CDFI:囊壁内探及血流信号,囊内未见明显血流信号。偏左侧盆腔见不规则弱回声,范围53 mm×46 mm×38 mm,左侧卵巢19 mm×15 mm,边界欠清,内部回声未见明显异常(图20-4)。

12月3日凌晨,患者体温39.1℃,下腹胀痛加重,伴气促。查血常规:快速CRP 131.30 mg/L,WBC 10.6×10^9/L,Hb 85 g/L,N% 84.0%。PCT 0.693 ng/ml。血气:pH 7.47,氧分压59.2 mmHg,氧饱和度92%。DIC:PT 14.6 s,D-二聚体3.58 mg/L。床旁超声提示:双侧胸腔积液,右侧无回声区,较深处约133 mm,左侧无回声区,较深处约53 mm。予吸氧、物理降温、万古霉素＋美罗培南继续抗炎对症治疗,患者体温降至37.5℃,复查血气:pH 7.41,氧分压119.8 mmHg,氧饱和度98.7%。

12月4日,患者体温37.5℃,腹软,压痛(＋),肠鸣音可,有排气。行腹腔置管冲洗,抽出5 ml脓液,送培养,予甲硝唑冲洗。复查血常规:快速CRP 124.79 mg/L,WBC 9.1×10^9/L,Hb 84 g/L,N% 84.3%。

12月5日,患者体温最高39.5℃,呕吐黄绿色水样物,腹软,压痛(＋),肠鸣音弱。加用利奈唑胺0.6g q12h静滴抗炎。予输血:红细胞悬液2 U,新鲜冰冻血浆200 ml。

12月6日,患者体温38℃,腹软,压痛(＋),肠鸣音弱,偶有排气。上午诉胸闷,在超声定位下行右侧胸腔穿刺引流术,引流胸水700 ml,液体清,送细菌培养。患者胸闷症状缓解。下午在超声定位下再次行盆腔脓肿穿刺,抽出 25 ml 恶臭、黏稠、脓性液体,穿出液送培养。

12 月 7 日,患者体温 38.7℃,仍有腹痛、腹胀、肠鸣音弱,未排气,伴胸闷,查血常规:快速 CRP 56.72 mg/L, WBC $15×10^9$/L, Hb 96 g/L, N% 86.6%。患者病情反复,抗生素使用 2 周,体温仍不退,且胸腔积液渐加重,予告病危,再次胃肠减压,转入 ICU 继续治疗。

12 月 2 日盆腔超声,见图 20 - 4。

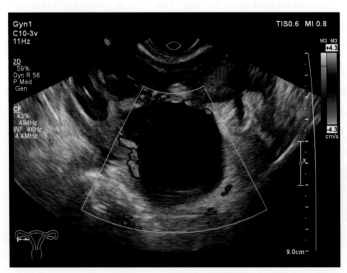

图 20 - 4 盆腔超声图像

◉ 病例讨论3 ❱❱❱

住院医师:患者盆腔炎性疾病、盆腔脓肿,入院后予亚胺培南西司他丁＋莫西沙星抗炎,根据患者病情调整为万古霉素＋美罗培南抗感染,仍未能控制病情,之后再加用利奈唑胺,患者体温仍不降,并出现严重胸腔积液。

主治医师:患者既盆腔往多次盆腔手术史,盆腔粘连,取卵后盆腔感染,盆腔脓肿形成,入院后使用高级别抗生素抗感染 2 周,其间行盆腔穿刺引流,体温、腹部体征仍有反复。单纯的抗炎效果不理想,是否考虑条件许可情况下手术探查盆腔,行脓肿清除。

主任医师:患者严重盆腔感染,伴粘连性肠梗阻,胸腔积液,处理棘手。入院后使用高级别广谱抗生素,联合用药,并在 CT、超声引导下分次行盆腔穿刺引流,盆腔冲洗,患者体温、腹部体征仍有反复,治疗效果不理想。该患者存在盆腔粘连,盆腔感染后粘连加重,引流不畅,引流困难。目前处于急性炎症期,组织炎症反应、水肿明显,而且有二次盆腔手术史,手术难度及脏器损伤风险均较大。考虑仍继续抗生素治疗,根据培养结果调整用药,如仍不能控制,考虑联合外科进行盆腔探查及脓肿清除或引流。另外,胸腔积液增多,穿刺引流发现液体清亮,考虑为 OHSS 引起的渗出液,是否存在感染,等待细菌培养的结果。

◉ 后续诊疗经过3 ❱❱❱

12 月 8～9 日,患者体温波动于 36.6～37.5℃,查血常规:快速 CRP 63.02 mg/L, WBC

$10.4\times10^9/L$，Hb 94 g/L，N% 85.4%。患者腹痛缓解，肠鸣音渐恢复，有排气、排便，予停胃肠减压。

12月10日，患者 T 36.5℃，查血常规：快速 CRP 50.78 mg/L，WBC $8.2\times10^9/L$，Hb 93 g/L，N% 80.5%，PCT 0.306 ng/ml。下腹部 CT：盆腔感染引流中，下腹多发包裹性积液，较前缩小。胸部 CT：双侧胸腔积液伴两肺膨胀不全（右侧为著）。粪便培养：白色念珠菌。阴道分泌物培养：人型支原体阴性，解脲支原体阴性。加用氟康唑氯化钠注射液 0.4 g×100 ml 静滴 qd。

12月11~13日，患者体温 36.5~38.7℃，查血常规：快速 CRP 124.85 mg/L，WBC $6.2\times10^9/L$，Hb 92 g/L，N% 69.6%，PCT 0.1 ng/ml。胸腔穿刺液培养：发现血链球菌、不解糖消化链球菌（青霉素 G 敏感）。中段尿培养：白色念珠菌菌落计数：3 万 cfu/ml。根据培养及药敏结果抗生素调整为美罗培南 1 g q8 h＋氟康唑 0.4 g qd 静滴，利奈唑胺片 0.6 g bid 口服。复查胸部 CT：两侧胸腔积液伴右肺及左下肺膨胀不全。下腹部 CT：盆腔感染治疗中，右下腹多发包裹性积液。

12月15日、12月19日，患者在超声引导下右侧胸腔穿刺抽液 2 次。穿刺液生化提示炎性渗出液。12月16日查盆腔 MRI 提示：右侧盆腔多发炎性囊性包块（图 20－5）。12月19日查血常规：快速 CRP 67.21 mg/L，WBC $6.2\times10^9/L$，Hb 99 g/L，N% 71.8%，PCT 0.091 ng/ml。停用氟康唑。

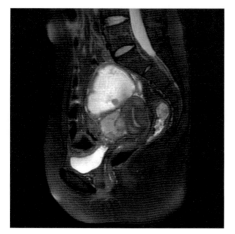

图 20－5 盆腔 MRI 图像

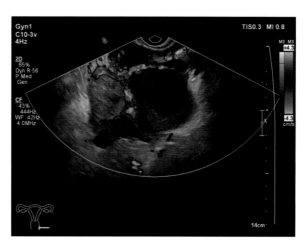

图 20－6 盆腔超声图像

12月24日，患者连续 5 天体温 36.6~37.5℃，查血常规：WBC $7.5\times10^9/L$，Hb 100 g/L，N% 74.2%。停用美罗培南。

12月30日，患者体温 36.6℃，无胸闷、腹痛。查血常规：快速 CRP 49.27 mg/L，WBC $6.2\times10^9/L$，Hb 96 g/L，N% 71.9%，PCT 0.047 ng/ml。转出 ICU。

1月2日，患者体温 36.6℃，停用利奈唑胺片，改左氧氟沙星 0.5 g qd 口服。

1月6日，患者体温 36.8℃，查血常规：快速 CRP 18.7 mg/L，WBC $6.9\times10^9/L$，Hb 111 g/L，N% 63.1%。盆腔超声：子宫右侧及前方混合回声包块，82 mm×79 mm×79 mm，盆腔内不规则无回声区，积液可能，左附件区未见明显肿块（图 20－6）。

1月7日,患者体温37℃,无腹痛。胸水超声:右侧胸腔积液(少量),左侧胸腔未见积液。予以出院,门诊严密随访,如果肿块持续不消失或感染复发,可选择适当时机行剖腹探查肿块清除术。

诊疗启迪

1. 输卵管卵巢脓肿的特点及鉴别诊断

输卵管卵巢脓肿是妇科盆腔炎发展到严重程度的一种改变,以双侧附件发病为主,部分病例单侧发病,临床表现差异较大,急性期可出现持续性下腹部疼痛、发热等,若病情严重可出现腹胀、肠鸣音减弱或消失。妇科检查可触及盆腔包块且压痛明显,不活动。临床上需要与异位妊娠、卵巢囊肿扭转或破裂、急性阑尾炎、子宫内膜异位囊肿等相鉴别。

2. 常规影像学检查在输卵管卵巢脓肿诊断中的比较

对于输卵管卵巢脓肿的诊断,超声检查及CT、MRI都具有良好的指示意义。超声检查简单易行,经阴道超声可增加诊断的敏感性,对脓肿的穿刺引流也具有更佳的指示作用,是临床诊断输卵管卵巢脓肿的首选检查方法,但其声像图缺乏特征性,鉴别诊断比较困难。CT检查能清楚显示病灶周围筋膜增厚等炎性改变,故可发现盆腔炎的早期异常表现,如正常盆底筋膜层模糊、宫骶韧带增厚等。在涉及介入治疗时,CT具有其优越性。MRI图像表现为长/短T1WI、长T2WI信号,多数病灶可见液-液平面形成,增强后管壁及不全分隔均明显强化。临床工作中可综合应用多种影像学检查方法,及时做出正确的诊断。

3. CT下穿刺与超声引导下穿刺在输卵管卵巢脓肿中的应用

穿刺引流是盆腔脓肿治疗的重要手段,可以经腹部也可经阴道穿刺引流,特别是在炎症急性期、盆腔粘连严重、手术风险大的情况下。近年来,随着放射介入及超声介入穿刺引流技术的发展,介入穿刺引流逐渐被应用于输卵管卵巢脓肿的治疗中,且成功率较高。优点是定位准确、避免脏器损伤,可同时放置引流管持续引流,操作相对简单,可重复进行。本病例先在CT介入下进行穿刺,后又在超声引导下穿刺,并放入引流管,操作均顺利。穿刺成功后可抽出脓液并可向腔内注入抗菌药物,还可留置引流管持续引流脓液,治疗特异性强,效果佳。而且创伤小,无明显不良反应,避免了开腹手术。

4. 抗生素在输卵管卵巢脓肿中的使用

输卵管卵巢脓肿多为厌氧菌感染或是混合感染。规范使用抗菌药物可使90%以上的盆腔炎患者治愈,抗生素使用的原则是诊断一旦成立,则立即开始,在致病微生物不明确的情况下,应选择对所有可能的致病菌(包括淋病奈瑟菌、沙眼衣原体、G⁺菌、G⁻菌、支原体等)均有效的广谱抗生素,同时还要考虑病例特点、医疗条件等个体化的因素。本案例中的患者有二次子宫内膜异位囊肿手术史,盆腔解剖复杂,感染症状较重。显然,普通的二代头孢已不能满足治疗所需,故入院后使用头孢曲松效果不好的情况下即使选用了抗菌谱更广的亚胺培南西司他丁+莫西沙星,之后再根据患者的症状及培养结果调整为万古霉素+美罗培南+利奈唑胺,覆盖了G⁺菌、G⁻菌和一些特殊的耐药菌群,并足量、足疗程使用,同时进行多次盆腔脓肿穿刺引流,最终使感染得到控制。

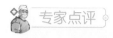 专家点评

1. 行业内知名专家点评(朱兰,教授,北京协和医院)

本病例讨论了一例严重盆腔感染患者的诊疗过程,对于辅助生殖取卵后出现下腹痛、腹胀、卵巢增大、胸腔积液、肠梗阻征象的患者,大家首先想到的诊断可能是 OHSS,但该患者有盆腔穿刺操作,CRP 异常升高、第二天 N% 91.8%,随后出现体温升高,宫颈及宫体压痛,盆腔炎性疾病诊断成立。结合盆腔超声、下腹部 CT 等检查结果,考虑盆腔输卵管卵巢脓肿。本例属于重度盆腔炎性疾病,同时还合并有 OHSS,但开始治疗时,抗生素的使用级别和强度存在不足,住院以后逐渐加强抗生素的使用,直至最高级别抗生素时才使感染得到控制。因该患者有二次子宫内膜异位囊肿手术史,导致对盆腔探查及脓肿清除手术持谨慎的态度,虽然成功进行在 CT 及超声介入下穿刺置管引流,但毕竟不够彻底,可能也是抗生素治疗效果不理想及病情反复的原因。应该组织病例讨论,进一步总结经验。

2. 主任点评(滕银成,教授,上海交通大学医学院附属第六人民医院)

PID 是女性上生殖道感染引起的一组疾病,包括子宫内膜炎、输卵管炎、输卵管卵巢脓肿和盆腔腹膜炎。其中输卵管卵巢脓肿是盆腔炎性疾病较为严重的一种表现。在妇科急腹症中的发生率逐年升高,不仅影响女性的生活质量,也严重威胁女性的生殖健康。据统计,急性盆腔炎中有 5% 将发展成 TOA[2]。

TOA 临床主要表现为反复发作的下腹痛及妇科检查可触及的盆腔包块,症状不典型者往往难以确诊,特别是合并有卵巢子宫内膜异位囊肿时。随着经阴道彩色多普勒超声的广泛应用,经腹与经阴道超声联合使用,降低了 TOA 确诊的困难。必要时进行 CT 检查可以显示病灶周围筋膜增厚等炎性改变,故可发现盆腔炎的早期异常表现,具有一定的优势。MRI 的应用提高了盆腔囊实病变的诊断准确率[3]。

目前的治疗措施中,应用广谱抗生素是治疗 TOA 的首选方法。早期、足量、广谱和个体化是 PID 抗生素使用的基本原则,但在使用过程中怎样选择最恰当的抗生素仍然是个难题,对疾病严重程度的精准判断就非常重要,药物敏感试验是非常重要的参考。本病例的抗生素使用是遵循从低级到高级逐渐提高的,一定程度上导致治疗过程延长。另外,如果病程迁延,长期应用抗生素易诱导耐药病原体出现,增加远期并发症,如不孕、慢性盆腔疼痛等的发生。对于较大的多房性 TOA,单独用抗生素治疗成功率低,复发率高,可考虑手术治疗或穿刺引流。TOA 手术治疗的指征有:①药物治疗无效;②脓肿持续存在;③脓肿破裂、出现中毒性休克、腹膜炎。手术方式较常见的有剖腹手术、腹腔镜手术及穿刺引流手术,腹腔镜手术具有创伤小、探查范围广的优点,近来越来越多应用于 TOA 手术,取得很好的效果,但应注意在穿刺进腹腔及分离、清除脓肿时,防止脏器损伤。随着介入及超声穿刺引流技术的发展,穿刺引流逐渐也被应用于 TOA 的治疗中[4]。采用穿刺引流的方法,使脓肿的脓液被引出,脓肿消失,症状缓解并消失。CT 或超声阴道的脓肿穿刺可以经腹腔也可经阴道进行,如果脓肿位置低,位于子宫直肠窝,可能更适合经阴道穿刺置管引流。

PID 及 TOA 在临床上较多见,首先要对病情有准确的总体评估,然后选择最适合

于该患者的治疗方案。在治疗效果不佳时，要及时分析原因，必要时多学科会诊，更改治疗方案。TOA患者有手术指征时应果断进行手术或穿刺引流，如盆腔解剖复杂，可联合普外科、泌尿外科有经验的医师共同手术，防止脏器的损伤。

（滕银成　王　娟）

参考文献

［1］刘风华,杨亚洲,乔杰等.辅助生殖技术并发症诊断及处理共识［J］.生殖与避孕.2015,35(7)：431-439.

［2］刘朝晖.盆腔炎症性疾病诊治规范(2019修订版)［J］.中华妇产科杂志.2019,54(7),433-437.

［3］OGNONG-BOULEMO A, DOHAN A, HOEFFEL C, et al. Adnexal masses associated with peritoneal involvement：diagnosis with CT and MRI［J］. Abdom Radiol（NY），2017,42(7)：1975-1992.

［4］LEE SW, RHIM CC, KIM JH, et al. Predictive markers of tubo-ovarian abscess in pelvic inflammatory disease［J］. Gynecol Obstet Invest，2016,81(2)：97-104.

病例21　阴道脱出肿物20年，盆腔器官脱垂？

主诉

阴道脱出肿物20年。

病史摘要

入院时间：2021.04.15上午08:30

现病史：患者，女，55岁。绝经2年，绝经后无异常阴道出血及排液，未行激素替代治疗。G3P1，阴道分娩，新生儿出生体重3 350 g，无难产史，否认产后体力劳作史。20年前蹲位时阴道脱出肿物，直径约1 cm，站立位可回纳。当地医院予子宫托治疗，患者不能耐受，阴道脱出肿物逐渐增大。7年前阴道脱出肿物约4 cm×5 cm，休息后可回纳，伴走路摩擦感。近2年阴道脱出肿物休息时不能回纳，需手法还纳，伴尿频、排尿困难、排尿淋漓及尿不尽，偶有腰酸，无尿急、尿痛，无腹压增加及听水声漏尿。夜尿1次，无便秘。1个月前就诊于我院门诊，检查：带托后隐匿性尿失禁试验1 h尿垫0.5 g。现拟手术治疗收入院。

患者自发病以来，精神、食欲、睡眠可，体重无明显改变。

既往史：

疾病史：发现高血压病20年，血压最高(170～180)/(110～120)mmHg，现口服替米沙坦1片/天，氨氯地平1片/天，血压控制于120/80 mmHg左右。2002年自发气胸，穿刺引流；2007年再次发生自发气胸，未特殊治疗自愈；现无不适。否认冠心病、糖尿病、脊柱疾病等慢性病史。

传染病史：否认肝炎、结核、伤寒、疟疾等传染病史。

手术、外伤史：否认手术、外伤史。

输血史：否认输血史。

食物过敏史：否认食物过敏史。

药物过敏史：否认药物过敏史。

个人史：

生于原籍，无外地久居史。否认疫区、疫水接触史，否认特殊化学品及放射性物质接触史。无吸烟、饮酒等不良嗜好。

婚育史：

23 岁结婚，G3P1，顺产新生儿出生体重 3 350 g，2 次人工流产史。配偶及 1 女体健。

月经史：

患者初潮 16 岁，既往月经规律，7/30 天，量中，痛经（一）。

家族史：

否认家族中有类似疾病史。否认家族性精神病、肿瘤病、遗传性疾病病史。

入院体检

查体：T 36.5℃，P 82 次/分，R 18 次/分，BP 144/88 mmHg，SpO_2 99％，Ht 159 cm，Wt 59 kg，BMI 23.3 kg/m^2。

发育正常，营养良好，神志清晰，自主体位，安静面容，查体合作。全身皮肤黏膜未见黄染、出血点、破溃。全身浅表淋巴结未触及肿大。头颅大小正常无畸形，无压痛、肿块、结节。眼睑无水肿、下垂，睑结膜无充血、出血、苍白、水肿，巩膜无黄染，双侧瞳孔等大正圆，对光反射灵敏。耳鼻无异常分泌物，乳突无压痛，副鼻窦区无压痛，双耳听力正常。口唇红润，口腔黏膜无溃疡、白斑，咽无充血，双侧扁桃体无肿大，舌体无胖大，伸舌居中，无震颤。颈软无抵抗，颈静脉无怒张，气管居中，双侧甲状腺无肿大，双侧颈部未闻及血管性杂音。胸廓正常，双肺呼吸运动对称，双侧语颤对称，无胸膜摩擦感，双肺呼吸音清，未闻及干、湿啰音及胸膜摩擦音，心前区无隆起及凹陷，心界正常，HR 82 次/分，心律齐，各瓣膜听诊区未闻及病理性杂音。周围血管征（一）。腹软，无压痛、反跳痛，肠鸣音 3 次/分，肝脾肋下、剑下未及，麦氏点、双输尿管点无压痛，Murphy 征（一），移动性浊音（一）。脊柱无畸形、压痛，四肢关节活动自如，四肢无水肿，双足背动脉搏动正常。生理反射存在，病理反射未引出。

妇科检查：外阴（一），阴道稍厚、无破损，宫颈光，子宫萎缩，双附件区未及异常。

盆腔器官脱垂评估指示点（pelvic organ prolapse quantitation，POP - Q）评分如下。

Aa +2	Ba +4	C +6
gh 6	pb 3	TVL 9
Ap +2	Bp +2	D +3

辅助检查

2021.03.30 带托后隐匿性尿失禁试验 1 h 尿垫 0.5 g。

2021.03.30 尿流率:最大尿流率 10.5 ml/s,达最大尿流率时间 10 s,平均尿流率 5.5 ml/s,膀胱容量 357 ml,残余尿 0 ml。

2021.03.30 TCT＋HPV:均阴性。

初步诊断

盆腔器官脱垂,阴道前壁膨出Ⅲ度,子宫脱垂Ⅲ度,阴道后壁膨出Ⅲ度,高血压病,自发气胸病史。

病例讨论1

住院医师:患者,女,55 岁,绝经 2 年,因"阴道脱出肿物 20 年"入院。根据妇科查体目前考虑诊断:阴道前后壁膨出Ⅲ度,子宫脱垂Ⅲ度。目前阴道脱出物休息时不能回纳,伴尿频、排尿困难、排尿淋漓及尿不尽。

主治医师:患者为中年女性,阴道脱出肿物 20 年,逐渐加重,目前子宫脱垂及阴道前后壁膨出Ⅲ度诊断明确。患者不耐受子宫托,需行手术治疗。盆腔器官脱垂(pelvic organ prolapse quantitation,POP)患者常合并漏尿,尤其是在疾病的早期阶段,呈现压力性尿失禁的表现;随疾病进展和脱垂的加重,可出现排尿困难、隐匿性尿失禁。该患者有排尿困难、尿不尽,需警惕合并隐匿性尿失禁并于 POP 术后加重的可能。

主任医师:盆底障碍性疾病是盆底肌群、韧带等结构的松弛、退化、损伤等原因造成的。盆底肌群表达雌激素受体,故绝经后女性更易罹患盆底障碍性疾病。患者为绝经后女性,有顺产生育史,属于盆底障碍性疾病好发人群。患者目前子宫脱垂及阴道前后壁膨出Ⅲ度,休息时不能回纳,影响日常生活,子宫托保守治疗不耐受,需行手术治疗。患者 55 岁,术式选择上尚需考虑阴道性功能的保护,不考虑经阴道植入网片手术。患者以中盆腔脱垂为主,手术可考虑阴式全子宫切除术＋骶棘韧带固定术。术中视骶棘韧带固定术后的前后壁膨出纠正情况决定是否行阴道前后壁修补术。患者目前有排尿困难、尿不尽,无压力性尿失禁表现,但需警惕合并隐匿性压力性尿失禁并于 POP 术后加重可能。术前带托 1 h 尿垫试验 0.5 g,术后发生压力性尿失禁的程度预计较轻,而抗尿失禁手术后有 10％左右发生尿潴留的风险,综合利弊,暂不考虑同时行抗压力性尿失禁手术。

后续诊疗经过1

患者入院后监测血压平稳,各项术前常规化验未见明显异常,胸片未见异常。经阴道盆腔超声:子宫大小约 2.9 cm×3.6 cm×2.8 cm,内膜厚约 0.3 cm,肌层回声尚均。右侧卵巢 1.6 cm×0.9 cm,左侧卵巢 2.0 cm×1.0 cm,双侧附件区未见明确囊实性包块。

双肾、输尿管、膀胱超声检查:双肾结构清,肾盂、输尿管未见扩张。左肾中下部见无回声,大小约 1.7 cm×1.5 cm,形态规则,边界清。CDFI:未见明确血流信号。膀胱充盈良好,壁光,内未见明确结石及占位。排尿后膀胱空虚。

患者有自发气胸病史,麻醉科会诊建议采用椎管内麻醉,以最大可能避免机械通气带来的风险。向患者交代术后阴道穹窿脱垂、阴道前后壁膨出复发可能;术后新发漏尿、排尿困难、尿潴留可能,必要时需长期保留尿管。

患者于 2021.04.16 行阴式全子宫、双输卵管切除＋经阴道骶棘韧带固定＋阴道前后壁修补术。术中于阴道后壁打"水垫"后切开后壁黏膜长约 3 cm,分离右侧阴道旁间隙至坐骨棘,触摸右侧骶棘韧带,7 号丝线缝合固定骶棘韧带与右侧宫骶韧带两针。术后恢复好,如期出院。

第 2 次入院

术后 1 个月余患者再次出现阴道脱出物,渐增大,现大小约 3 cm,行动时有摩擦感,伴尿频、排尿淋漓不尽感,无腹压增加及听水声漏尿,考虑复发。2021.07.21 再次入院。

妇科检查:外阴:(一),阴道畅,残端愈合好,盆腔空虚。

POP－Q 评分如下。

Aa	Ba	C
+1.5	+4	−5
gh	pb	TVL
6	3	8
Ap	Bp	D
−3	−3	/

肌力Ⅰ级。

实验室相关检查:

2021.04.19 术后盆腔超声检查未见明显异常。

诊断:盆腔器官脱垂术后复发,阴道前壁膨出Ⅲ度,阴式全子宫＋双卵管切除＋经阴道骶棘韧带固定＋阴道前后壁修补术后,高血压病,自发气胸病史。

病例讨论 2

住院医师:患者,女,55 岁,因"阴道脱出肿物 20 年"于 2021.04.16 行阴式全子宫、双卵管切除＋经阴道骶棘韧带固定＋阴道前后壁修补术。术后 3 个月复发。

主治医师:患者因子宫脱垂及阴道前后壁膨出Ⅲ度行阴式全子宫、双卵管切除＋经阴道骶棘韧带固定＋阴道前后壁修补术后 1 个月复发。目前查体提示阴道前壁膨出Ⅳ度、阴道穹隆脱垂Ⅳ度、阴道后壁膨出Ⅰ度。患者无戴子宫托意愿,可行阴道骶骨固定术。

主任医师:患者 3 个月前因中盆腔Ⅲ度脱垂为主的 POP 行阴式全子宫、双卵管切除＋经阴道骶棘韧带固定＋阴道前后壁修补术,术后短期复发,考虑为中盆腔悬吊后阴道前后腔受力改变所致。目前诊断明确,严重影响日常生活,手术指征明确,手术方式选择仍需要考虑疗效持久并保护患者阴道性功能。建议选择腹腔镜下植入合成网片的阴道骶骨固定术。

后续诊疗经过 2

患者于 2021.07.23 行腹腔镜阴道骶骨固定＋双卵巢切除术。腹腔镜下打开膀胱腹膜反折,下推膀胱,打开阴道残端。自残端剪开阴道黏膜下间隙,显影纱布间断下推,分离至宽

4 cm、深 4 cm。将 Y 形网片两短臂间断丝线缝合于阴道前、后壁黏膜(不穿透黏膜)。1-0 可吸收线连续锁边缝合阴道残端。腹腔内提拉网片长臂至骶前区域,2-0 不可吸收缝线将网片与骶前韧带缝合固定。自顶端连续缝合腹膜,直至阴道残端,再关闭前后腹膜。患者术后恢复好,如期出院。

诊疗启迪

1. POP 治疗适应证

POP 的症状包括盆腔压迫、阴道膨胀感、尿潴留和(或)排便困难,一些患者需要利用手指在阴道内还纳脱垂才能进行排尿或排便。脱垂的阴道组织可能脱出于阴道口外,形成溃疡。无论脱垂的程度如何,有脱垂症状或相关疾病(尿便或性功能障碍、肾积水)的女性应进行治疗。无症状的脱垂女性通常不需要治疗。

2. POP 治疗方案的选择

有症状的脱垂女性可接受期待治疗、保守治疗或手术治疗。治疗方案的选择取决于患者偏好以及依从保守治疗或耐受手术的能力。POP 的一线治疗方案是保守治疗,手术修复仅适用于经保守治疗失败或拒绝接受保守治疗的患者。患者年龄、POP 严重程度、术前盆腔痛评分以及既往脱垂手术均与治疗方案的选择独立相关。年龄较大的患者和术前盆腔痛评分增加的患者更可能选择保守治疗放置子宫托[1];而脱垂程度更严重或既往进行过 POP 手术的患者选择手术治疗的可能性增加。

3. POP 初次手术方案的选择

POP 患者的初次手术选择需综合考虑多方面的因素,包括患者健康状况、患者意愿、脱垂的解剖部位以及是否同时存在尿便失禁。

(1) 重建或闭合手术。

重建手术是采用外科手术方法来矫正脱垂的器官,旨在恢复正常解剖结构;而闭合手术则是通过切除和(或)闭合全部或部分阴道腔(即阴道闭合术或阴道切除术)以使脱垂的内脏还纳至盆腔来纠正脱垂。闭合手术仅适用于不能耐受较大范围手术或以后不打算阴道性交的患者,大多数有症状的 POP 患者接受重建手术。

(2) 多部位脱垂修补的手术入路选择。

POP 重建手术通常涉及多个解剖部位(阴道顶端、阴道前壁、阴道后壁)脱垂的修补,应选择最便于进行各脱垂部位联合修补的手术入路。经阴道手术包括骶棘韧带固定术(sacrospinous ligament fixation,SSLF)、宫骶韧带悬吊术(uterosacral ligament suspension,ULS)和经阴道置入网片。一项研究[2]比较了 ULS 和 SSLF 两种经阴道手术分别联合两种围手术期治疗(行为治疗和盆底肌肉锻炼)的结局,随访 5 年时的手术失败率差异无统计学意义(ULS 61.5%vs SSLF 70.3%),术后 5 年内接受脱垂再治疗的女性比例相近(ULS 11.9%vs SSLF 8.1%)。

经腹/经腹腔镜骶骨固定术可能更适合于存在脱垂复发危险因素的女性,包括年轻、肥胖、Ⅲ度或Ⅳ度 POP,可能做高强度活动或提重物,以及既往 POP 修复手术失败。

(3) 是否联合子宫切除术。

手术修补 POP 时,必须决定是否将子宫切除术作为手术的一部分。一方面,保留子宫可能缩短手术时间、减少手术创伤,而联合进行子宫切除术可能增加某些围术期并发症(如网片侵蚀等)风险,且越来越多的患者希望能够保留作为其体像重要组成部分的子宫。另一方面,尽管支持数据有限,但已有共识认为保留子宫会因增加宫颈延长概率而增加脱垂复发的风险,故对于接受 POP 手术的患者,应告知利弊,共同决策是否同时行子宫切除术。

(4) 是否联合抗失禁手术。

有症状的 POP 经常合并压力性尿失禁(stress urinary incontinence,SUI)。对于同时有 POP 和 SUI 症状的患者,应进行脱垂修补联合抗失禁的手术。13%~65%的阴道顶端脱垂患者在手术治疗脱垂后出现 SUI 的症状。这种情况的发生,可能是因为脱垂造成尿道扭曲和梗阻,而当脱垂被修复时,这种尿道的梗阻得以缓解。这被称为"隐匿性"SUI。对于拟行阴道顶端脱垂修补且无 SUI 症状的患者,术前均应评估有无隐匿性 SUI,方法为分别在脱垂状态和脱垂还纳状态下通过临床或尿动力学方法进行尿道压力检测。然而,术前脱垂还纳检测并不能准确预测术后 SUI,约 40%术前检测正常的患者在术后仍出现 SUI。

4. 阴道前后壁修补在 POP 手术治疗中的作用

阴道顶端脱垂的患者存在阴道前壁脱垂的概率较高,而存在阴道后壁脱垂的概率较低。关于阴道顶端脱垂修补术能否为阴道前、后壁提供足够的支持,以及是否需进行额外的操作来解除阴道前壁和(或)后壁脱垂,目前尚有争议。一项研究显示,在Ⅲ度或Ⅳ度的阴道顶端脱垂患者中,阴道顶端支持可消除 63%患者的阴道前壁松弛[3],提示阴道顶端获得良好的悬吊支持可消除单独进行阴道前壁修补的需求。是否进行阴道后壁修补术,取决于患者是否有阴道后壁脱垂相关症状和(或)排便症状,以及阴道后壁脱垂的程度。如果症状已对患者造成困扰和(或)后壁脱垂达到或甚至超过处女膜缘,通常需行阴道后壁修补术。

专家点评

1. 行业内知名专家点评(狄文,教授,上海交通大学医学院附属仁济医院)

本例患者同时存在阴道前后壁膨出及子宫脱垂,且均达到Ⅲ度,需对多个解剖部位的脱垂进行修补。在初始治疗中,考虑到患者较为年轻,选择了不使用合成网片的经阴道的重建手术方式——骶棘韧带固定术。术后短期内复发,以阴道前壁及顶端脱垂为主,考虑其原因为患者术前脱垂程度重,仅行单侧骶棘韧带固定术无法实现满意的阴道顶端及前壁修补。二次手术选择了效果更确切的骶骨固定术,手术经腹腔镜联合经阴道入路完成,术后脱垂结构复位良好。

2. 主任点评(朱兰,教授,北京协和医院)

POP 是老年女性一种常见慢病,其自然病程并非均遵循进行性加重的模式。一些数据显示,在绝经期前,POP 病程呈进行性加重,而在绝经期后,其病程则呈现加重与缓解相互交替的模式[4]。有脱垂症状或相关疾病(尿便或性功能障碍、肾积水)的女性应进行治疗。治疗方案的选择取决于患者偏好以及对保守治疗的依从性或耐受手术的能力[5]。非手术治疗应作为一种首选治疗方法告知患者,并建议实施。手术修复仅适用于经保守治疗失败或拒绝接受保守治疗的患者。保守治疗方法包括子宫托、盆底肌肉锻炼和雌激素疗法。手术修复需综合考虑包括患者健康状况、患者意愿、脱垂的解剖部位以及是否同时存在尿便失禁等多方面的因素。对于同时有 POP 和 SUI 症状的患者,应进行脱垂修补联合抗失禁的手术;对于拟行阴道顶端脱垂修补且无 SUI 症状的患者,术前应评估有无隐匿性 SUI。常用的经阴道手术方式包括 SSLF、ULS。而手术风险更高的经腹/经腹腔镜骶骨固定术可能更适合于存在脱垂复发危险因素的女性以及既往 POP 修复手术失败患者。网片在经阴道手术中的使用应基于个体患者的适应证和风险与获益评估。

(朱　兰)

参考文献

[1] HEIT M, ROSENQUIST C, CULLIGAN P, et al. Predicting treatment choice for patients with pelvic organ prolapse [J]. Obstet Gynecol, 2003,101(6):1279 - 1284.

[2] JELOVSEK JE, BARBER MD, BRUBAKER L, et al. Effect of uterosacral ligament suspension vs sacrospinous ligament fixation with or without perioperative behavioral therapy for pelvic organ vaginal prolapse on surgical outcomes and prolapse symptoms at 5 years in the OPTIMAL randomized clinical trial [J]. JAMA, 2018,319(15):1554 - 1565.

[3] LOWDER J L, PARK A J, ELLISON R, et al. The role of apical vaginal support in the appearance of anterior and posterior vaginal prolapse [J]. Obstet Gynecol, 2008,111(1):152 - 157.

[4] BRADLEY CS, ZIMMERMAN MB, QI Y, et al. Natural history of pelvic organ prolapse in postmenopausal women [J]. Obstet Gynecol, 2007,109(4):848 - 854.

[5] 朱兰,郎景和.女性盆底学[M].北京:人民卫生出版社,2021.

病例22　间断咳嗽 1 个月余,发现腹部包块 16 天,附件来源肿瘤病变?

主诉

间断咳嗽 1 个月余,发现腹部包块 16 天。

病史摘要

入院时间:2019.10.24 下午 16:00

现病史:患者,女,18 岁,未婚,无性生活史。1 个多月前患者无明显诱因下出现咳嗽,呈干咳,无咳痰、咯血、发热等不适,后自行缓解。2 周前患者再次出现咳嗽,伴发热,体温最高达 39.6℃,自服退烧药后缓解(具体不详)。2019.10.08 于某市级医院腹部及胸腔超声提示:腹盆腔巨大占位,性质待定,多系附件来源,建议超声造影等进一步检查;腹腔大量积液,双侧胸腔积液,右侧胸腔大量积液。为进一步诊治于 2019.10.09 在另一家三级甲等医院就诊,查胸部 CT 提示:左肺下叶内前基底段见 4.1 cm×3.3 cm 软组织肿块影,边界清楚,右肺中叶纵隔旁见不规则软组织影及结节影,肿瘤? 炎性病灶待排,右肺中叶及双肺下叶部分实变,多系感染,建议治疗后复查。右侧胸腔大量积液,左侧胸腔中量积液,双肺部分受压不张,纵隔淋巴结增大、增多,扫及腹腔积液,请结合腹部检查。2019.10.10 全腹增强 CT 提示:下腹部-盆腔见巨大软组织密度肿块影,密度不均匀,呈分叶状,最大截面约 17.1 cm×13.5 cm,内见多个分隔,增强扫描明显不均匀强化,邻近血管、肠管受压推挤,病变与双附件分界欠清,子宫未见明显异常,腹盆腔大量积液,腹腔脂肪间隙模糊,大网膜、系膜稍肿胀,盆部壁腹膜增厚、强化,局部呈结节状,上述多系肿瘤性病变,附件来源? 其他? 伴腹膜炎改变,腹膜转移,请结合临床及其他检查。双侧膈上见数个软组织密度结节及肿块,最大位于左侧,大小约 3.9 cm×3.0 cm,多系转移。2019.10.10 血清肿瘤标志物提示:CA125 791 U/ml, CA15 3 46.2 U/ml,甲胎蛋白(alpha fetoprotein, AFP)19.1 ng/ml,神经元特异性烯醇化酶(neuron specific enolase, NSE)136.00 ng/ml, β-hCG 405.47 mIU/ml,铁蛋白>2 000 ng/ml。于该院急诊科行抗炎等对症治疗,同时行双侧胸腔置管引流术,2019.10.15 胸水细胞学提示:查见较多炎细胞及增生间皮细胞。行盆腔包块穿刺活检术,2019.10.18 病检提示:恶性肿瘤,建议做免疫标记分析具体类型。后为求进一步诊治入我院。

患者自发病来,精神、食欲欠佳,二便正常,睡眠差,体重无明显改变。

既往史:

疾病史:患者否认心脏病、高血压等慢性病史。

传染病史:否认乙肝、结核等传染病史。

手术、外伤史:否认手术、外伤史。

输血史:否认输血史。

食物过敏史:否认食物过敏史。

药物过敏史:否认药物过敏史。

个人史:

长期生长于原籍,否认疫水、疫区接触史,否认吸烟、酗酒史,否认冶游史。

婚育史:

未婚,否认性生活史。

家族史:

否认家族遗传性疾病史,父母均体健。

入院体检

查体:T 36.6℃, P 112 次/分,R 20 次/分,BP 106/78 mmHg。

神志清楚,表情痛苦,步入病房,贫血貌。HR 112 次/分,律齐,未闻及杂音。双肺呼吸音增粗,可闻及干、湿啰音。双乳对称,无包块、红肿及压痛,乳头无内陷,无异常分泌物。腹膨隆,稍硬,无压痛、反跳痛,肝脾肋下未及,双肾区无叩痛,腹盆腔巨大包块,边界不清,欠活动,双下肢明显水肿,膝反射正常,双侧腋窝及颈部未扪及肿大淋巴结。

肛诊检查:盆腹腔内扪及巨大包块,固定,活动差,直肠指检可及包块下缘质软。

辅助检查

2019.10.25 血液分析:Hb 79 g/L, PLT 359×10⁹/L,超敏 CRP 104.39 ng/L。肝、肾功

能＋电解质：TP 57.5 g/L，Alb 24.1 g/L，前白蛋白 69.8 mg/L，AST 39 U/L，Ccr 132.33 ml/(min·1.73 m^2)，Na$^+$ 133.6 mmol/L，Ca^{2+} 1.9 mmol/L，LDH 4167 U/L，余项未见明显异常。

2019.10.25 妇科肿瘤标志物：AFP 41.45 ng/ml，血清 CA 125 517.50 U/ml，β-hCG 443.70 mIU/ml；余项未见明显异常。

2019.10.28 胸部＋全腹 CT：下腹盆腔巨大肿块占位，呈分叶状，大小约 19 cm×15 cm，内见多个分隔，病灶与邻近双附件分界不清（见图 22-1、图 22-2）；病灶紧贴推挤邻近肠管及子宫。腹膜包括网膜、系膜稍肿厚，见多个小结节，大者直径约 0.5 cm，腹盆腔大量积液，以上考虑恶性肿瘤可能性大，附件来源或其他？

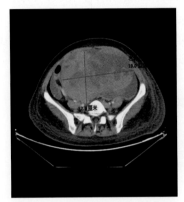

图 22-1　下腹盆腔肿瘤（横断位）

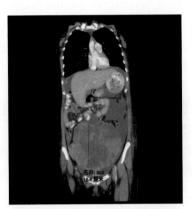

图 22-2　下腹盆腔肿瘤（冠状位）

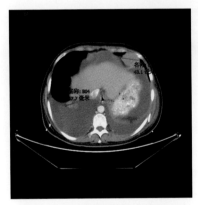

图 22-3　肺部转移瘤，大者位于左肺上叶下舌段（4.3 cm×3.3 cm）

左肺上叶下舌段、右下肺结节及肿块影，大者位于左肺上叶下舌段近胸膜处，大小约 4.3 cm×3.3 cm（见图 22-3），与邻近膈肌分界欠清，待排转移可能？双侧胸腔中量积液，邻近双肺局段肺不张，余双肺少许炎症。右心膈角区数个结节影，大者直径约 1.0 cm，待排转移所致？余纵隔、腹腔及腹膜后数个稍大淋巴结。

初步诊断

盆腔恶性肿瘤：卵巢恶性肿瘤（生殖细胞肿瘤）？ 胸腔积液；肺部感染。

病例讨论 1

住院医师：患者女，18 岁，未婚，无性生活史，因"间断咳嗽 1 个月余，发现腹部包块 16 天"入院。CT 提示双侧胸腔积液，双肺肿块占位（较大者约 4.3 cm×3.3 cm），待排肿瘤转移，合并双肺炎症可能；盆腹腔巨大包块（大小约 19 cm×15 cm），病灶与双附件分界不清，子宫未见明显异常，合并腹腔大量积液，腹膜不均匀肿厚伴多个结节，待排转移。外院胸腔穿刺引流，胸水未查见确切癌细胞，外院盆腔包块穿刺查见恶性肿瘤，具体类型待免疫组化。AFP 41.45 ng/ml，CA125 517.50 U/ml，β-hCG 443.70 mIU/ml，目前诊断考虑：盆腔恶性肿瘤；卵巢恶性肿瘤？胸腔积液；肺部感染。

主治医师：患者系青春期女性，以"间断咳嗽"为首发症状，影像学提示双肺占位，双侧胸腔积液，考虑肿瘤转移灶，进一步发现盆腔巨大包块，与双附件分界不清，且子宫无异常，大量腹水，盆腹膜存在结节状病灶，提示卵巢原发恶性肿瘤可能性大，肿瘤标记物 CA125 升高，同时 β-hCG 也升高，胸水未查见恶性肿瘤，盆腔包块穿刺查见恶性肿瘤，具体类型及来源不明确，免疫组化结果未回。患者目前胸闷、气促、心率快，贫血、低蛋白血症，应积极支持改善症状，同时待免疫组化明确肿瘤来源及类型，合理制定治疗方案。

主任医师：患者目前盆腔包块已明确为恶性肿瘤，据影像学提示，卵巢来源恶性肿瘤可能性极大，但肿瘤为原发还是继发有待病理诊断明确。本例患者 CA125、AFP、β-hCG 等肿瘤标志物均有不同程度升高。肿瘤标志物是由肿瘤细胞本身合成、释放，或因机体对肿瘤细胞反应而产生或升高的物质，一定程度上可以反映出肿瘤的发展状态，对肿瘤的辅助诊断、鉴别诊断、疗效观察及预后评估等具有重要的价值，但肿瘤标志物存在非特异性，同一种肿瘤可以有一种或几种血清肿瘤标志物，而同一种标志物也可以在不同的肿瘤中升高。CA125 是由体腔上皮细胞分泌的一种糖蛋白抗原，主要用于上皮性卵巢癌的辅助诊断，但在其他恶性肿瘤如胰腺癌、结肠癌、肺癌甚至妇科肿瘤中也有一定阳性率，而且在一些妇科良性疾病如卵巢囊肿、子宫内膜异位症、子宫肌瘤、盆腔炎症、腹膜炎等中也可有不同程度的升高，在卵巢生殖细胞肿瘤中也可升高，但非特异性。AFP 是辅助诊断原发性肝癌最常用且最常见的肿瘤标志物，同时在卵巢恶性生殖细胞肿瘤中也可升高，例如卵黄囊瘤（内胚窦瘤）、未成熟性畸胎瘤以及混合性生殖细胞肿瘤（含有卵黄囊成分）。而 β-hCG 异常升高首先应除外妊娠，再考虑妊娠滋养细胞疾病、生殖细胞肿瘤，另外也可见于其他部位恶性肿瘤，如肺、肝脏以及肾上腺等。结合患者发病年龄、实验室检验和影像学检查结果，考虑患者为卵巢恶性生殖细胞肿瘤可能性大，目前需等待盆腔包块穿刺组织免疫组化结果，注意对症支持治疗，缓解患者症状。

后续诊疗经过 1

予以人血白蛋白纠正低蛋白血症，输血纠正贫血，患者胸闷、气促，2019.10.31 胸部超声提示：双侧胸腔大量积液，外院所置胸腔引流管堵塞，于 B 超引导下行双侧胸腔穿刺置管引流术，胸水送细胞学检查，前后四次送胸水细胞学检查：未查见确切恶性细胞。2019.10.30（盆腔包块穿刺组织）外院病理免疫组化提示：肿瘤免疫表型为 PCK 点状（＋）、SALL4（＋）、MIB-1（＋，～55%）、CgA（－）、Syn（－）、OCT3/4（－）、S100（－）、HMB45（－）、WT-1（－）、CDX-2（－）、LCA（－）、CD30（－）、Des（－）、myogenin（－）、MPO（－）、INI1（＋）、GATA-3（－）、HCG 极少数（＋）、P63（－）、EMA（－）。标记结果支持生殖细胞源性恶性肿瘤的诊断，考虑为无性细胞瘤，因送检组织取材局限，尚不能除外混合性生殖细胞肿瘤的可能。2019.11.02 患者夜间诉心累气紧，端坐呼吸，无法平卧，HR 波动在 130～140 次/分，BP(99～106)/(67～78)mmHg，鼻导管给氧，SO_2 95%～99%，R 20～34 次/分。查血常规：WBC 10.97×10^9/L，Hb 83 g/L，予以输血、抗感染、降心率治疗。2019.11.10 患者一般情况仍欠佳，T 38.5℃，血常规示 Hb 71 g/L，因"呼吸困难"加重，于 2019.11.12 急诊转入 ICU 观察治疗。

病例讨论 2

住院医师:患者外院盆腔包块免疫组化提示:支持生殖细胞来源恶性肿瘤,考虑为无性细胞瘤,因送检组织取材局限,不能除外混合性生殖细胞肿瘤的可能。患者夜间突发心累气紧,端坐呼吸,无法平卧,HR 130~140 次/分,BP(99~106)/(67~78)mmHg,鼻导管给氧,SO_2 95%~99%,R 20~34 次/分。查血常规:WBC $10.97×10^9$/L, Hb 83 g/L,予以输血、抗感染、降心率治疗后因"呼吸困难"加重,转入 ICU 观察治疗。

主治医师:患者入院后予以对症支持治疗,但效果欠佳,目前呼吸道症状愈发严重,考虑与肿瘤进展相关,现患者诊断支持生殖细胞肿瘤,考虑为无性细胞瘤,不能除外为混合性生殖细胞肿瘤。卵巢生殖细胞肿瘤初始治疗首选手术,但患者一般情况较差,合并感染,存在手术麻醉禁忌。

主任医师:卵巢恶性生殖细胞肿瘤(ovarian malignant germ cell tumor, OMGCT)好发于幼女或年轻女性,患者免疫组化诊断考虑无性细胞瘤,无性细胞瘤是最常见的生殖细胞肿瘤,通常体积较大,单侧较多,且右侧多于左侧,属于中度恶性肿瘤。单纯的无性细胞瘤不分泌激素,但约 5% 的无性细胞瘤含有合体滋养细胞,可产生 HCG,因此 HCG 可出现升高,但无性细胞瘤不产生 AFP,因此本例患者诊断考虑为卵巢混合性生殖细胞肿瘤(无性细胞瘤和卵黄囊瘤和或其他),由于取材限制,无法获取更多的组织,因此无法明确其具体混合成分。由于 OMGCT 患者通常年轻,有生育的愿望,因此对这类肿瘤患者应该尽量保留其生育功能。OMGCT 通常具有 4 个特点:①肿瘤大多数好发于单侧;②肿瘤即使累及上腹部,也很少累及对侧附件和子宫;③对 BEP(博来霉素、依托泊苷和顺铂)化疗方案非常敏感;④未成熟畸胎瘤经过手术、化疗后有可能逆转。这是这类患者保留生育功能的可行性,但结合患者目前检查结果,病情偏晚,肿瘤负荷高,一般情况较差,美国东部肿瘤协作组(Eastern Cooperative Oncology Group, ECOG)体力状况评分>2 分,无法耐受手术,建议先行新辅助化疗缓解病情,待稳定后再行手术治疗。OMGCT 对化疗极为敏感,许多临床研究表明 BEP 方案在 OMGCT 的治疗中存在显著的优势。本例患者体力状态差,化疗风险极大,但尽快化疗是控制病情关键,同时应注意纠正贫血乏氧、感染等问题,合理预防化疗的不良反应,密切监护下行化疗,另外,化疗的同时注意卵巢储备功能的保护,目前大部分经 BEP 化疗方案的患者能保留生育功能,且无证据表明此方案化疗后会增加新生儿缺陷的发生率。

后续诊疗经过 2

修正诊断为:卵巢混合性生殖细胞肿瘤Ⅳ期。2019.11.12 血液分析:Hb 57 g/L,HCT 19.70%。输血纠正贫血,2019.11.13 血液分析:Hb 84 g/L,HCT 27.50%。2019.11.13 予以 BEP 方案一疗程化疗:依托泊苷 100 mg ivgtt d1~5+顺铂 30 mg ivgtt d1~5+博来霉素 15 mg ivgtt d1~3,同时予以止吐、保肝、维持水电解质平衡。化疗第 3 日患者呼吸平稳,气紧较前明显好转,心率逐渐下降至 116~119 次/分,化疗期间发生腹泻,予以止泻治疗后好转。2019.11.15 肝功能:TP 52.6 g/L, Alb 24.4 g/L;予人血白蛋白纠正低蛋白血症。2019.11.18 血液分析:Hb 60 g/L, HCT 19.20%;予以输血纠正贫血。2019.11.19 转入我科继续治疗,后出现重度骨髓抑制,予以升白治疗后好转出院。分别于 2019.12.13、2020.01.10、2020.02.27 予以 BEP 化疗 3 周期,过程顺利。术前化疗方案汇总见表 22-1。

2020.03.20 妇科肿瘤标志物：AFP 4.52 ng/ml，CA125 10.45 U/ml，β - hCG 0.43 mIU/ml。2020.3.19 胸部 CT 平扫示：右肺上叶小结节，约 0.5 cm，双侧胸腔微少量积液，较前明显减少，原双肺受压不张较前好转，原腹水较前吸收，原双侧膈肌处结节占位较前消失；右心膈角区稍大淋巴结，较前缩小。2020.03.23 全腹 MRI：①下腹盆腔偏右份不规则软组织肿块占位，病灶呈分叶状，其内可见分隔，较大层面范围约为 8.6 cm×6.0 cm，病灶范围较前明显缩小。②腹膜包括网膜、系膜稍增厚，较前减轻。

表 22 - 1 患者术前化疗方案汇总

术前化疗	日期	方案	化疗前肿瘤标志物		
			AFP ng/ml	hCG mIU/ml	CA125 U/ml
第一次化疗	2019.11.13	VP - 16 100 mg ivgtt d1～5＋顺铂 30 mg ivgtt d1～5＋博来霉素 15 mg ivgtt d1～3	41.45	443.70	517.50
第二次化疗	2019.12.13	VP - 16 100 mg ivgtt d1～5＋顺铂 30 mg ivgtt d1～5＋博来霉素 15 mg ivgtt d1～3	12.98	3.72	56.54
第三次化疗	2020.01.10	VP - 16 100 mg ivgtt d1～5＋顺铂 30 mg ivgtt d1～5＋博来霉素 15 mg ivgtt d1～3	5.91	1.48	18.77
第四次化疗	2020.02.27	VP - 16 100 mg ivgtt d1～5＋顺铂 30 mg ivgtt d1～5＋博来霉素 15 mg ivgtt d1～3	4.23	1.27	16.40

病例讨论 3

住院医师：患者目前一般情况好，无咳嗽等不适，妇科肿瘤标志物已降至正常，影响学提示盆腔包块较前明显缩小；盆腔腹膜、网膜、系膜等部位结节较前明显减轻，原双膈肌上方双肺胸膜占位结节较前消失，右心膈角区转移肿大淋巴结较前明显缩小。

主治医师：结合现在患者身体状况、实验室及影像学检查结果评估，可考虑行手术治疗，患者 18 岁，未婚未育，有保留生育功能要求，手术在应保留生育功能的同时最大限度地减瘤。

主任医师：患者目前已行 4 次新辅助化疗，肿瘤标志物降至正常范围，无确切临床症状，经影像学评估，远处转移灶（胸部转移灶、右心膈角淋巴结）几乎消失。针对广泛转移的 OMGCT，也应同上皮性卵巢癌采取同样的处理原则，在力所能及的范围内尽可能安全、完整、有效地切净肿瘤。绝大部分 OMGCT 的患者都是希望保留生育能力的年轻患者，且常为单侧卵巢发病，即使时复发也很少累及对侧卵巢。因此，无论期别早晚，只要子宫及对侧卵巢未受累，应行保留生育功能的手术，同时术中需更加细致，尽量避免盆腔操作可能引发的腹膜及输卵管粘连、影响后期妊娠，若术中观察到对侧卵巢外观正常，可考虑不行正常卵巢活检术，以免增加不孕等并发症的风险。

后续诊疗经过 3

于 2020.03.25 在全麻下行"经腹右侧附件及肿瘤切除术＋大网膜切除术＋肠粘连松解术",术中见:盆腹腔内未见积液、积血,盆腹腔腹膜充血,右侧附件与肠管、盆侧壁广泛致密粘连,分离粘连后见右侧卵巢增大,约 8.5 cm×10.0 cm 的实性包块,直肠壁可见直径＞1 cm 的质硬病灶。子宫前位,正常大小,表面光滑,形态规则。右侧输卵管及左侧附件外观未见异常。大网膜外观未见明显异常,术毕,盆腹腔内无肉眼残留病灶。2021.04.01 术后病理示:＜右侧附件及肿瘤＞送检,纤维结缔组织内大片坏死出血、灶区钙化、含铁血黄素沉积、小血管增生、混合性炎细胞浸润,大量泡沫样组织细胞反应,结合组织形态及免疫组化结果:SALL4(－)、OCT4(－)、CD68(组织细胞＋)、CD163(组织细胞＋),未见确切肿瘤残留;送检输卵管结构未见肿瘤累及。＜大网膜＞送检,纤维脂肪组织,未见肿瘤累及。＜直肠壁种植灶＞送检,纤维结缔组织内灶区出血坏死、含铁血黄素沉积,纤维组织增生,大量泡沫样组织细胞反应,结合组织形态及免疫组化结果:SALL4(－),OCT4(－),CD117(－),CD68(组织细胞＋),CD163(组织细胞＋),Ki-67(5%＋),未见确切肿瘤成分累及。

病例讨论 4

住院医师:患者目前已行手术治疗,过程顺利,术后病理提示送检组织均未见确切肿瘤成分累及。

主治医师:患者术后病理提示手术送检组织未见肿瘤累及,尽管经化疗后肿瘤较前缩小,体积仍较大,但术后病理广泛取材未发现确切肿瘤成分,呈化疗后反应性改变。进一步证实了恶性生殖细胞肿瘤对化疗高度敏感,尽管手术得到满意的减瘤效果,但患者期别偏晚,术后应辅助化疗,提高生存率,减少复发风险。

主任医师:对于混合型生殖细胞肿瘤,尤其是含有卵黄囊瘤的混合瘤患者,术后复发风险极高,尽管术后无残留病灶,但患者本身初诊时肿瘤期别晚,肿瘤负荷较高,如果术后不采用化疗,预期复发风险可高达 80%,恶性生殖细胞肿瘤对化疗非常敏感,尤其是无性细胞瘤,对铂类药物为基础的化疗高度敏感,甚至超越了其他类型的生殖细胞肿瘤,此例患者为混合型生殖细胞肿瘤,主要成分为无性细胞瘤,因此尽管期别偏晚,但治疗目标也应追求治愈。建议本例患者术后行 3～4 周期化疗,再定期随访。

后续诊疗经过 4

术后完成 4 周期化疗,分别于 2020.04.01、2020.04.29 予以 BEP 方案术后化疗 2 周期,因患者 BEP 方案术前、术后已使用 6 周期,博来霉素用量接近终身剂量,故 2020.05.26 术后第 3 周期化疗更改为 VAC 方案:长春新碱 1 mg iv d1＋放线菌素 D 400 μg ivgtt d1～5＋环磷酰胺 800 mg ivgtt d1。2020.06.24 行第 4 周期化疗,方案为:长春新碱 1.5 mg iv d1＋放线菌素 D 300 μg ivgtt d1～4＋环磷酰胺 300 mg ivgtt d1～4(因患者化疗后出现重度骨髓抑制,给予升白治疗,并停用第 5 天化疗),化疗同时辅以醋酸亮丙瑞林微球 3.75 mg ih,每28 天 1 次,保护卵巢功能。化疗结束后定期门诊随访,目前未发现任何异常。术后化疗方案汇总见表 22-2。

表22-2 术后化疗方案汇总

术后化疗	日期	方案	化疗前肿瘤标志物		
			AFP ng/ml	hCG mIU/ml	CA125 U/ml
第一次化疗	2020.04.01	VP-16 100 mg ivgtt d1~5＋顺铂 30 mg ivgtt d1~5＋博来霉素 15 mg ivgtt d1~3	4.52	0.43	10.45
第二次化疗	2020.04.29	VP-16 100 mg ivgtt d1~5＋顺铂 30 mg ivgtt d1~5＋博来霉素 15 mg ivgtt d1~3	3.61	0.98	9.60
第三次化疗	2020.05.26	长春新碱 1 mg iv d1＋放线菌素 D 400 μg ivgtt d1~5＋环磷酰胺 800 mg ivgtt d1	3.43	0.86	9.63
第四次化疗	2020.06.24	长春新碱 1.5 mg iv d1＋放线菌素 D 300 μg ivgtt d1~4＋环磷酰胺 300 mg ivgtt d1~4	3.07	<0.10	10.02

疾病诊疗过程简要总结

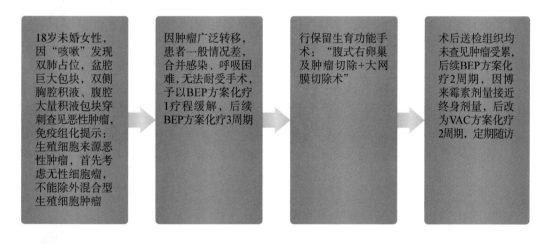

18岁未婚女性，因"咳嗽"发现双肺占位，盆腔巨大包块，双侧胸腔积液、腹腔大量积液包块穿刺查见恶性肿瘤，免疫组化提示：生殖细胞来源恶性肿瘤，首先考虑无性细胞瘤，不能除外混合型生殖细胞肿瘤

因肿瘤广泛转移，患者一般情况差，合并感染、呼吸困难，无法耐受手术，予以BEP方案化疗1疗程缓解，后续BEP方案化疗3周期

行保留生育功能手术："腹式右卵巢及肿瘤切除+大网膜切除术"

术后送检组织均未查见肿瘤受累，后续BEP方案化疗2周期，因博来霉素剂量接近终身剂量，后改为VAC方案化疗2周期，定期随访

诊疗启迪

1. OMGCT 的临床特征

OMGCT 具有明显的发病年龄特征，好发于幼女及年轻女性，主要发病年龄在 20~30 岁，占所有卵巢恶性肿瘤的 2%~3%[1]。病理类型以无性细胞瘤最为常见，其次为卵黄囊瘤（内胚窦瘤）、未成熟畸胎瘤、混合性生殖细胞肿瘤，而胚胎癌、多胚瘤、非妊娠绒癌则非常罕见。OMGCT 多为早期，85% 左右的患者以腹痛及扪及腹部包块等症状就诊，初诊即为晚期的生殖细胞肿瘤较为少见。混合性生殖细胞肿瘤含有 ≥2 种不同类型的成分，其中最常见的成分为无性细胞瘤，最常见的组合是无性细胞瘤和卵黄囊瘤。混合性生殖细胞肿瘤体积通常较大，多为单侧，混合种类和比例对肿瘤的预后具有决定性意义，恶性成分越高，预后越

差。无性细胞瘤对放疗敏感,中度恶性,预后较好,卵黄囊瘤为高度恶性肿瘤,预后较差,卵巢原发非妊娠性绒癌常经血行扩散,易早期转移,比妊娠性绒癌预后更差,胚胎癌比多胚瘤相对多见,预后极差,只有获取足够的组织才能明确混合性生殖细胞肿瘤的混合种类及比例,判断预后。

OMGCT 可产生独特的肿瘤标志物,有助于疾病的诊断以及病情的监测。混合性生殖细胞肿瘤根据混合的成分不同,可产生不同的标志物。CA125 升高多见于上皮性卵巢癌,生殖细胞肿瘤中也可升高,多见于晚期,但不具有特异性,卵黄囊瘤及非妊娠性绒癌分别为产生 AFP 和 hCG 最常见的类型,AFP 升高提示肿瘤内可能含卵黄囊瘤、胚胎癌和(或)多胚瘤成分。无性细胞瘤通常不产生激素,但如果肿瘤中若存在多核合胞滋养层巨细胞,则会产生低水平的 HCG。乳酸脱氢酶常在无性细胞瘤和其他类型生殖细胞肿瘤中升高,但无特异性,因此临床不常规作为标志物应用。

2. 晚期 OMGCT 的新辅助化疗

OMGCT 中大约有 1/3 左右的患者初诊时肿因瘤体积大、固定、肿瘤广泛转移期别晚、体能评分差(ECOG 评分>2 分)无法直接行手术治疗,但因其特殊的发病年龄,绝大部分患者有生育要求,而广泛转移的患者往往被认为无法保留生育功能,新辅助化疗则给了这部分患者保留生育的机会,晚期 OMGCT 不同于上皮性卵巢癌,由于发病较少,常常是个案报道,因此可以指导临床的数据有限,其疗程数也不统一,一般肿瘤负荷较高的患者需要行 4～6 周期的新辅助化疗,通常认为肿瘤标志物正常后给予 2 周期的化疗也是合理的选择。Talukdar 等[2]回顾性分析了 23 例晚期 OMGCT 患者的生存及生育情况,年龄范围 14～28 岁,中位年龄 19 岁,国际妇产科联盟(International Federation of Gynecology and Obstetrics,FIGO)分期Ⅲ期 20 例,Ⅳ期 3 例。组织学类型分别为:无性细胞瘤 14 例,恶性混合性生殖细胞肿瘤 6 例,卵黄囊瘤 3 例。接受了 4 周期 BEP 方案新辅助化疗后,完成保留生育功能的手术(单侧输卵管卵巢切除术＋大网膜切除术±淋巴结切除术),新辅助化疗后,16 例完全缓解(complete remission,CR)和 5 例部分缓解(partial remission,PR),1 例患者进展,另 2 例在 2 周期化疗后失访,21 例治疗缓解的患者 18 例接受了手术,其中 13 例达到病理性 CR,5/18 有残留病灶并在接受 2 周期以上 BEP 化疗后达到 CR,随访 23 例患者中有 21 例在中位随访 74 个月时无瘤存活,其中 18 例患者恢复了月经,10 例符合条件的患者分娩了 13 名足月健康的婴儿,同时对比同期接受标准治疗方案(手术＋术后辅助化疗)的晚期患者(43 例),生存结局相当。因此,对于广泛转移、全身状况较差、影像学及实验室检查评估手术并发症风险极高无法行满意肿瘤减灭的患者,新辅助化疗不失为一种合理的选择。

3. OMGCT 保留生育功能手术(fertility-sparing surgery,FSS)

OMGCT 因其独特的发病年龄,绝大多数 OMGCT 患者都有保留生殖生育的需求,肿瘤常仅累及单侧卵巢,且对化疗极为敏感,因此 FSS 在 OMGCT 患者中广泛开展,且预后满意。2012 年欧洲肿瘤内科学会(ESMO)就指出,对于所有希望保留生育功能的 OMGCT 女性,即使是晚期,都应尽量避免进行大范围的手术[3]。同样,美国国立综合癌症网络(NCCN)指南,OMGCT 的疾病分期对保留生育功能手术没有限制[4]。2018 年 ESMO 再次明确晚期 OMGCT 也可以保守手术[5]。近期有荟萃分析[6]评价了 OMGCT 行 FSS 后的生存及生育结局,总纳入 47 项研究,包含了 2189 名行 FSS 的 OMGCT 患者,研究证实绝大多数接受 FSS 的患者在治疗后 1 年内恢复了正常的月经功能,有生育意愿的患者至少实现了一次妊娠,发生不孕症、畸形或流产的情况非常罕见。OMGCT 治疗后复发常在治疗后 1～2 年内发生,因此,建议希望怀孕的患者在辅助化疗完成后 2 年后妊娠。

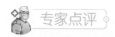

专家点评

1. 行业内知名专家点评(高庆蕾,教授,华中科技大学同济医学院附属同济医院)

本案例讨论了一例晚期卵巢恶性混合性生殖细胞肿瘤年轻患者的诊治过程,患者以"咳嗽"为首发症状,发现胸部转移灶后及时搜寻原发灶,查见盆腔巨大包块占位,且影像学提示腹腔内腹膜、网膜、系膜广泛播散种植,利用盆腔包块穿刺活检,结合患者相关肿瘤标志物异常,最终诊断为卵巢恶性混合性生殖细胞肿瘤。综合评估患者病情后先行新辅助化疗,后接受了保留生育功能手术,术后达到病理性 CR,考虑复发的风险,术后接受了辅助化疗,目前患者定期随访未见异常。

2. 主任点评(张国楠,教授,四川省肿瘤医院)

OMGCT 临床发病率低,混合性更少见,通常混合性生殖细胞肿瘤以两种成分瘤混合居多,单侧发病,肿瘤快速增长,但诊断时大多为早期,晚期较少,混合性生殖细胞肿瘤的预后与其成分瘤种类及含量相关,本例患者诊治过程因取材有限,除了无性细胞瘤成分,其他成分未进一步核实,结合肿瘤标志物,考虑存在卵黄囊瘤成分,卵黄囊瘤恶性程度高,预后较差,是恶性生殖细胞肿瘤中独立的不良预后因素。但 OMGCT 对化疗高度敏感,使得临床治愈率可高达 90%。

新辅助化疗在晚期 OMGCT 应用较少,且没有相关治疗指南指导,因此在临床决策过程中需慎重选择,但对于晚期无法耐受手术的患者,不仅可以平安过渡到手术治疗,同时也有为保留生育能力争取了最大的可能,和同期别按照标准治疗(标准手术＋辅助化疗)的患者在生存上并没有差异,却大大减少了病死率以及并发症的风险,这种治疗方式或许成为晚期恶性生殖细胞肿瘤患者的标准治疗方式,但需要更多的临床研究进一步探讨。需要注意的是,在新辅助化疗前能获得确切的组织学证据,明确病例类型及成分,对化疗方案的选择至关重要。BEP 方案是目前恶性生殖细胞肿瘤的标准一线化疗方案,绝大部分患者耐受良好,博来霉素可引发肺间质纤维化,但并不常见,治疗前肺功能未列为常规检查,但考虑到药物终身剂量,化疗方案可进行相关调整。

总的来说,OMGCT 的诊治需要个体化进行,需结合其年龄、体能状况、生殖生育情况、疾病期别等多元化因素综合考量后,再制定合理的方案,临床工作中往往需要多学科协作制定治疗计划,在挽救生命的基础上尽可能保证患者的生育需求与生活质量。

(张　杰　张国楠)

参考文献

[1] BROWN J, FRIEDLANDER M, BACKES FJ, et al. Gynecologic Cancer Intergroup (GCIG) consensus review for ovarian germ cell tumors [J]. Int J Gynecol Cancer,2014,24(9):48-54.

[2] TALUKDAR S, KUMAR S, BHATLA N, et al. Neo-adjuvant chemotherapy in the treatment of advanced malignant germ cell tumors of ovary [J]. Gynecol Oncol,2014,132(1):28-32.

［3］ COLOMBO N，PEIRETTI M，GARBI A，et al. Non-epithelial ovarian cancer：ESMO Clinical Practice Guidelines for diagnosis，treatment and follow-up ［J］. Ann Oncol，2012，23（suppl 7）：vii20 - vii26.

［4］ MORGAN RJ，ARMSTRONG DK，ALVAREZ RD，et al. Ovarian cancer，version 1. 2016，NCCN clinical practice guidelines in oncology ［J］. J Natl Compr Canc Netw，2016，14（9）：1134 - 1163.

［5］ RAY-COQUARD I，MORICE P，LORUSSO D，et al. Non-epithelial ovarian cancer：ESMO Clinical Practice Guidelines for diagnosis，treatment and follow-up ［J］. Ann Oncol，2018，29（Suppl 4）：iv1 - iv18.

［6］ MORRISON A，NASIOUDIS D. Reproductive outcomes following fertility-sparing surgery for malignant ovarian germ cell tumors：A systematic review of the literature ［J］. Gynecol Oncol，2020，158（2）：476 - 483.

病例23 发现外阴溃疡 1 年，外阴癌？

主诉

发现外阴溃疡 1 年。

病史摘要

入院时间：2019.04.22 下午 14：00

现病史：患者，女，83 岁。绝经 30 年，1 年前自觉外阴瘙痒，自查发现外阴溃疡，直径约 2 cm，伴触痛，有少量出血。起初未引起重视，半年前起因触痛加重，至外院就诊，予以药物治疗，具体不详。2019.04.08 于上海市长征医院行外阴组织活检，具体病灶大小、浸润深度不详，病理检查结果示："外阴皮肤组织伴溃疡形成，溃疡周边鳞状上皮高级别上皮内瘤变，原位癌变。"现为求进一步诊治，以"外阴癌原位癌"收入我院。

自发病以来，患者一般情况可，食欲缺乏，夜眠可，二便如常，体重近期无明显变化。

既往史：

疾病史：患者既往有高血压病史 10 年余，服用拜新同，自诉血压控制可。

传染病史：否认乙肝、结核等传染病史。

手术、外伤史：10 年前因胆结石行手术，具体不详。

输血史：否认输血史。

食物过敏史：否认食物过敏史。

药物过敏史：否认药物过敏史。

个人史：

长期生长于原籍，否认疫水、疫区接触史，否认吸烟、酗酒史，否认冶游史。

婚育史：

已婚，4 - 0 - 0 - 4。患者既往月经规则，绝经 30 年。

家族史：

否认家族遗传性疾病史，父母子女均体健。

入院体检

查体：T 36.7℃，P 89 次/分，R 12 次/分，BP 150/80 mmHg。

神清气平，一般情况可，步入病房，无贫血貌。HR 89 次/分，律齐，未闻及杂音。双肺呼吸音清，未闻及干、湿啰音。双乳对称，无包块、红肿及压痛，乳头无内陷，无异常分泌物。腹平软，无压痛、反跳痛，肝脾肋下未及，双肾区无叩痛，未及明显包块。双下肢无水肿。膝反射正常。左侧腋窝下可及数枚增大淋巴结，黄豆大小，质中，活动度尚可，轻压痛。

妇科检查：老年型，右侧大阴唇下部见溃疡性病变，直径 2 cm，溃疡中央色苍白，四周微红肿。阴道：畅，阴道后壁显著膨出。宫颈：萎缩，光。宫体：萎缩，质中，无压痛。附件：双侧附件未及异常。

辅助检查

2019.04.23 血清钾 4.13 mmol/L，血清钠 144 mmol/L，血清氯 106 mmol/L。

2019.04.23 血肌钙蛋白 I（化学发光法）0.00 ng/ml，血肌红蛋白（化学发光法）25.7 ng/ml，BNP（化学发光法）57 pg/ml。

2019.04.23 ALT 13 U/L，AST 15 U/L，Cre 47 μmol/L。

2019.04.23 WBC 4.9×10^9/L，RBC 4.12×10^{12}/L，Hb 124 g/L，PLT 162×10^9/L，N% 67.1%。

2019.04.23 凝血功能：PT（全自动）10.4 s，APTT（全自动）24.2 s。

2019.04.23 CA199 47.28 U/ml，CA125 13.92 U/ml，AFP 1.93 IU/ml，癌胚抗原（carcinoembryonic antigen，CEA）4.48 ng/ml，CA153 8.14 U/ml。

初步诊断

外阴癌；原发性高血压。

病例讨论

住院医师：患者，女，83 岁，因"发现外因溃疡 1 年"入院。绝经 30 年。1 年前自觉外阴瘙痒，自查发现外阴溃疡，直径约 2 cm，伴触痛，有少量出血。起初未引起重视，半年前起因触痛加重，至外院医院就诊，予以药物治疗，具体不详。2019.04.08 于上海市长征医院行外阴组织活检病理检查，结果示"外阴皮肤组织伴溃疡形成，溃疡周边鳞状上皮高级别上皮内瘤变，原位癌变"，现为求进一步诊治，"外阴癌"收入我院。

主治医师：患者为老年女性，外院已行病灶活检，诊断明确。入院后完善相关检查，如双侧腹股沟淋巴结超声，必要时胸部 CT、盆腔 MRI 增强和 PET/CT 扫描评估是否存在腹股沟/股淋巴结以及盆腹腔或远处转移。

主任医师：根据 2018 年 FIGO 指南[1, 2]、2017 年 NCCN 指南[3]，由于 HPV 相关的肿瘤常与其他部位的鳞状上皮内瘤变相关，建议完善子宫颈细胞学检查、人乳头瘤病毒检验、阴道镜检查，结合患者术前胸部 CT、盆腔 MRI 和全身 PET/CT 扫描评估是否存在转移部位。

拟术中完整切除患者外阴肿块,送冰冻病理检查,根据病理结果决定进一步手术方式,若冰冻病理结果升级为"外阴鳞状细胞癌",则行根治性外阴切除术＋腹股沟淋巴结清扫术,以达到最佳的手术切除范围。术后注意患者伤口护理。

后续诊疗经过

术前子宫颈细胞学检查:良性反应性改变,轻度炎症。人乳头瘤病毒检验:阴性。胸部CT:两肺下叶陈旧性病变。盆腔MRI:外阴信号欠均,不均匀强化,盆腔及双侧腹股沟区未见明显肿大淋巴结影,膀胱壁、阴道、尿道、直肠及前后凹陷未见明显异常信号影。

于2019年4月26日行根治性部分外阴切除术＋右侧腹股沟淋巴结清扫术,术中查右侧大阴唇内侧肿块2.5 cm,溃疡性,基底能活动,完整切除包块后送冰冻病理,结果示"外阴鳞状细胞癌",随后行右侧腹股沟淋巴结清扫术＋根治性部分外阴切除术,术顺,出血100 ml。

术后病理:(右侧大阴唇下部)鳞状细胞癌,中-低分化,表面溃疡形成,肿块大小2.8 cm×1.9 cm×(0.3～0.7)cm,局部伴坏死,未见明确脉管及神经侵犯,部分切缘未见正常组织。免疫组化结果(I19-01120):P40(＋),P16(＋),CK7(－),P53(＋,部分),S100(神经＋),CKHi(＋),CD34(脉管＋),Ki-67(＋,40％～80％)。外阴癌根治手术标本:标本内未见肿瘤残留,四切缘及基底均阴性;(右腹股沟淋巴结)检出淋巴结11枚,均未见肿瘤累及,阴性。

最终诊断

外阴鳞状细胞癌Ⅰb期。

诊疗启迪

1. 前哨淋巴结的临床价值

外阴癌的预后与多种因素相关,其中淋巴结转移与外阴癌的预后最为密切。对早期的外阴癌患者,在切除原发肿瘤的基础上,另行腹股沟淋巴结清扫术,其5年生存率可达90％以上。系统化的外阴癌淋巴结清扫术虽然保证了患者的5年生存率,同样也会给患者带来手术并发症,如下肢淋巴水肿、伤口并发症等。传统开放性腹股沟淋巴结清扫术后的并发症发生率高,严重影响患者生活质量。

一项研究显示,外阴癌手术中前哨淋巴结活检的敏感性为91.7％,假阴性预测值为3.7％。在肿瘤小于4 cm的女性中,假阴性预测值为2.0％。研究提出,对于外阴鳞状细胞癌女性患者,前哨淋巴结活检是腹股沟股骨淋巴结切除术的合理替代方案[4]。另一项多中心的临床研究对403例外阴病灶＜4 cm的患者进行前哨淋巴结活检,当前哨淋巴结阴性则不再进行腹股沟淋巴结清扫,后随访发现与腹股沟淋巴结清扫相比,前哨淋巴结活检的并发症少(下肢淋巴水肿,伤口裂开,蜂窝组织炎等),且单独前哨淋巴结切除的病死率下降[5]。2021年的NCCN指南建议:①单侧病变(病灶距外阴中线≥2 cm),行根治性部分外阴切除术(radical partial vulvectomy)＋单侧腹股沟/股淋巴结评估(前哨淋巴结活检术或单侧腹股沟/股淋巴结切除术);②中线部位病变(前部或后部),行根治性部分外阴切除术＋双侧腹股沟/股淋巴结评估(前哨淋巴结活检术或双侧腹股沟/股淋巴结切除术）。

2. 腹股沟淋巴结清扫术的手术方式选择

随着腹腔镜技术的持续发展,皮下通路腹腔镜下腹股沟淋巴清扫术逐渐被应用于外阴癌患者的临床治疗中,该手术方式能够明显减少术后并发症数量,同时尽可能不对患者的肿瘤治疗效果产生影响,促进患者的临床康复。研究显示,应用皮下通路腹腔镜腹股沟淋巴结清扫术可以明显提高患者的临床近期疗效,促进患者的康复。同时极大地缩短患者的治疗、住院时间,患者创伤小,手术并发症少[6]。另一项研究也比较了腹腔镜手术和传统开放性淋巴结清扫术,结果显示前者的术后伤口并发症发生率明显降低,伤口美容满意度更高,生活质量评分更高;两者 2 年复发率和疾病特异生存率无明显差异[7]。

该患者肿块单发,最大直径小于 4 cm,术前查体腹股沟淋巴结未见明显肿大,可先行前哨淋巴结切除。如前哨淋巴结阴性,可避免行系统性淋巴结切除术,从而降低系统性腹股沟/股淋巴结切除术导致的并发症发生率。该患者术后病理提示淋巴结阴性,无须进一步行盆腔和腹股沟区放疗。术后可进一步行靶向治疗,EGFR 抑制剂已被报道成功应用在外阴癌治疗中。埃罗替尼在转移性外阴癌患者中的临床获益率为 67%。

专家点评

1. 行业内知名专家点评(高庆蕾,教授,华中科技大学同济医学院附属同济医院)

本案例为外阴癌典型案例,其诊疗过程非常有代表性,对于临床诊疗很有借鉴和参考意义。外阴恶性肿瘤明确诊断依靠组织学检查。该病例按诊疗指南,外院已行病灶活检,明确外阴原位癌,但是临床医生考虑到症状典型、肿块较大,故不可排除活检取样深度不足,病理升级这一点非常关键。因此,手术前完善患者体格检查、子宫颈细胞学检查、人乳头瘤病毒检验、胸部 CT、盆腔 MRI 等准确评估分期非常重要。直接蔓延、淋巴转移是外阴癌的主要转移途径。手术中切除肿块送冰冻病理后明确病理诊断升级为外阴鳞状细胞癌后,根据患者分期Ⅰb 单侧病变一期行患侧腹股沟淋巴结清扫术＋根治性部分外阴切除术。外阴癌手术原则上强调尽量缩小手术范围,最大限度保留外阴的正常结构,提高生活质量。手术方式的选择很大程度上决定了患者的预后及生存质量。该患者术后病理提示淋巴结阴性,无须进一步行盆腔和腹股沟区放疗,术后可进一步行靶向治疗维持减少复发。

2. 主任点评(赵栋,教授,上海交通大学医学院附属第九人民医院)

外阴癌的预后与多种因素相关,其中淋巴结转移与外阴癌的预后最为密切。因此,术前完善检查、明确评估分期、术中完整切除肿块送冰冻病理对于患者的手术方案选定相当关键。本病例我们通过患者的病史、术前活检病理、体格检查、实验室检查、影像学检查等可以基本确定患者的疾病诊断范围,但需要结合进一步冰冻病理结果才能做出明确的诊断。外阴癌手术原则强调尽量缩小手术范围,最大限度保留外阴的正常结构,以减少手术并发症,提高生活质量。目前临床研究显示前哨淋巴结活检是腹股沟股骨淋巴结切除术的合理替代方案,另外腹腔镜手术相比传统开放性淋巴结清扫术,2 年复发率和疾病特异生存率无明显差异,这两种术式均可以减少手术并发症,伤口美容满意度更高,生活质量评分也更高,是我们目前临床可以借鉴使用的。该类病例如前哨淋巴

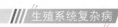
结活检阴性,规范的手术治疗提高生存率的同时还可以减少手术创伤及并发症,提高患者生活质量。术后可进一步行 GFR 抑制剂靶向治疗提高生存率,埃罗替尼在转移性外阴癌患者中的临床获益率为 67%。

（赵　栋）

参考文献

[1] OLAWAIYE AB, CUELLO MA, ROGERS LJ. Cancer of the vulva:2021 update [J]. Int J Gynaecol Obstet, 2021,155(Suppl 1):7-18.

[2] OLAWAIYE AB, COTLER J, CUELLO MA, et al. FIGO staging for carcinoma of the vulva: 2021 revision [J]. Int J Gynaecol Obstet, 2021,155(1):43-47.

[3] KOH WJ, GREER BE, ABU-RUSTUM NR, et al. Vulvar cancer, version 1. 2017, NCCN clinical practice guidelines in oncology [J]. J Natl Compr Canc Netw, 2017,15(1):92-120.

[4] LEVENBACK CF, ALI S, COLEMAN RL, et al. Lymphatic mapping and sentinel lymph node biopsy in women with squamous cell carcinoma of the vulva: a gynecologic oncology group study [J]. J Clin Oncol, 2012,30(31):3786.

[5] VAN DER ZEE AG, OONK MH, DE HULLU JA, et al. Sentinel node dissection is safe in the treatment of early-stage vulvar cancer [J]. J Clin Oncol, 2008,26(6):884-889.

[6] 朱亚飞,谢晓英,叶萍,等. 皮下通路腹腔镜腹股沟淋巴结清扫术治疗外阴癌患者的临床效果[J]. 中国当代医药,2021,28(5):85-88.

[7] ZHANG M, CHEN L, ZHANG X, et al. A comparative study of video endoscopic inguinal lymphadenectomy and conventional open inguinal lymphadenectomy for treating vulvar cancer [J]. Int J Gynecol Cancer, 2017,27(9):1983-1989.

病例24　同房出血1年,发现宫颈癌2个月余,宫颈癌?

主诉

同房出血1年,发现宫颈癌2个月余。

病史摘要

入院时间:2019.02.27

现病史:患者,女,34岁。1年前患者间断出现同房出血,量少,淡红色,未诊治。2018年10月出现月经周期缩短至20天,行经5～6天,量中等。外院就诊,查 HPV16(+),其他12种高危型 HPV(+),TCT(-)。2018年11月行阴道镜检查+宫颈活检,病理:宫颈6° 高级别上皮内瘤变,累腺,局灶见浸润(浅表性鳞癌),于2018.12.31在外院行宫颈锥切,术后病理:宫颈(6°、7°、8°、9°、12°)浸润性鳞癌,镜下宽度1cm,深8mm,其余各点为子宫颈鳞状上皮内瘤变 CIN Ⅲ、累腺，部分病变紧邻切缘。患者为进一步诊治，遂至我院。我院病理切片会诊：(宫颈 6～9、12 点)浸润性鳞状细胞癌，宽度约 1.0 cm，深度约 0.8 cm，其余各点 CINⅢ伴累腺，部分区域病变紧邻切缘。2019.02.24 SCCAg 1.6 ng/ml；盆腔 MRI 增强检查：内膜无明显增厚，结合带完整，宫颈、双侧附件区(－)，盆腔及腹股沟区未见异常肿大淋巴结。患者目前无腹痛及阴道流血、流液，门诊以"宫颈癌"收入院。

既往史：

疾病史：平素身体健康状况一般，否认高血压、冠心病、糖尿病等慢性病史。

传染病史：否认肝炎、结核、伤寒、疟疾等传染病史。

手术、外伤史：否认外伤及手术史。

输血史：否认输血史。

食物过敏史：否认食物过敏史。

药物过敏史：否认药物过敏史。

个人史：

生于原籍，无外地久居史。否认疫区、疫水接触史，否认特殊化学品及放射性物质接触史。无吸烟、饮酒等不良嗜好。

婚育史：

已婚未育，G2P0，人流 2 次，有生育要求。

家族史：

其母亲高血压，健在。否认家族中有类似疾病史，否认家族性精神病、肿瘤病、遗传性疾病病史。

入院体检

查体：T 36.3℃，P 82 次/分，R 20 次/分，BP 120/81 mmHg，SpO_2 99%。

神清气平，一般情况可，步入病房，无贫血貌。HR 82 次/分，律齐，未闻及杂音。双肺呼吸音清，未闻及干、湿啰音。双乳对称，无包块、红肿及压痛，乳头无内陷，无异常分泌物。腹平软，无压痛、反跳痛，肝脾肋下未及，双肾区无叩痛，未及明显包块。双下肢无水肿。膝反射正常。

妇科检查：外阴无异常，阴道通畅，宫颈余 1 cm，锥切后改变，未见明显病灶，质地中等，宫旁未扪及异常，宫体常大，双附件未及包块，三合诊同前。

辅助检查

2019.02.23 病理会诊：(6～9 点、12 点位)浸润性鳞状细胞癌，宽度约 1.0 cm，深度约 0.8 cm，其余各点 CINⅢ伴累腺，部分区域病变紧邻切缘。

2019.02.24 盆腔常规＋增强 MRI(图 24－1)：子宫下段可见肌层局部变薄，内膜无明显增厚，结合带完整，宫颈未见增大，DWI 信号未见增高，宫颈小长 T2 信号灶，未见强化。双侧附件区未见明显异常信号。盆腔及腹股沟区未见异常肿大淋巴结。

2019.02.24 SCCAg 1.6 ng/ml。

2019.02.26 PET/CT 检查提示其他部位的转移。

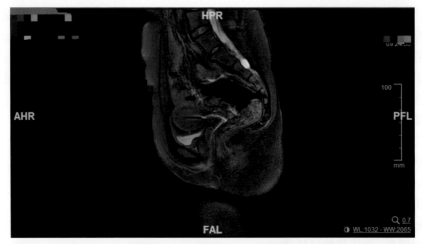

图 24 - 1a 盆腔 MRI - T2 图像

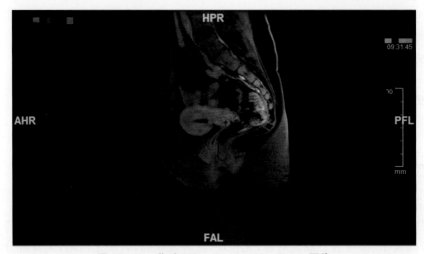

图 24 - 1b 盆腔 MRI - T1 - LAVA - Flex + 图像

初步诊断

宫颈鳞状细胞癌（Ⅰb1 期）；宫颈锥切术史。

病例讨论 1

住院医师：患者为青年女性，34 岁，G2P0，根据患者病史、查体、相关检查、当地医院宫颈锥切术后病检，目前诊断宫颈鳞状细胞癌Ⅰb1 期，SCCAg 正常，MRI 检查盆腔无增大淋巴结，宫颈未见增大，患者目前有生育要求。

主治医师：患者为青年女性，已婚，无孩子，SCCAg 正常，MRI 检查盆腔无增大淋巴结，宫颈未见增大，锥切诊断宫颈鳞状细胞癌Ⅰb1 期，累及切缘。患者目前有生育要求，可以考虑行保留生育功能的手术治疗。

主任医师：宫颈癌最常见的组织学类型是鳞状细胞癌（70％）和腺癌（25％）。高危型 HPV 感染是宫颈癌发生的关键原因，在 99.7％ 的宫颈癌标本中可检出 HPV。本病例患者院外 HPV16（＋）、其他 12 种高危型 HPV（＋），TCT（－）。我院病理切片会诊：（宫颈 6～9、12 点）浸润性鳞状细胞癌，宽度约 1.0 cm，深度约 0.8 cm，其余各点 CINⅢ伴累腺，部分区域病变紧邻切缘。

分期方面，宫颈癌，锥切浸润深度 0.8 cm，部分区域病变紧邻切缘，按照 FIGO 2018 分期，为宫颈癌Ⅰb1 期。

治疗方面，对于Ⅰb1 期宫颈鳞癌，放疗与手术能达到相同的治疗效果，但放疗后患者丧失生育能力，患者有生育要求，需要保留生育功能。参考 2021 年美国国立综合癌症网络（National Comprehensive Cancer Network，NCCN）指南，对于满足下述条件者，可以考虑保留生育功能的手术：（强烈）希望保留生育能力，没有其他生育能力受损的临床证据，Ⅰa2、Ⅰb1（FIGO 分期），肿瘤直径＜2 cm，无明显宫旁或宫体旁扩散，局限于宫颈外口，未达颈管上方及未波及内口，无淋巴转移。该患者经过查体及影像学评估，满足上述条件，可行广泛性子宫颈切除术（radical trachelectomy）及盆腔淋巴结切除术，术中按照 B 型子宫切除范围，切除宫颈、上 1/3 阴道及子宫韧带。术后根据病理决定是否再进行追加治疗。对于广泛性子宫颈切除术，目前文献认为，对于宫颈病变小于 2 cm 者，腹腔镜与开腹手术的肿瘤结局相似[1]。

后续诊疗经过 1

患者于 2019.03.02 全麻下行腹腔镜探查＋粘连松解＋广泛性子宫颈切除术＋宫颈成形术＋盆腔淋巴结清扫术，术中探查：子宫常大，表面光滑，双侧附件外观未见异常；双侧骶主韧带未见异常。肠管、网膜未见异常。术中盆腔淋巴结冰冻病理：淋巴结慢性炎，截除宫颈切缘（－）。术后 10 天膀胱锻炼，14 天拔除尿管，残余尿 40 ml。术后病理：宫颈内口切缘无肿瘤细胞，右髂血管旁淋巴结、左髂血管旁淋巴结冰冻术后，淋巴结慢性炎。（宫颈及部分阴道）宫颈 1°、5°、7°、9°～12°CINⅢ，伴部分累腺及 5°、6°、7°浸润性鳞癌（最深约 4 mm）；6°、7°可见脉管内瘤栓；内口切缘无未见病变，各切缘未见病变；余宫颈移行区黏膜及阴道鳞状上皮黏膜显慢性炎；（淋巴结）淋巴结显慢性炎（右髂血管旁 0/10、左髂血管旁 0/8）；（左侧宫旁组织）纤维、脂肪及血管组织，未见特殊。

病例讨论 2

住院医师：患者行腹腔镜下广泛性子宫颈切除术＋宫颈成形术＋盆腔淋巴结清扫术，术后病理提示浸润性鳞癌（最深约 4 mm），6°、7°可见脉管内瘤栓；各切缘（－），淋巴结（－）。

主治医师：患者术后病理提示宫颈浸润性鳞癌，可见脉管内瘤栓。考虑是否需要术后辅助治疗。

主任医师：宫颈癌淋巴结转移是早期宫颈癌重要的不良预后因素，除此之外，还有其他一些影响预后的因素，包括肿瘤直径大、深间质浸润、脉管淋巴间隙阳性以及病理组织学类型。GOG 的一项研究[2]显示，这些危险因素在 25% 的Ⅰb 期患者中存在，并且可以使 3 年复发风险增加 2%～31%，对这些患者应给予术后辅助治疗。该患者行保留生育功能的手术，如果术后放疗，将丧失生育能力，考虑只有脉管内瘤栓一个中危因素，可以术后给予 TC 方案化疗 4 个疗程。

后续诊疗经过 2

综合上述讨论,患者术后给予紫杉醇＋卡铂化疗 4 个疗程(2019.03.19,2019.04.09,2019.04.30,2019.05.21),2019.06.20 复查 TCT(－),HPV(－),SCCAg 1.4 ng/ml。2019 年 9 月复查盆腔 MRI 未见异常。患者未避孕。2019 年 12 月怀孕。2020 年孕 36 周经阴道分娩。补充分娩结局:新生儿性别女,出生体重 2 350 g。

疾病诊疗过程简要总结

该患者 34 岁,以接触性出血为首发症状,检查发现 HPV(＋),经过阴道镜活检提示宫颈鳞状细胞癌,浸润深度不明确,再经过锥切病理诊断宫颈鳞癌Ⅰb1 期,因患者未生育,有强烈的保留生育功能的愿望,经过影像学、妇科查体和详细的病史询问,根据 2021 年 NCCN 指南,符合保留生育功能治疗的指征,选择腹腔镜广泛性子宫颈切除术＋宫颈成形术＋盆腔淋巴结清扫术。术后病理提示存在脉管癌栓,无其他高危因素,给予术后 TC 方案化疗 4 疗程。在严密随访无复发后,患者成功怀孕并完成生育。

诊疗启迪

1. 影像学在宫颈癌淋巴结转移中的应用

2018 年前,FIGO 的宫颈癌分期都是临床分期[3],即通过 2 名有经验的妇科肿瘤医生的临床查体来决定宫颈癌的分期,当分期不一致时采用较低的分期。但是专科查体主观性较强,且难以明确肿瘤浸润的深度和范围,难以判断盆腔是否有淋巴结转移,而淋巴结转移与宫颈癌的术前诊断、分期、治疗方案及预后密切相关。在 2018 年的分期中,FIGO 允许在临床检查的基础上,根据影像学结果(特别是对淋巴结受累的判断)或术后病理检查对初始分期进行修改。FIGO 未规定制定分期时一定要使用影像学手段,也没有规定采用哪种影像学评估方法。临床上可以根据能够取得的资源以及医生的经验自主选择是否采用影像学评估。对于行保留生育功能手术的早期宫颈癌患者,需要影像学无增大淋巴结,宫颈内口无受累。同时,术中先行淋巴结冰冻病理提示无转移,方可进行保留生育功能的手术。

2. 保留生育功能手术后的肿瘤结局相关问题

现有的研究结果显示,在严格按照手术适应证选择合适的患者后[4-6],早期宫颈癌保留生育功能手术后的复发率小于 5%,病死率小于 2%,中位复发间隔时间 18 个月(3～108 个月)。疾病复发率不高于同期别未保留生育功能的手术。但是需要指出的是,一旦出现疾病复发,其中近一半患者死亡。手术方式可以选择阴式、开腹和腹腔镜进行,对于不同手术方式,综合不同研究在疾病治疗前的基线资料,分析肿瘤复发的影响因素。在阴式手术中,复发影响因素包括:①肿瘤直径＞2 cm 与＜2 cm 时,复发率分别为 20.5% 和 3.5%(P＜0.001)。②病理类型中,鳞癌和腺癌的复发率分别为 3.4% 和 6.1%(P＝0.03)。③脉管间质浸润(lymph-vascular space invasion, LVSI),在 31.3% 的患者中可以存在 LVSI,LVSI 阳性和阴性时复发率分别为 5.1% 和 3.0%(P＝0.16)。在开腹手术中,没有看到这些因素对肿瘤复发率的影响。在腹腔镜手术中,肿瘤直径＞2 cm 时,疾病复发率显著增加(18.9% vs 4.3%,P＝0.03)。

3. 宫颈癌保留生育功能手术后妊娠和产科结局的相关问题

Willows K 等[5]的综述分析显示,早期宫颈癌患者保留生育功能的手术后,妊娠数可以达到 37.8%,活产率 66.7%。Bentivegna E 等 2016 年发表在 *Lancet Oncology* 上的综述[7]显示,经典的 Dargent 术式后,妊娠率可以达到 63%。新进发表的综述[6]显示,在宫颈癌保留生育手术中,阴式手术的妊娠结局最好,妊娠率 66%,活产率达 71%,开腹手术后的妊娠率(45%)和活产率(58%)最低。微创手术后,妊娠率 59%,活产率 72%。

针对保留生育功能手术后的妊娠时机及方式,多数学者建议术后 6 个月妊娠,如果自然受孕失败,可考虑采用辅助生育。

◆ 专家点评 ◆

1. 行业内知名专家点评(高庆蕾,教授,华中科技大学同济医学院附属同济医院)

本案例讨论了一例有生育要求的早期宫颈癌患者,患者诊断明确,根据综合评估,符合保留生育功能的手术治疗指征。术后病理提示存在一个中危因素,经过术后化疗,疾病没有复发,并且成功完成生育。

2. 主任点评(向阳,教授,北京协和医院)

在宫颈癌患者中,约 10% 为 40 岁以下的年轻患者。早期宫颈癌淋巴结转移率低,Ⅰa1、Ⅰa2、Ⅰb1 期宫颈癌患者的淋巴结转移率分别是<1%、5%~8%和 16%~20%,因此,对于肿瘤直径小于 2 cm 的Ⅰa2~Ⅰb1 期宫颈鳞癌或腺癌患者,可以考虑保留生育功能的手术。

宫颈癌的病理诊断可以通过活检病理明确,对于分期,除了查体以外,2018 年 FIGO 分期中增加了影像学评估的应用。术前需要仔细确认,除外淋巴结转移,确认宫颈的长度并除外宫颈内口受累。针对有保留生育功能意愿的患者,术后仔细复核病理结果,如果存在明确的高危因素,需要辅助治疗时,以肿瘤治疗为第一位。手术方式可以选择开腹、阴式或者腹腔镜进行。现有的回顾性研究显示[8],对于广泛性子宫颈切除术,腹腔镜相比于开腹/阴式,在肿瘤结局上是安全的。一个多中心前瞻性的研究(International Radical Trachelectomy Assessment-IRTA-study)最近刚刚完成,另有 3 项在进行中的前瞻性研究(ConCerv、SHAPE 和 GOG 278),期待研究结果的公布。

术后严格随访,6 个月后可以考虑妊娠。

(蒋　芳　向　阳)

▦ 参考文献

[1] MATSUO K, CHEN L, MANDELBAUM RS, et al. Trachelectomy for reproductive-aged women with early-stage cervical cancer: minimally invasive surgery versus laparotomy [J]. Am J Obstet Gynecol, 2019,220(5):469. e1 - 469. e13.

[2] DELGADO G, BUNDY B, ZAINO R, et al. Prospective surgical-pathological study of disease-free interval in patients with stage IB squamous cell carcinoma of the cervix: a Gynecologic Oncology Group study [J]. Gynecol Oncol, 1990,38(3):352 - 357.

［3］ PECORELLI S. Revised FIGO staging for carcinoma of the vulva，cervix，and endometrium
［J］. Int J Gynaecol Obstet，2009，105(2)：103－104.

［4］ BENTIVEGNA E，MAULARD A，PAUTIER P，et al. Fertility results and pregnancy
outcomes after conservative treatment of cervical cancer：a systematic review of the literature
［J］. Fertil Steril，2016，106(5)：1195－1211. e5.

［5］ WILLOWS K，LENNOX G，COVENS A. Fertility-sparing management in cervical cancer：
balancing oncologic outcomes with reproductive success［J］. Gynecol Oncol Res Pract，2016，3
(1)：1－14.

［6］ SCHUURMAN T，ZILVER S，SAMUELS S，et al. Fertility-sparing surgery in gynecologic
cancer：a systematic review［J］. Cancers(Basel)，2021，13(5)：1008.

［7］ BENTIVEGNA E，GOUY S，MAULARD A，et al. Oncological outcomes after fertility-sparing
surgery for cervical cancer：a systematic review［J］. Lancet Oncol，2016，17(6)：e240－e253.

［8］ SALVO G，PAREJA R，RAMIREZ PT. Minimally invasive radical trachelectomy：
considerations on surgical approach［J］. Best Pract Res Clin Obstet Gynaecol，2021，75：113－
122.

病例25 阴道水样排液9个月，宫颈癌？

主诉

阴道水样排液9个月。

病史摘要

初次就诊时间：2019.05.30

现病史：患者，女，39岁。平素月经规则，(5～7)/30天，量中，无痛经，LMP 2019.05.10。2018年9月开始无明显诱因下出现阴道排液，量逐渐增多，颜色清亮，无异味，无血性分泌物，每日须更换数包卫生巾，无异常阴道流血，无腹痛、腹胀。2018年10月就诊于当地医院，行宫颈癌筛查无异常，妇科B超未见异常。给予口服药物(具体用药情况不详)症状无改善。2019年2月因阴道排液症状加重，就诊于我院妇科门诊，行宫颈液基薄层细胞学检测(liquid-based cytologic test，LCT)检查，未见异常，建议进一步行盆腔核磁共振检查，患者返回当地医院行盆腔MRI(平扫)检查，2019年3月11日于我院放射科会诊，提示：①右附件区小囊性灶，生理性可能；②宫颈纳氏囊肿；③盆腔少量积液，结合临床。2019年4月10日我院妇科B超提示：子宫质地不均，腺肌症可能，宫腔少量积液。阴道分泌物提示解脲支原体阳性，给予多西环素口服(具体用药情况不详)对症治疗，症状仍无改善，建议阴道镜检查，遂转诊至宫颈疾病诊疗中心。

既往史：

疾病史：否认心脏病、高血压、糖尿病、甲亢等慢性病史。

传染病史：否认乙肝、结核等传染病史。

手术、外伤史：否认手术、外伤史。

输血史:否认输血史。

食物过敏史:否认食物过敏史。

药物过敏史:否认药物过敏史。

个人史:

长期生长于原籍,否认疫水、疫区接触史,否认吸烟、酗酒史,否认冶游史。

婚育史:

已婚,1-0-0-1,2005 年顺产 1 胎,平素工具避孕。

家族史:

父亲患直肠癌,妹妹患胃癌。

妇科检查

外阴:已婚式。

阴道:畅,后穹隆积聚约 5 ml 清亮液体。

宫颈:肥大,呈筒状,质中,见水样分泌物自宫颈表面及颈管缓慢流出。

宫体:前位,常大,形态规则,无压痛。

双附件:未扪及明显包块,无压痛。

初步诊断

阴道异常排液,原因待查。

初步诊疗经过

患者转至我中心后,完善血常规、CRP、乙肝表抗、RPR、HIV 检查,结果正常范围。于 2019 年 5 月 30 日行阴道镜检查,阴道镜下所见:宫颈肥大呈筒状,3 型转化区,宫颈表面多发宽大畸形腺体开口,见中量水样分泌物流出,局部片状薄醋白上皮,未见明显菜花样肿块,阴道、外阴镜下未见明显异常。于镜下可疑处取活检(宫颈 2°、4°、6°、12°)+颈管搔刮,并补充 HPV 检测,待病理报告。

病例讨论 1

主治医师:患者,女,39 岁,因大量阴道排液就诊,阴道镜下见宫颈肥大呈筒状,3 型转化区,宫颈表面多发宽大畸形腺体开口,见中量水样分泌物流出,局部片状薄醋白上皮,目前考虑诊断:阴道异常排液原因待查;宫颈病变待排。待病理报告,再积极完善检查。

副主任医师:根据阴道镜下所见结合病史,考虑宫颈病变不除外,但患者宫颈表面未见明显菜花样肿物,须警惕宫颈腺癌或颈管内生型肿瘤可能。建议复查 B 超及盆腔 MRI 平扫+增强予以辅助诊断。

主任医师:患者因"异常阴道排液"就诊,应围绕主诉予以相应检查排除。阴道排液可能的病因包括炎症、阴道腺病、阴道癌、宫颈癌、内膜病变、黏膜下肌瘤伴感染、卵巢功能障碍、输卵管癌等,甚至与盆底功能障碍、压力性尿失禁相混淆,均要一一排除。患者多次行阴道分泌物检查,除提示支原体感染外未见其他感染,且支原体治疗后症状无缓解,说明阴道排液可能不仅是阴道炎症引起。检查中存在的不足在于 MRI 仅行平扫,未行增强,这对于判断妇科软组织肿瘤帮助甚微,可进一步行 MRI 增强及 PET/CT 排除子宫肌瘤、子宫内膜病变、卵巢、输卵管病变。根据阴道镜镜下征象,目前考虑宫颈病变可能性大,而且可能与腺体病变密切相关。考虑到自患者出现症状至今已经过去 9 个月的时间,下一步诊疗计划及 MDT 多学科会诊:①与病理科医生充分沟通,详细描述阴道镜下所见及镜下初步诊断,为病理诊断提供参考;②与放射科医生沟通,完善盆腔 MRI 平扫+增强;③与妇科肿瘤科医生联系,如病理提示宫颈恶性肿瘤,及时安排手术治疗。

鉴别诊断

阴道炎:患者有阴道排液的症状,需考虑阴道炎的可能性。但患者阴道排液清亮无异味,无血性分泌物,多次化验白带未提示明显异常,仅 2019 年 4 月提示支原体感染,予以多西环素治疗后排液症状未缓解,结合阴道镜下检查所示,暂不考虑该诊断,需待宫颈活检病理予以明确。

子宫内膜癌:本病也可表现为阴道排液的症状,但往往伴有月经不规则或不规则阴道流血,妇科 B 超提示内膜不均或宫腔占位等,根据患者病史及 B 超暂不考虑该诊断。

输卵管癌:本病可表现为阴道排液、腹痛、盆腔肿块"三联征",其中阴道排液是其重要的临床表现,可为浆液性或浆液血性,量多少不等无异味。但患者无腹痛,无不规则阴道流血,查体及 B 超未提示盆腔包块,结合阴道镜检查,暂不考虑该诊断,待盆腔 MRI 平扫+增强,宫颈活检病理予以明确。

后续诊疗经过 1

2019 年 6 月 17 日宫颈活检病理报告提示:(颈管内膜)及(宫颈 2°、4°、6°、12°)胃型分化的宫颈腺体病变,活检组织不能区分叶状增生和微偏腺癌。请临床:①调查白带情况;②影像学检查宫颈占位;③必要时重新活检,或根据影像学检查再定。免疫结果:P16(-),Ki-67(个别+),MUC-1(+),MUC6(+)。原位杂交:HPV 高危型(-)。HPV 为阴性。

2019 年 6 月 18 日行 LEEP 术,手术顺利,术中见宫颈间质腺体中仍有较多水样分泌物渗出。再次与病理科沟通,告知 LEEP 术中所见情况。

2019 年 6 月 21 日 LEEP 病理回报提示:①(宫颈锥切组织)宫颈微偏腺癌,累及各切缘;②(颈管补切组织)宫颈微偏腺癌;③(颈管内膜)游离异型颈管腺上皮。

2019 年 6 月 26 日复查 B 超:子宫后位,长径 52 mm,左右径 52 mm,前后径 45 mm,内膜厚度 11 mm,宫颈长度 27 mm,回声不均,右卵巢大小 29 mm×26 mm×24 mm,见黄体样结构,内侧无回声 23 mm×21 mm×21 mm,左卵巢大小 26 mm×24 mm×19 mm,盆腔积液,后陷凹 20 mm。结论:宫颈质地不均,右侧囊块,系膜来源可能。

2019 年 6 月 27 日盆腔 MRI 平扫+增强提示:子宫呈后位,宫体大小约 5.4 cm×6.0 cm×4.5 cm。子宫内膜未见增厚,信号未见明显异常。宫颈见肿块影,大小约 3.6 cm×3.4 cm×4.4 cm,T1WI 呈等低信号,T2WI 呈稍高信号,DWI 呈高信号,增强后可见不均匀强化,宫旁未见明显异常信号灶。双侧卵巢未见明显异常;双侧附件区未见明显异常信号。膀胱充盈尚可,壁未见增厚,未见明显异常信号影。阴道、尿道、直肠内未见明显异常信号影。右侧髂血管旁见稍肿大淋巴结影。后陷凹少量游离液体信号。检查结果:宫颈癌,右侧髂血管旁增大淋巴结。盆腔少量积液。肿瘤标志物:CA125、CA199、CA153、CEA、AFP、

HE4、SCCA 均正常范围。LEEP 术前未行 MRI 增强检查。

病例讨论2

住院医师：患者,女,39 岁,因大量阴道排液就诊,2019 年 6 月 17 日宫颈活检病理报告提示:(颈管内膜)及(宫颈 2°、4°、6°、12°)胃型分化的宫颈腺体病变,活检组织不能区分叶状增生和微偏腺癌。2019 年 6 月 21 日 LEEP 病理提示:①(宫颈锥切组织)宫颈微偏腺癌,累及各切缘;②(颈管补切组织)宫颈微偏腺癌;③(颈管内膜)游离异型颈管腺上皮。2019 年 6 月 27 日盆腔 MRI 平扫＋增强提示:宫颈癌,右侧髂血管旁增大淋巴结。盆腔少量积液。目前讨论下一步诊疗计划。

副主任医师：根据患者宫颈活检及 LEEP 病理,目前诊断明确。由于该病相对少见,文献多为个案报道,缺乏前瞻性的临床研究数据,因此,治疗无规范化标准。目前,各指南并未针对微偏腺癌治疗提出标准,而是参照鳞癌与普通型子宫颈腺癌的标准,因此该患者拟行广泛性子宫＋双侧附件切除术＋盆腔淋巴结±腹主动脉旁淋巴结切除术,同时术中仔细探查盆腹腔,包括大网膜、阑尾及腹膜等。

主任医师：

(1) 鉴于子宫颈胃型腺癌(gastric-type endocervical adenocarcinoma,G－EAC)(旧称宫颈微偏腺癌)的高侵袭性,不推荐保留生育功能和保留卵巢。目前多认为:早期 G－EAC 患者,选择手术治疗。术中应仔细全面探查盆腹腔,行广泛性子宫切除术＋盆腔淋巴结切除术伴或不伴腹主动脉旁淋巴结切除术,同时建议行双侧附件、大网膜、阑尾及盆腹腔内转移病变切除,尤其需要注意腹膜种植病变的处理。根据术中情况及术后病理诊断决定术后辅助治疗方法的选择,具备任何一个高危因素(淋巴结阳性、切缘阳性、宫旁浸润)推荐术后补充放疗＋化疗;中危因素按照"Sedlis 标准",补充放疗加或不加含铂药物同期化疗;肿瘤组织学类型(如腺癌)也作为中危因素之一。结合该患者术前影像学检查,考虑淋巴结阳性可能性大,因此拟定手术方案的同时,需考虑并制定术后辅助治疗策略。

(2) 尽管 LEEP 术前行盆腔 MRI 平扫＋增强并不是诊疗常规,但此患者病情复杂,如果 LEEP 术前完善 MRI 检查,可对宫颈病灶及周围情况、宫旁、盆腔淋巴结评估更充分,更有利于分析和预判患者后续诊疗风险。但由于 MRI 预约时间长,考虑患者来自外地以及焦灼的心情,就立即以最短时间完善检查后行 LEEP 术了,而没有在术前行 MRI 检查,这也是诊疗过程中的一个不足之处。因此,对于宫颈腺上皮来源的病变,抑或其他少见病、复杂病的诊治,详细充分的影像学检查是十分必要的。

后续诊疗经过2

2019 年 6 月 28 日全麻下行:①3D 腹腔镜下广泛全子宫切除术;②3D 腹腔镜下盆腔淋巴结清扫术;③3D 腹腔镜下双侧输卵管卵巢切除术;④腹腔镜下阴道延长术。

术后病理提示:

(1) 广泛全子宫:①宫颈微偏腺癌,病灶大小 3.5 cm×3 cm,浸润宫颈深纤维肌层,最深处距外侧壁 0.1 cm;脉管内见癌栓;癌灶向上侵犯下段深肌层,向下侵犯阴道壁纤维间质,长度 0.5 cm。双侧宫旁组织及阴道壁切缘均未见癌累及。②子宫颈管外侧壁见子宫内膜异位症。③中期分泌期子宫内膜。

（2）（双侧）卵巢囊状卵泡。

（3）（左侧）输卵管浆膜面子宫内膜异位症。（右侧）输卵管慢性炎。

（4）（双侧盆腔＋双侧髂总）淋巴结 22 枚，其中右侧盆腔 1/10 枚、左侧盆腔 3/10 枚见癌转移。免疫组化：AE1/AE3/CD31（脉管内见癌栓），AE1/AE3/D240（脉管内见癌栓），P16（－），P53（散在＋），Ki-67（＋，20%），MUC6（＋）。原位杂交：HPV 高危型（－）。（右侧盆腔）淋巴结：AE1/AE3（＋）。

2019 年 7 月 10 日开始行紫杉醇 270 mg＋顺铂 120 mg 静脉化疗，共计 4 个疗程。2019 年 7 月中旬开始于肿瘤医院行放疗，未同步化疗。2019 年 8 月 28 日放疗结束。后继续化疗 3 次，末次时间 2019 年 11 月底。患者术后定期复查，末次随访时间为 2021 年 4 月 29 日，LCT、HPV、B 超、盆腔 MRI、肿瘤标志物均未见明显异常。

最终诊断

宫颈微偏腺癌（minimal deviation adenocarcinoma，MDA）ⅢC1 期（p）。

疾病诊疗过程简要总结

本患者 39 岁，9 个月前因阴道异常排液多次就诊，分泌物化验及相关影像学检查均未提示明显异常，遂转诊至阴道镜检查。根据宫颈形态及阴道镜下异常腺体开口等表现，结合患者病史，考虑宫颈病变不除外。于镜下宫颈可疑处取活检提示宫颈分叶状增生或微偏腺癌可能，并补充 HPV 检查结果阴性。经科室讨论后，与病理科充分沟通，为其明确诊断提供有效依据。但因取材局限，进一步行诊断性锥切，同时完善盆腔 MRI 平扫＋增强，病理明确为 MDA 后，立刻转诊于妇科，完善术前准备后行手术治疗：广泛全子宫切除术＋双侧输卵管卵巢切除术＋盆腔淋巴结清扫术，并根据术后病理进一步行紫杉醇＋顺铂方案静脉化疗及放疗。患者现规律随访，LCT、HPV、B 超、盆腔 MRI、肿瘤标志物均未见明显异常。

诊疗启迪

1. MDA 早期诊断困难，预后较差

G-EAC 是一种罕见的高分化的宫颈黏液性腺癌，其发病率约占宫颈腺癌的 1%～3%，占所有宫颈癌的 0.15%～0.45%[1]。MDA 分化程度高，组织学特征与其他良性病变甚至正常腺体难以区分，临床症状不典型，早期诊断困难，但却具有较高的侵袭性，进展迅速，预后较差。

常见的临床表现及体征包括宫颈肥大伴有溃疡，呈外生型表现（74.9%）、阴道水样或黏液样排液（60%）、不过规则出血或接触性出血（50%）、盆腔痛或尿路梗阻症状（24.5%）、同时合并卵巢肿瘤（6.7%）[2]。辅助检查：细胞学尚存在争议，检出率仅为 32.7%。组织病理检查单次活检检出率为 28.17%，多次活检检出率可达 50.7%，推荐活检深度＞8 mm 或者行宫颈锥切。影像学检查如 MRI 可提供细节情况，包括宫颈局部呈多囊样、宫腔积液、腺体排列紊乱及侵犯深部宫颈管壁等表现；B 超可评估血流信号，但敏感度有待提高。各种免疫组化指标，如黏蛋白（MUC）6、HIK1083、CEA、CA199、p53 在细胞中常表达阳性，而雌激素受体（ER）、孕激素受体（PR）、P16、MUC2、CA125 多表达为阴性[3]。诊断上需根据临床症状、妇科查体、影像学以及细胞学检查综合判断。

目前针对 MDA 的治疗方案尚无统一标准,由于其分化程度较高,对于放化疗不够敏感,目前大多数学者认为手术治疗是最佳选择,具体方案与同期其他类型宫颈腺癌相似,对于伴有淋巴结及宫旁浸润或者晚期患者,建议同步放化疗作为辅助治疗[4]。

2. 阴道镜在诊断宫颈腺上皮病变中的局限性

子宫颈腺上皮病变在阴道镜下主要表现为:①类似不成熟转化区的乳头表现,应用醋酸后可见一定程度的醋白上皮散在分布,绒毛增生,大小不一,类似于正常化生中早期绒毛融合的过程;②扁平红白相间的变化类似于不成熟转化区;③一个或多个单独、孤立、隆起的致密醋酸白病变位于柱状上皮表面[5]。局部细节可见:①病变位于不与鳞-柱交界部相邻的柱状上皮的表面;②腺体开口较大;③乳头样病变;④上皮出芽;⑤红白相间样改变;⑥异型血管,如废线头样、卷曲状、树根状、字符样、逗点状等。然而,因病变常位于宫颈管内、病灶呈多灶性跳跃性分布、有时腺上皮病变会被异常的鳞状上皮覆盖、检查时腺上皮病灶被不小心破坏、阴道镜医师经验不足等各种因素的影响,使得腺上皮病变的漏诊率仍较高。加上细胞学对于腺上皮病变的敏感度较低,让宫颈腺上皮病变的早期诊断变得愈加困难。考虑到敏感度的因素,2019 年美国阴道镜和宫颈病理学会(American Society of Colposcopy & Cervical Pathology,ASCCP)发布指南提出基于 HPV 的检测,指的是 HPV 初筛或 HPV 检测与宫颈细胞学的联合筛查[6]。我国 HPV 感染率为 23.5%,主要是 HPV16/52/58[7]。然而,HPV 结果单一,不能提供腺体病变等额外信息,即一部分宫颈腺癌是非 HPV 相关型,无法通过 HPV 筛查检出,如本病例即为 HPV 阴性,同样增加了早期诊断的难度。综上,阴道镜医师应注意收集腺上皮病变的图像资料,定期总结交流,提高诊断敏感度。

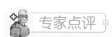 **专家点评**

1. 行业内知名专家点评(高庆蕾,教授,华中科技大学同济医学院附属同济医院)

本案选取了一例 MDA 患者的诊疗过程,有代表性,对临床的诊疗有借鉴和参考意义。在临床实践过程中,"阴道排液"是患者就诊的最常见主诉之一,明确病因至关重要。本案例中通过阴道镜检查+病理活检,利用宫颈疾病诊断"三阶梯"原则,最终锁定病因、明确诊断。值得一提的是,在诊疗过程中体现了"多学科会诊"的诊疗模式,与病理科、放射科、妇科积极沟通,最终使患者得到准确及时的治疗。此外,对于异常阴道排液的患者,应充分考虑各种情况的可能性,避免漏诊、误诊。由于 MDA 发病与 HPV 感染无关,难以通过常规筛查发现。目前对于 MDA 的早期诊断仍存在巨大困难,仅依靠细胞学、影像学等检查,敏感度仍不尽人意。临床工作中如发现长期大量阴道流液伴宫颈肥大者,即使细胞学、HPV 检查阴性,也应警惕微偏腺癌的可能。

2. 主任点评(隋龙,教授,复旦大学附属妇产科医院)

MDA 又称恶性腺瘤,是一种罕见疾病,其为宫颈腺癌的一种类型,结构和细胞分化良好,且临床症状不典型,表现类似良性疾病,早期诊断困难,但却有较高的侵袭性,进展快,预后差。

对于 MDA 的诊断,需根据临床症状、妇科查体、影像学以及细胞学检查综合判断。需要注意的是,细胞学诊断 MDA 的敏感度不尽人意,因此不能完全依赖细胞学检查。对于有特殊症状的可疑者,阴道镜检查+病理活检甚至诊断性锥切应积极考虑。此外,免疫组化染色和肿瘤标志物也可作为重要的辅助检查。通过对组织标本进行免疫组化染色,显示在 MDA 中 p53 和 Ki-67 的阳性率比其他黏液腺癌高,MDA 中的细胞质 CA125 染色呈阴性反应,但在部分腺细胞中可呈阳性,有学者认为若免疫染色 p53 或 Ki67 阳性率大于 50% 而 CA125 呈阴性,可支持 MDA 的鉴别诊断[8]。

因 MDA 发病较罕见,目前尚无统一规范的治疗标准。多按同期宫颈腺癌处理。对于早期患者,建议行广泛性全子宫切除术＋盆腔淋巴结清扫术,根据是否伴有高危因素,术后酌情辅助放、化疗。需要注意的是,对于保留生育功能者,原来 NCCN 指南中不推荐小细胞神经内分泌癌、胃型腺癌及微偏腺癌或恶性腺瘤患者保留生育功能,但 2021 版的 NCCN 指南删除了"宫颈微偏腺癌或恶性腺瘤"[9]。晚期则采取同步放、化疗。对于 MDA 治疗方案中手术方式的选择对年轻患者是否适用以及化、放疗的治疗价值仍有待进一步研究[10]。

近年来,肿瘤的靶向治疗也备受关注。有研究结果显示,与其他类型的子宫颈腺癌相比,子宫颈胃型腺癌中更常见人类表皮生长因子受体-2(human epidermal growth factor receptor-2,HER-2)扩增,且多见于有卵巢转移和分期较晚的患者。这提示抗 HER-2 单克隆抗体如曲妥珠单抗等,可能对子宫颈胃型腺癌有效,可能是治疗 G-EAC 的潜在靶点之一。今后,应以探索更多的针对分子病理特征的靶向治疗为方向,开展高质量临床试验,有望改善该病的预后[11]。

(周 奇 隋 龙)

参考文献

[1] KWON SY, CHOE MS, LEE HW, et al. Minimal deviation adenocarcinoma of the cervix and tumorlets of sex-cord stromal tumor with annular tubules of the ovary in Peutz-Jeghers syndrome [J]. J Gynecol Oncol, 2013,24(1):92-95.

[2] LI GL, JIANG W, GUI S, et al. Minimal deviation adenocarcinoma of the uterine cervix [J]. Int J Gynecol Obstet, 2010,110(2):89-92.

[3] 李悦,冯子懿,沈悦,等.特殊类型宫颈癌的相关研究进展[J].中国临床研究,2020,33(10):127-131.

[4] TAKAHIRO T, SHINICHI T, MITSUHARU N, et al. Uterine cervical carcinomas associated with lobular endocervical glandular hyperplasia [J]. Histopathology, 2011,59(1):55-62.

[5] MAYEAUX JE, COX JT. 现代阴道镜学[M]. 3 版. 魏丽惠,赵昀,译. 北京:北京大学医学出版社,2016.

[6] PERKINS RB, GUIDO RS, CASTLE PE, et al. 2019 ASCCP Risk-Based Management Consensus Guidelines for Abnormal Cervical Cancer Screening Tests and Cancer Precursors[J]. J Low Genit Tract Dis, 2020,24(2):102-131.

[7] LIAO G, JIANG X, SHE B, et al. Multi-infection patterns and co-infection preference of 27 human papillomavirus types among 137,943 gynecological outpatients across China[J]. Front Oncol, 2020,10:449.

[8] 刘鹏飞.宫颈微偏腺癌诊治进展[J].中国实用妇科与产科杂志,2016,32(4):372-375.

[9] 周晖,刘昀昀,罗铭,等.《2021 NCCN 子宫颈癌临床实践指南(第1版)》解读[J]. 中国实用妇科与产科杂志,2020,36(11):1098-1104.

[10] LEE H, KIM K, CHO N, et al. MicroRNA expression profiling and Notch1 and Notch2 expression in minimal deviation adenocarcinoma of uterine cervix [J]. World J Surg Oncol, 2014, 12:334.

[11] 中国医师协会妇产科医师分会妇科肿瘤专业委员会(学组).子宫颈胃型腺癌临床诊治中国专家共识(2021年版)[J]. 中国实用妇科与产科杂志,2021,37(11):1133-1138.

病例26 腹痛、腹泻19天,发现盆腔肿物11天,子宫内膜癌还是卵巢癌?

主诉

腹痛、腹泻19天,发现盆腔肿物11天。

病史摘要

现病史:患者,女,57岁,已婚。绝经4年,偶有阴道少量出血。就诊时间:2012.03.29。19天前无明显诱因出现腹痛、腹泻,每日4~5次,稀水样,伴体温升高,最高38.7℃,11天前外院CT提示"盆腔肿物,大小16 cm×12 cm",予抗炎补液治疗,未见明显好转。10天前于我院急诊予左氧氟沙星 400 mg+奥硝唑 0.5 g 静脉点滴(ivgtt)治疗。外院查血常规提示:WBC $24.76×10^9$/L,N% 86.41%,予厄他培南 1 g qd 静滴 3 天,发热及腹泻症状稍好转。现患者体温波动在37.5~38.3℃,发病以来偶有阴道少量出血,无恶心、呕吐,无咳嗽,精神可,睡眠、饮食欠佳,腹泻每日 3~4 次,小便如常。近期体重较前减轻 3 kg。

既往史:

体健。

疾病史:患者否认心脏病、高血压等慢性病史。

传染病史:否认乙肝、结核等传染病史。

手术、外伤史:26年前曾行剖宫产术,否认其他手术、外伤史。

输血史:否认输血史。

食物及药物过敏史:磺胺类药物过敏;否认其他食物和药物过敏史。

个人史:

长期生活于原籍,否认疫水、疫区接触史,否认吸烟、酗酒史,否认冶游史。

月经、婚育史:

既往月经规律,G2P1,26年前剖宫产足月分娩一女活婴,已绝经4年,偶有阴道少量出血。

家族史:

无恶性肿瘤家族病史。

入院体检

T 37.5℃,P 82次/分,R 18次/分,BP 120/70 mmHg,心、肺(一),腹部膨隆,下腹部正

中可见长约10 cm纵行陈旧性手术瘢痕,腹部可及囊实性包块,上界达脐部,活动度差,全腹无压痛及反跳痛,移动性浊音(一)。妇科检查:外阴已婚未产型,阴道畅,少许血迹,无异味,宫颈光滑,无赘生物,无触血,无举痛,无摇摆痛,子宫双附件触诊不满意,盆腔巨大囊实性肿物,边界欠清,活动差。

辅助检查

2012.03.14北京肿瘤医院腹部B超:盆腔可见巨大囊实性占位,上界至脐。

2012.03.12北京肿瘤医院会诊外院盆腔CT:盆腔巨大囊实性占位,倾向恶性(卵巢来源可能)。

2012.03.13北京肿瘤医院血肿瘤标记物:CEA 1.01 ng/ml, CA125 1352 U/ml, CA199 170.9 U/ml, CA724 119.9 U/ml。

初步诊断

①盆腔肿物性质待查,卵巢恶性肿瘤? ②腹泻原因待查;③剖宫产史。

初步诊疗经过

入院后予抗感染治疗,腹泻好转,完善化验及检查,血常规示PLT 626×10⁹/L,血液科会诊行骨穿考虑"原发性血小板增多",予阿司匹林口服(术前1周停用)改善高凝状态,复查盆腔CT回报:盆腔内见巨大囊实性肿物,大小约17.4 cm×14 cm×21 cm,上缘达脐上肝下缘水平,下缘与双附件区分界不清,增强扫描囊壁、分隔及少许实性部分明显强化。子宫形态可,未见明显异常密度影。膀胱受压,充盈欠佳。盆腔内部分肠管受压,肠壁无增厚,肠腔无扩张,直肠周围脂肪间隙清楚,增强扫描未见异常强化。子宫直肠间隙见少量积液。盆腔内未见明显肿大淋巴结影。提示:盆腔巨大肿物,考虑来源于卵巢,恶性可能性大。盆腔积液。查胃镜检查结果:慢性浅表性胃炎。

病例讨论1

住院医师:患者女,57岁,绝经4年,偶有阴道少量出血。19天前无明显诱因出现腹痛、腹泻,每日4~5次,稀水样,伴体温升高,最高38.7℃,11天前外院盆腔CT提示"盆腔肿物,大小16 cm×12 cm",予抗炎补液治疗后体温波动在37.5~38.3℃。入院后血常规示PLT 626×10⁹/L,血液科会诊行骨穿考虑"原发性血小板增多",予阿司匹林口服(术前1周停用)改善高凝状态,复查盆腔CT回报提示:盆腔内见巨大囊实性肿物,大小约17.4 cm× 14 cm×21 cm,考虑来源于卵巢,恶性可能性大。

主治医师:患者中老年女性,因"腹痛、腹泻19天,发现盆腔肿物11天"入院,查体发现盆、腹腔巨大囊实性肿物,边界欠清,活动差,CT提示盆腔内见巨大囊实性肿物,增强扫描囊壁、分隔及少许实性部分明显强化,肿瘤标志物CA125、CA199、CA724明显升高,考虑恶性肿瘤可能性大,手术指征明确,可行开腹探查术。

主任医师:患者盆腹腔肿物性质待查,结合查体及相关辅助检查,考虑附件来源可能性大,不能完全除外胃肠道来源可能,考虑恶性可能性大,手术指征明确;可行开腹探查术,留取腹水及腹腔冲洗液,取部分肿物送冰冻,若为附件来源恶性肿瘤,且肿物有完全切除可能,可行肿瘤细胞减灭术,手术范围包括全子宫＋双附件＋大网膜＋盆腹腔肿物＋阑尾切除术＋盆腹腔淋巴结切除术;若术中评估无法完全切除肿物或患者全身状况不能耐受,可先行基本术式,手术范围包括双侧附件＋大网膜＋盆腹腔巨大肿物切除,酌情切除阑尾,术后行新辅助化疗 3～4 个疗程后再行间歇性肿瘤细胞减灭术;若探查为胃肠道来源,可先行肿物切除术明确诊断、缓解症状,必要时转相关科室行二次手术;若为良性肿瘤,则行双附件＋肿物切除术。术前清洁灌肠、胃肠减压、留置尿管、备血;术后加强抗感染治疗,必要时予抗凝治疗。

后续诊疗经过 1

于 2012.04.06 行剖腹探查术。术中见:右卵巢来源囊实性肿物大小约 26 cm×24 cm×20 cm,表面光滑,血供较为丰富,输卵管匍匐其上。子宫常大,质中,前壁疏松粘连于膀胱后壁,后壁疏松粘连于直肠表面,左侧卵巢及输卵管未见异常。大网膜、阑尾、肝、脾、横膈、脾、胃表面光滑,腹主动脉旁及盆腔淋巴结无明显肿大。切除右附件,取部分卵巢肿物送冰冻病理:卵巢交界性肿瘤,局灶癌变。予全子宫＋双附件切除术＋盆腔淋巴结清扫术＋腹主动脉旁淋巴结活检术＋大网膜及阑尾切除术。手术顺利。术后病理:(腹水)涂片及离心沉淀包埋切片,血性背景中可见多量中性粒细胞及淋巴细胞,少量间皮细胞;其中个别细胞呈小团排列,细胞退变,核体积大小较为一致,包埋切片中细胞成分较少,无法进行免疫化学染色。全子宫＋双附件＋盆腔淋巴结切除标本:子宫内膜非典型增生,伴重度非典型增生,局灶癌变,呈子宫内膜样腺癌Ⅰ级表现,大小约 3 cm×2 cm,侵犯深度<1/2 肌壁,癌组织累及宫颈管腺体,双侧宫旁未见癌侵犯。子宫内膜息肉(1.5 cm×0.7 cm),部分区域伴重度非典型增生,局灶癌变,呈高分化子宫内膜样腺癌表现,侵犯深度<1/2 肌壁。慢性宫颈炎。(右卵巢)子宫内膜样腺癌,部分区域可见交界性肿瘤成分,肿瘤伴有大片坏死区域,大小 19 cm×15 cm×10 cm。(右输卵管)未见肿瘤侵犯。(左卵巢、左输卵管)未见肿瘤成分。(左盆腔、右盆腔、腹主动脉旁)淋巴结未见癌转移(0/5、0/7、0/2)。大网膜未见癌侵犯。慢性阑尾炎。(肠表面肿物)未见明确癌组织成分,部分区域可见腺样成分,子宫内膜异位症可能性大。免疫组化染色结果:CK(＋),ER(＋/－),PR(＋),p53(－),Ki-67(1%＋),CK5/6(局灶＋),Calretinin(－)。

病例讨论 2

住院医师:患者,女,57 岁,绝经 4 年,偶有阴道少量出血。因"盆腔肿物"行全子宫＋双附件切除术＋盆腔淋巴结清扫术＋腹主动脉旁淋巴结活检术＋大网膜及阑尾切除术。术后病理:子宫内膜非典型增生,伴重度非典型增生,局灶癌变,呈子宫内膜样腺癌Ⅰ级表现,大小约 3 cm×2 cm,侵犯深度<1/2 肌壁,癌组织累及宫颈管腺体,双侧宫旁未见癌侵犯。子宫内膜息肉(1.5 cm×0.7 cm),部分区域伴重度非典型增生,局灶癌变,呈高分化子宫内膜样腺癌表现,侵犯深度<1/2 肌壁,LVSI(－)。(右卵巢)子宫内膜样腺癌,部分区域可见交界性肿瘤成分,肿瘤伴有大片坏死区域,大小 19 cm×15 cm×10 cm。(右输卵管)未见肿瘤侵犯。左卵巢、左输卵管、盆腔及腹主动脉旁淋巴结、大网膜、阑尾未见明确癌组织成分。

主治医师:患者,女,57 岁,因"盆腔肿物"行全子宫＋双附件切除术＋盆腔淋巴结清扫术＋腹主动脉旁淋巴结活检术＋大网膜及阑尾切除术,术后病理回报子宫内膜癌(子宫内膜样腺癌)及卵巢子宫内膜样腺癌,现需明确肿瘤原发灶,疾病诊断及确定下一步治疗方案。

主任医师：患者，女，57 岁，因"盆腔肿物"行全子宫＋双附件切除术＋盆腔淋巴结清扫术＋腹主动脉旁淋巴结活检术＋大网膜及阑尾切除术，术后病理提示子宫内膜癌及卵巢癌，且子宫内膜肿瘤与卵巢肿瘤的病理类型均为子宫内膜样腺癌，需要明确此患者是子宫内膜癌卵巢癌双原发癌，或者是子宫内膜癌转移至卵巢，还是卵巢癌转移至子宫。若此患者是双原发癌，则为早期癌，且病理类型恶性程度低，可考虑随访；若为子宫内膜癌转移卵巢，参考 2021 年 NCCN 指南，则诊断为子宫内膜癌ⅢA 期，需要辅助放化疗；若为卵巢癌转移至子宫，则诊断子宫内膜癌ⅡA 期，需要辅助化疗。因此明确诊断至关重要。文献报道，子宫内膜和卵巢原发性双癌（synchronous endometrial and ovarian cancer，SEOC）患者的平均年龄为 50 岁，而子宫内膜癌或卵巢癌患者出现症状的平均年龄为 60 岁，故原发性双癌的发病年龄相对较小，其最常出现的临床症状有阴道不规则流血、阴道排液、下腹痛胀、盆腔包块等，但与转移性癌相比并无特异性[1]。SEOC 的诊断较为困难，1985 年，Ulbright 和 Roth 第 1 次提出了鉴别 SEOC 与子宫内膜癌伴卵巢转移的病理诊断标准，之后，Scully 等将其进一步完善，制定了 SEOC 病理诊断的 8 项标准：①两个癌灶没有直接联系；②通常没有子宫肌层浸润或仅有浅表的肌层浸润；③没有淋巴或血管的浸润；④肿瘤主要存在于卵巢和子宫内膜；⑤两个肿瘤常局限于原发灶或仅伴有小转移；⑥常伴有子宫内膜不典型增生；⑦卵巢内有时伴有子宫内膜异位症；⑧两个肿瘤的组织学类型可以是相同的，也可以是不同的[2]。其中前 5 项为主要诊断标准。该患者子宫肿瘤病灶局限于子宫浅肌层，卵巢肿瘤局限于右侧卵巢，右侧输卵管未见肿瘤，肿瘤无明显淋巴结血管侵犯，故考虑为子宫内膜癌及卵巢癌双原发癌，目前患者卵巢癌ⅠA 期合并子宫内膜癌ⅠA 期诊断明确，可加强随访，暂无特殊治疗。

后续诊疗经过 2

经抗炎、补液、抑酸、抗凝等治疗，患者术后恢复好，伤口Ⅱ/甲愈合，手术后定期随访 5 年无瘤生存。

最终诊断

①卵巢癌ⅠA 期（子宫内膜样腺癌）；②子宫内膜样腺癌ⅠA 期 G1；③子宫内膜息肉；④慢性宫颈炎；⑤慢性阑尾炎；⑥原发性血小板增多；⑦剖宫产史。

诊疗启迪

该患者因"盆腔肿物"行子宫＋双附件切除术＋盆腔淋巴结清扫术＋腹主动脉旁淋巴结活检术＋大网膜及阑尾切除术，术后病理回报子宫内膜癌（子宫内膜样腺癌）及卵巢子宫内膜样腺癌，患者两个器官的癌组织类型一致，因转移癌与双原发癌的术后治疗存在差异，因此明确诊断至关重要。若两个器官的病理类型不同，则容易做出双原发癌的诊断，但对于病理类型相同的患者，诊断双癌较为困难，目前多采用 Scully 等制定的 SEOC 病理诊断的 8 项标准。该患者根据此标准，诊断为卵巢癌ⅠA 期合并子宫内膜癌ⅠA 期，病理类型为子宫内膜样癌，无复发高危因素，故给予了随访，末次随访时间 2021 年 11 月 10 日，盆腔 MRI：术后改变，未见明确复发转移征象，肿瘤标志物正常。患者术后随访 9 年，无瘤生存，避免了术后过度的辅助放、化疗。

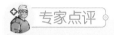**专家点评**

1. 行业内知名专家点评(高庆蕾,教授,华中科技大学同济医学院附属同济医院)

本病例非常有代表性,且对于临床的诊疗很有借鉴和参考意义。本病例选取的是子宫内膜与卵巢同时存在的子宫内膜样癌,因转移癌与双原发癌的术后治疗存在差异,因此明确是转移癌还是双原发癌至关重要。若两个器官的病理类型不同,则容易做出双原发癌的诊断,但该患者病理类型相同,给诊断带来了困难,本案例根据目前广泛采用的 Scully 等制定的 SEOC 病理诊断标准,诊断为卵巢癌ⅠA 期合并子宫内膜癌ⅠA 期,病理类型为子宫内膜样癌,无复发高危因素,故给予了随访,术后随访 5 年无瘤生存,避免了术后过度治疗。

2. 主任点评(王建六,教授,北京大学人民医院)

原发性子宫内膜癌和卵巢癌双癌临床比较少见,容易与Ⅲ期子宫内膜癌或Ⅱ期卵巢癌相混淆,诊断需依靠组织病理学标准及免疫组化染色检测。病变多以早期为主,预后较单发癌好。据美国妇科肿瘤组统计报道:子宫内膜与卵巢原发性双癌 5 年和 10 年生存率分别可达 86% 和 80%。目前国际、国内均无子宫内膜和卵巢原发性双癌的标准诊疗模式,但普遍认为手术治疗是首选治疗方式,手术范围为全子宫+双附件+大网膜±阑尾切除±腹膜后淋巴结清扫,术后对子宫内膜癌、卵巢癌分别分期,以决定是否需行进一步辅助治疗,术后一般根据是否存在卵巢癌复发高危因素确定是否化疗,同时根据是否存在子宫内膜癌复发高危因素确定是否补充放疗。但双癌通常发现早,手术后大部分病例不需进一步辅助治疗。故准确的诊断对于最佳治疗方案的选择至关重要。

(王建六)

参考文献

[1] 刘源涛,鹿欣.子宫内膜和卵巢原发性双癌的研究进展[J].中国妇幼健康研究,2009,20(3):363 - 365.

[2] EISNER RF, NIEBERG RK, BEREK JS. Synchronous primary neoplasms of the female reproductive tract [J]. Gynecol Oncol, 1989,33(3):335 - 339.

[3] LIM YK, PADMA R, FOO L, et al. Survival outcome of women with synchronous cancers of endometrium and ovary: a 10 year retrospective cohort study [J]. J Gynecol Oncol, 2011,22(4): 239 - 243.

病例27 发现子宫肌瘤 3 年,逐渐增大伴月经量增多半年余,多发性子宫平滑肌瘤伴变性?

主诉

发现子宫肌瘤 3 年,逐渐增大伴月经量增多半年余。

病史摘要

入院时间:2021.05.27 上午 10:00

现病史:患者,女,44 岁。患者既往月经规则,月经周期 5/28 天,量中等,无痛经,LMP 2021.05.07,量多;前次月经(past menstrual period,PMP)2021.04.13,量多。不伴有头晕眼花等不适。3 年前体检行 B 超检查发现子宫肌瘤,直径 3 cm,否认腹痛、腹胀、尿频、尿急、月经量增多等不适,不定期复查。2020 年因疫情原因,未至医院复查。半年前患者开始出现月经量增多,2021.04.27 门诊就诊,行阴道超声检查,结果提示:子宫内膜增厚伴回声欠均匀(13 mm),子宫肌瘤(子宫后壁见低回声区,大小 87 mm×75 mm×84 mm,形态欠规则,压迫内膜,内部回声欠均匀,内部见有血流分布);双侧卵巢未见明显异常。2021.05.05 患者行盆腔 MRI 检查,结果提示:子宫后壁巨大肌瘤,子宫散在小肌瘤(子宫前倾前屈,体积明显增大,肌层可见大小约 82 mm×77 mm 混杂 T1W 稍低、T2WI 略高信号,增强后不均匀强化,子宫内膜受压移位,局部宫腔稍宽。肌壁间可见散在小片 T1WI 等信号、T2WI 稍低信号)。2021.05.07 血常规提示:WBC $3.9×10^9$/L,N% 85.8%,RBC $3.96×10^{12}$/L,Hb 91 g/L,PLT $317×10^9$/L。建议入院手术。

患者自发病来,神清,精神可,食欲可,二便正常,睡眠可,体重无明显改变。

既往史:

疾病史:患者否认心脏病、高血压等慢性病史。

传染病史:否认乙肝、结核等传染病史。

手术、外伤史:否认手术、外伤史。

输血史:否认输血史。

食物过敏史:否认食物过敏史。

药物过敏史:否认药物过敏史。

个人史:

长期生活于原籍,否认疫水、疫区接触史,否认吸烟、酗酒史,否认冶游史。

月经史:

月经初潮年龄:14 岁,既往月经规则,月经周期 5/28 天,经量中等,无痛经,LMP 2021.05.07,量多;PMP 2021.04.13,量多。

婚育史:

未婚,有性生活,0-0-0-0,暂无生育要求。

家族史:

姐姐有子宫肌瘤病史,已行子宫肌瘤剔除术。否认其他家族遗传性疾病史,父母均体健。

入院体检

查体:T 36.2℃,P 92 次/分,R 19 次/分,BP 121/70 mmHg。

神清气平,一般情况好,步入病房,轻度贫血貌。HR 92 次/分,律齐,未闻及杂音。双肺呼吸音清,未闻及干、湿啰音。双乳对称,无包块、红肿及压痛,乳头无内陷,无异常分泌物。腹平软,无压痛、反跳痛,肝脾肋下未及,双肾区无叩痛,未及明显包块。双下肢无水肿。膝反射正常。

妇科检查:外阴,正常外观;阴道,畅;宫颈,光,肥大,可见纳氏囊肿数枚。无接触性出血。宫体:中位,增大如孕三月,无压痛,活动度尚可,附件区未及明显异常。

辅助检查

2021.04.27 阴道超声(图 27-1)提示:子宫前位,大小 107 mm×88 mm×97 mm,子宫内膜增厚伴回声欠均匀(13 mm),子宫肌瘤变性可能(子宫后壁见低回声区,大小 87 mm×75 mm×84 mm,形态欠规则,压迫内膜,内部回声欠均匀,内部见有血流分布);双侧卵巢未见明显异常。

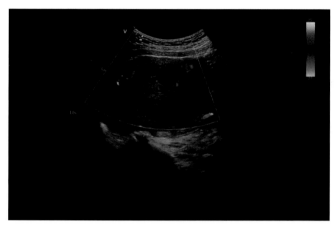
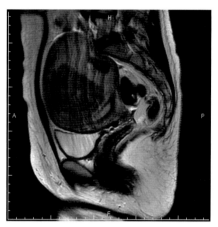

图 27-1　阴道超声图像　　图 27-2　盆腔增强核磁共振图像

2021.05.05 盆腔增强核磁共振(图 27-2)提示:子宫后壁巨大肌瘤,子宫散在小肌瘤(子宫前倾前屈,体积明显增大,肌层可见大小约 82 mm×77 mm 混杂 T1WI 稍低、T2WI 略高信号,增强后不均匀强化,子宫内膜受压移位,局部宫腔稍宽。肌壁间可见散在小片T1WI 等信号、T2WI 稍低信号)。

2021.05.07 血常规:WBC $3.9×10^9$/L, N% 85.8%, RBC $3.96×10^{12}$/L, Hb 91 g/L, PLT $317×10^9$/L。

初步诊断

多发性子宫平滑肌瘤伴变性可能;异常子宫出血;轻度贫血。

病例讨论 1

住院医师:患者女,44 岁,因"体检发现子宫肌瘤 3 年,逐渐增大伴月经量增多半年余"入院。门诊 B 超提示:子宫内膜增厚伴回声欠均匀(13 mm),子宫肌瘤变性可能(子宫后壁见低回声区,大小 87 mm×75 mm×84 mm,形态欠规则,压迫内膜,内部回声欠均匀,内部见有血流分布);双侧卵巢未见明显异常。2021.05.07 血常规:WBC $3.9×10^9$/L, N% 85.8%, RBC $3.96×10^{12}$/L, Hb 91 g/L, PLT $317×10^9$/L。目前考虑诊断:多发性子宫平滑肌瘤伴变性可能、异常子宫出血、轻度贫血。

主治医师:患者为中年女性,体检发现子宫肌瘤 3 年,月经量增多半年伴贫血。患者 3

年前检查提示子宫肌瘤,直径约 3 cm,其间未规律随访,2021.04.27 超声提示子宫肌瘤明显增大(后壁见低回声区,大小 87 mm×75 mm×84 mm,形态欠规则,压迫内膜,内部回声欠均匀,内部见有血流分布),子宫内膜 13 mm,且回声欠均匀。患者现子宫内膜增厚,近半年月经量明显增多致贫血。考虑子宫肌瘤出现异常子宫出血(abnormal uterine bleeding, AUB),有可能是子宫肌瘤本身的因素引起出血,也有可能是子宫内膜病变引起的出血。所以,建议先行宫腔镜下分段诊刮,这对子宫肌瘤伴 AUB 的诊断与治疗非常重要,不仅有止血作用,还可以判断子宫内膜是否存在病变,为后续的治疗方案的制定提供有效的临床依据。

主任医师:

患者 3 年前检查提示子宫肌瘤,直径约 3 cm,其间未规律随访,2021.04.27 超声提示子宫肌瘤明显增大(后壁见低回声区,大小 87 mm×75 mm×84 mm,形态欠规则,压迫内膜,内部回声欠均匀,内部见有血流分布),子宫内膜 13 mm,且回声欠均匀,近半年患者存在月经量明显增多致贫血。子宫肌瘤是常见的妇科肿瘤,不仅临床表现多种多样,还可发生多种变性,例如玻璃样变、红色变、囊性变、钙化及恶变等[1]。2021.04.27 超声提示子宫肌瘤内部回声不均匀,要注意除了需要考虑常见的几种子宫肌瘤变性,还需要结合患者病史。子宫肌瘤体积大于 8 cm,且肌瘤内部回声欠均匀,需警惕恶性子宫肿瘤的可能,并根据不同的变性类型制定合理的手术方案。

当子宫肌瘤患者出现 AUB,可能是诸多因素所共同作用的结果,并不是由单一因素的改变而形成。子宫肌瘤所引起的 AUB 可能是子宫肌瘤本身所引发的,但也有可能是子宫内膜病理性改变所引起的。所以,临床医生在接诊此类患者时,一方面需要注意借助辅助检查初步判断子宫肌瘤的位置、大小等特点是否能够帮助解释 AUB 的发生;同时还需要高度警惕子宫内膜发生病变而引起 AUB 的可能,从而提高诊断的准确率,避免发生漏诊、误诊。积极探究子宫肌瘤患者发生 AUB 的危险因素,并确认是否存在子宫内膜病变,对于明确临床诊断、制定合理的治疗方案有着十分重要的参考价值。

后续诊疗经过 1

为明确诊断,完善术前检查后,于 2021.05.19 在静吸复合型麻醉下行宫腔镜检查+分段诊刮+子宫粘连分解术。术中见:颈管光滑,宫腔下段黏膜粘连,宫腔内膜无明显增厚,宫腔左侧后壁大片隆起。术后患者无腹痛、腹胀,无发热,无头晕、胸闷,无肛门坠胀感,无尿频、尿急等不适。2021.05.24 术后病理提示:"宫腔刮出物"破碎的子宫内膜,腺体呈增生期图像,部分息肉样增生;"宫颈刮出物"极少量黏液。

病例讨论 2

住院医师:患者宫腔镜术后病理提示"宫腔刮出物"破碎的宫内膜,腺体呈增生期图像,部分息肉样增生;"宫颈刮出物"极少量黏液。

主治医师:患者宫腔镜分段诊刮提示宫腔刮出物腺体呈增生期图像,部分息肉样增生,可以解释患者出现子宫内膜不均匀增厚的原因,且排除子宫内膜恶性病变(子宫内膜癌)的可能性。

主任医师:患者宫腔镜术后病理结果提示子宫内膜不均匀增厚为良性病变,可以部分解释月经异常增多的原因,但是并不完全。根据目前的影像学及病理检查结果,与患者及家属充分沟通病情,拟定下一步手术方案。考虑到患者未婚未育,患者子宫肌瘤虽为多发,其中一个直径>8 cm,可酌情行单孔腹腔镜下子宫肌瘤剔除术。术前需充分告知子宫肌瘤复发的可能性,最大子宫肌瘤需要行术中冰冻检查来初步判断病理组织的良恶性,该冰冻结果可以作为术中再次指导手术方案的依据。此外,在行单孔腹腔镜时,还需注意子宫肌瘤的取出方式,暂不使用电动旋切器,防止造成医源性的肿瘤细胞播散。

后续诊疗经过2

2021.05.28 行全麻下单孔腹腔镜下子宫肌瘤挖出术+右侧输卵管系膜囊肿切除术+盆腔粘连分解术。术中见:子宫前位,如孕 3 个月大,子宫后壁明显突出 1 枚肌瘤,大小约 7 cm×8 cm×6 cm,子宫肌瘤质地极软,灰白色,左旁见一肌瘤直径约 2 cm,右侧输卵管系膜见一直径 0.8 cm 囊肿,余附件外观正常,部分结肠段粘连于盆壁。术中冰冻:"子宫"平滑肌瘤,部分区域细胞丰富,有无进一步病变待石蜡广泛取材。术中行家属谈话,告知目前冰冻诊断为子宫平滑肌瘤,部分区域细胞丰富,但是否存在病理升级及最终确诊需要石蜡广泛取材,如果提示恶性肿瘤不排除再次手术的可能。

术后病理:组织一堆,共大小 10 cm×10 cm×6 cm,切面灰白灰红,质韧,编织状。肿瘤细胞呈卵圆形、短梭形,部分围绕小血管呈旋涡状排列,细胞核卵圆形,核仁不明显,核分裂罕见,部分区域可见丰富的胶原。"子宫"形态及酶标提示子宫内膜间质结节,部分区域伴平滑肌分化,请结合临床。

免疫组化结果:CD117(−),CD34(血管+),DES(+),H−CALDESMON(部分+),CD10(部分+),PR(+),p53(−),Ki−67(1%+)。

病例讨论3

住院医师:石蜡病理结果提示子宫内膜间质结节,部分区域伴平滑肌分化。

主治医师:患者术中见子宫前位,如孕 3 个月大小,子宫后壁明显突出 1 枚肌瘤,大小约 7 cm×8 cm×6 cm,子宫肌瘤质地极软,灰白色,左旁见一肌瘤直径约 2 cm。患者术中冰冻提示子宫平滑肌瘤,病理结果提示:子宫内膜间质结节,部分区域伴平滑肌分化。此患者最终病理诊断为子宫内膜间质结节,为良性病变。此病理诊断较为特殊,需嘱患者门诊密切随访。

主任医师:患者两次病理检查结果均提示良性子宫病变,子宫内膜间质结节,属于子宫肿瘤的良性病变。考虑到患者术中所见,最大的子宫肌瘤外观极软,虽不能排除子宫肌瘤变性可能,但非正常子宫肌瘤的外观及质地。子宫内膜间质结节,但此病理诊断较为特殊,与子宫肉瘤鉴别难度相对较高,需要经验丰富的病理医师协同诊断。为明确病理诊断,建议进一步外院病理切片会诊。

后续诊疗经过3

患者病理切片外院会诊结果为:(子宫)低级别子宫内膜间质肉瘤。

病例讨论4

住院医师:患者病理切片外院病理会诊结果已出,病理报告结果为低级别子宫内膜间质肉瘤。

主治医师：经外院病理会诊，明确病理报告结果为低级别子宫内膜间质肉瘤。患者前次手术方式为腹腔镜下子宫肌瘤剔除术，故需与患者家属沟通，再次手术治疗。

主任医师：患者经最终病理诊断为低级别子宫内膜间质肉瘤。多次术前评估曾经考虑到恶性子宫肿瘤病变的可能性，包括先行宫腔镜下分段诊刮术，子宫肌瘤剔除术过程中子宫肌瘤的取出方式也避免使用电动旋切器，有效预防和避免了肿瘤细胞的播散。根据最新诊疗指南，该患者需要再次手术，需行全子宫切除术＋双侧附件切除术。术前充分告知患者及家属目前病情、再次手术的必要性、手术相关风险、术后肿瘤预后及生育力影响等。

后续诊疗经过 4

行腹腔镜下经腹全子宫切除术＋双侧附件切除术。

术后病理：肉眼所见破碎子宫，子宫大小 11.5 cm×7 cm×6 cm，内膜厚 0.1～0.2 cm，宫体部分区域灰红、质软，大小 4 cm×3 cm×1.8 cm，似累及肌层，未突破浆膜层，肌壁厚 1.7～2.5 cm，肌壁间见肌瘤四枚，直径 0.5～1 cm。宫颈长 4 cm，外口直径 3.5 cm，外口光滑，双侧附件已游离，一侧输卵管长 4 cm，直径 0.7 cm，伞端闭锁，卵巢大小 3 cm×2 cm×1.5 cm，另一侧输卵管长 4 cm，直径 1 cm，卵巢大小 2.5 cm×2 cm×1.2 cm，见一囊腔，直径 1 cm。

镜下所见：肿瘤细胞排列呈束状、编织状，细胞呈短梭形、卵圆形，核分裂罕见，部分围绕小血管呈旋涡状排列，浸润肌层，局部可见肿瘤细胞呈舌状突入血管间隙内。局灶可见异物巨细胞反应。

病理诊断："子宫"病变形态及酶标提示为子宫内膜间质肉瘤（低级别），浸润肌层＞1/2厚度，未突破子宫壁，子宫平滑肌瘤；子宫内膜不规则增生，慢性宫颈炎；一侧卵巢滤泡囊肿，另一侧卵巢及双侧输卵管未见明显异常。

免疫组化：CD117（－），CD34（部分＋），DES（部分＋），H－CALDESMON（灶＋），CD10（部分＋），ER（＋），PR（＋），Ki－67（1％＋），WT1（＋），CD99（＋）。

疾病诊疗过程简要总结

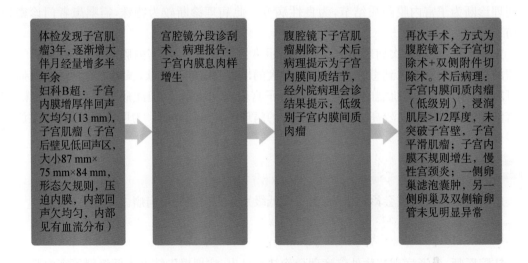

| 体检发现子宫肌瘤3年，逐渐增大伴月经量增多半年余
妇科B超：子宫内膜增厚伴回声欠均匀（13 mm），子宫肌瘤（子宫后壁见低回声区，大小87 mm×75 mm×84 mm，形态欠规则，压迫内膜，内部回声欠均匀，内部见有血流分布） | 宫腔镜分段诊刮术，病理报告：子宫内膜息肉样增生 | 腹腔镜下子宫肌瘤剔除术，术后病理提示为子宫内膜间质结节，经外院病理会诊结果提示：低级别子宫内膜间质肉瘤 | 再次手术，方式为腹腔镜下全子宫切除术＋双侧附件切除术。术后病理：子宫内膜间质肉瘤（低级别），浸润肌层＞1/2厚度，未突破子宫壁，子宫平滑肌瘤；子宫内膜不规则增生，慢性宫颈炎；一侧卵巢滤泡囊肿，另一侧卵巢及双侧输卵管未见明显异常 |

诊疗启迪

1. **子宫肌瘤患者 AUB 的诊断和鉴别诊断**

AUB 是妇科常见的临床症状,指不符合正常月经周期的四要素(即月经的频率、规律性、经期长度和出血量)的正常参数范围、并源自子宫腔的出血[1-2]。临床常见黏膜下肌瘤、肌壁间肌瘤过大、凸向宫腔的患者出现 AUB。为了明确 AUB 的病因,应按照 FIGO 2011 年发表的育龄期非妊娠妇女 AUB 病因新分类"PALM - COEIN"系统进行规范流程的诊断和鉴别诊断[2],"PALM"指因子宫存在结构性改变所致的 AUB,可采用影像学技术和(或)组织病理学方法明确诊断,包括子宫内膜息肉所致 AUB(AUB - P)、子宫腺肌病所致 AUB(AUB - A)、子宫平滑肌瘤所致 AUB(AUB - L)、子宫内膜恶变和不典型增生所致 AUB(AUB - M)。在 AUB 的诊疗过程中,我们需要注意,综合患者病史、查体、辅助检查的结果,综合考虑、仔细甄别导致患者 AUB 的原因是否为单一因素,是否存在其他合并因素的共同参与,谨防漏诊、误诊[3-4]。

2. **不典型子宫肌瘤的分类与诊断**

子宫平滑肌瘤(uterine smooth muscle tumors,USMT)是由平滑肌组织和结缔组织构成,是最常见的妇科良性肿瘤[5]。子宫平滑肌肉瘤(uterine leiomyosarcoma,ULMS)是子宫肉瘤的一种病理类型,分为原发性和继发性,其中继发性 ULMS 就是由子宫肌瘤恶变而来,常起自肌瘤中央继周围扩散性恶变。国内外文献报道 USMT 发生恶变的概率为 0.3%～2.02%[6]。介于 USMT 与 ULMS 之间的叫作不典型子宫肌瘤(uterine atypical leiomyoma,UAL)。根据细胞的增生程度、异型性及核分裂象的不同可将 UAL 分为:富于细胞性平滑肌瘤、奇异性平滑肌瘤、血管性平滑肌瘤、上皮样平滑肌瘤、静脉内平滑肌瘤病、弥漫性平滑肌瘤病、良性转移性平滑肌瘤、脂肪平滑肌瘤、卒中性平滑肌瘤、核分裂活跃型平滑肌瘤、恶性潜能不确定的平滑肌肿瘤(uterine smooth muscle tumor of uncertain malignant potential,STUMP)等,其中富于细胞性平滑肌瘤为特殊类型子宫肌瘤中最常见的类型,STUMP 是一类具有异型核的平滑肌瘤,既非肉瘤,也非子宫平滑肌瘤的其他少见良性亚型,其潜在恶性并不明确,只能依据术后的病理检查结果明确诊断[7]。这些特殊类型的平滑肌瘤在临床表现、体征上不容易与普通的子宫平滑肌瘤相鉴别,影像学检查及肿瘤标记物也缺乏特异性,往往术前无法做出倾向性诊断。虽然,大多属于良性的组织学变异型,但同时也具有容易复发和远处转移的潜力,如具有可以向盆腔静脉和下腔静脉、腹膜腔或其他远处部位(如肺)播散的特点。目前的研究尚未完全阐明其矛盾性特征的病理生理学机制。组织学变异型需要根据已经切除的肌瘤或子宫标本进行病理学检查得到诊断,对于术后病理的判读更要仔细,临床及病理科医生更需要注意这些特殊类型的子宫肌瘤与子宫肉瘤相鉴别。

3. **鉴别子宫平滑肌瘤与子宫肉瘤诊断所面临的挑战**

子宫平滑肌瘤是女性最常见的盆腔肿瘤,子宫肉瘤的发病率明显小于平滑肌瘤,两者均表现为子宫肌层的局灶性肿块,但后者的预后不良。虽然这两种疾病的患者群体在病理组织学及生物学行为上存在差异,其临床表现、体征却存在很大重叠。研究表明,MRI 及 B 超在辅助术前诊断子宫肉瘤具有一定的参考价值。子宫肉瘤是一类恶性间叶组织源性肿瘤,来源于子宫平滑肌、结缔组织和内膜间质,根据病理类型分为以下几种组织学类型:癌肉瘤、腺肉瘤、子宫平滑肌肉瘤、内膜间质肉瘤(低级别子宫内膜间质肉瘤、高级别子宫内膜间质肉瘤)、未分化肉瘤以及其他罕见类型。

围手术期评估和管理子宫肿瘤患者的临床医生面临以下挑战。

1) 术前准备

(1) 充分的术前准备及评估。通过妇科病史、查体、超声检查及相关的实验室检查可以初步判定症状的轻重、是否存在贫血、子宫大小、肌瘤数目、肌瘤大小、肌瘤分型及定位、肌瘤血流情况,了解手术的难度及风险。若条件允许可以行 MRI 检查,进一步了解肌瘤数目、位置、有无变性和恶变以及与周围器官的关系。

(2) 术前的常规检查包括血尿常规、出/凝血时间、肝肾功能、血型以及血清电解质等检查。

(3) 术前完善家属谈话,应让患者及家属充分地理解、认知和知情同意手术的风险、手术损伤及术后复发的可能。尤其是对于选择腹腔镜手术或开腹手术,应详细交代利弊,对于可能存在不能确定恶性潜能的平滑肌肿瘤甚至平滑肌肉瘤者,肌瘤粉碎过程中可能存在肿瘤播散的风险(ⅢB级证据)、对生育结局的可能影响、妊娠时子宫破裂的风险、盆腔粘连等的可能性。

2) 手术路径

(1) 经腹手术(包括腹腔镜和开腹两种术式):经腹子宫肌瘤剔除术适用于有生育要求、期望保留子宫者。具体选择腹腔镜还是开腹手术,取决于术者的手术操作技术和经验,以及患者自身的条件。对于肌瘤数目较多、肌瘤直径大(如>10 cm)、特殊部位的肌瘤、盆腔严重粘连手术难度增大或可能增加未来妊娠时子宫破裂风险者,宜行开腹手术。此外,对于可能存在不能确定恶性潜能的平滑肌肿瘤甚至平滑肌肉瘤者,肌瘤粉碎过程中可能存在肿瘤播散的风险,应选择开腹手术。无生育要求、不期望保留子宫者可行子宫全切除术。

(2) 宫腔镜手术:适合于 0 型黏膜下肌瘤;Ⅰ、Ⅱ型黏膜下肌瘤,肌瘤直径≤5.0 cm;肌壁间内突肌瘤,肌瘤表面覆盖的肌层≤0.5 cm;各类脱入阴道的子宫或子宫颈黏膜下肌瘤;宫腔长度≤12 cm;子宫体积<孕 8~10 周大小,排除子宫内膜及肌瘤恶变。

(3) 经阴道手术:可行子宫切除术及子宫肌瘤剔除术。经阴道手术通过人体自然的穴道进行,能保持腹部皮肤及腹壁组织的完整性,与开腹手术相比,具有缩短住院时间、减少疼痛、改善生命质量、恢复快、无需昂贵的医疗设备、医疗费用低等特点。但经阴道手术也有一定的局限性,由于阴道手术视野小、操作空间受到局限、手术难度大,若有盆腔粘连、子宫体积增大等,会进一步增加手术难度,操作不当易损伤邻近器官,增加感染机会,对术者的操作技巧有较高要求。

3) 术中诊断

(1) 对于腹腔镜手术前未能发现而术中发现肌瘤组织可疑恶变者,建议使用标本袋并在标本袋内粉碎肌瘤以免播散,必要时转开腹手术。电动旋切器粉碎肌瘤可能使隐匿的恶变组织播散,降低患者的生存时限。由于术前缺乏有效鉴别子宫肌瘤与肉瘤的方法,不建议继续使用肌瘤电动旋切器。若使用,在使用前应向患者充分告知并让其签字。

(2) 对于怀疑有子宫肌瘤恶性变的标本,术中应行快速冰冻检查,根据结果决定是否需术中变更手术范围;另需告知家属术中冰冻检查的局限性以及最终诊断依靠术后石蜡病理报告结果,若提示异常,有再次手术可能,再次充分知情告知并签字。

在目前的实践中,假定为良性平滑肌瘤的患者可采用各种保留子宫的子宫切除术替代方案进行治疗,包括药物治疗、基于影像学的干预(即子宫动脉栓塞或磁共振引导的聚焦超声)和保守手术(子宫肌瘤切除术、射频肌瘤消融术或子宫内膜消融术)。由于非手术方法无法产生可以用于病理检验的组织标本,因此,各种保守治疗可能会导致恶性肿瘤被漏诊。破坏子宫肿块的手术或技术(即子宫肌瘤切除术或子宫切除术,尤其是当标本破碎时)可能会导致医源性肿瘤细胞播散。与此同时,临床医生还需要避免为排除罕见肉瘤而进行不必要的手术。总而言之,如何根据患者的病史、辅助检查帮助患者在术前做出尽可能准确的倾向性诊断并制定合理的诊疗方案,尽可能保障患者较为满意的肿瘤和生殖预后,是妇科医生在实际临床工作中所面临的重大挑战。

4. 常规影像学检查在子宫平滑肌瘤与子宫肉瘤鉴别诊断中的价值

现有的影像技术对于鉴别诊断可疑子宫肉瘤的应用仍有很大的局限性,并且肉瘤的患病率较低,使得任何一项检查都不可能对肉瘤有很高的阳性预测价值。平滑肌瘤和子宫肉瘤在影像学上相似,两者都是子宫内的局灶性肿块,也均可有中央坏死。超声检查提示子宫肉瘤的特点是:单个存在的大体积囊性肿物(直径≥8 cm);周围和中心血供丰富。彩色多普勒显示子宫肉瘤的血流指数(flow index, FI)或者搏动指数(pulsatility index, PI)的数值低于平滑肌瘤;在弹性多普勒成像中,子宫肉瘤呈典型的不均质图像,而平滑肌瘤则密度更均质;能量多普勒对于判断良、恶性的作用则很局限。MRI对于子宫肿瘤的术前评估具有很大的参考价值。子宫平滑肌肉瘤的MRI成像特点包括:单一肿物、体积大、边缘不清晰、呈浸润性生长;T1加权像呈异质性低信号,T2加权像呈中到高信号强度。典型平滑肌瘤在T2加权图像中暗且均匀的磁共振成像具有很高的阴性预测值,但是高信号强度也不是子宫肉瘤的可靠指标,平滑肌瘤变性也可能会被提示为肉瘤。CT扫描对软组织的分辨率较差,不能鉴别肉瘤和肌瘤,但可发现有无肿大的淋巴结和肉瘤的转移灶。PET/CT也不能可靠地区分平滑肌瘤和子宫肉瘤,虽然利用恶性肿瘤组织对氟-18-脱氧葡萄糖(^{18}F-FDG)的摄取远高于正常组织的特点能够在很大程度上帮助区别组织的良恶性。但是,PET/CT也有自身的局限性,如某些局部炎症可能会造成假阳性,一些低代谢肿瘤可能会出现假阴性的情况。到目前为止,还没有能够用于特异性诊断子宫肉瘤的盆腔影像学检查方法,病理组织学诊断是鉴别平滑肌瘤与肉瘤的唯一途径。

5. 子宫肌瘤电动分碎器在临床应用中的考虑

子宫平滑肌瘤分碎术是指在腹腔镜下借助高速旋转的电动分碎器旋切子宫或肌瘤后将其从腹腔内取出的手术方式。该器械的使用可能是一把"双刃剑",可使良性肿瘤患者获得微创手术的效果,但在带来益处的同时也可能会导致其他的并发症。虽然电动分碎器禁止应用于疑似子宫恶性肿瘤的患者,但由于诊断技术的局限性,在临床工作中仍可能有患者在进行肌瘤分碎后才被确诊为子宫恶性肿瘤,增加了子宫肉瘤播散的风险。研究显示,大约30%的子宫肉瘤可能因分碎术而造成医源性负面影响。无论是良性的子宫肌瘤还是误诊为"良性"的子宫肉瘤,经无保护措施的子宫/肌瘤分碎术可能导致肿瘤细胞与组织碎片的播散种植。多数患者可能因肿瘤的转移与复发而被迫再次手术[5]。各种微创手术都有其优缺点,如果术前综合评估后仍不能排除子宫肉瘤的可能,应禁止术中采用腹腔内分碎术,避免造成医源性腹腔内肿瘤细胞与组织碎片的播散种植。

6. 子宫内膜间质结节与低级别子宫内膜间质肉瘤的病理学鉴别

子宫内膜间质和相关肿瘤——子宫内膜间质肉瘤是具有恶性潜能的子宫间质肿瘤。大体外观通常显示息肉样肿块，可以通过血管或淋巴管侵入。从历史上看，它们被描述为低级或高级子宫内膜间质肉瘤。2014年世界卫生组织分类系统在"子宫内膜间质肿瘤和相关肿瘤"类别下确认了以下肿瘤类型：子宫内膜间质结节、低度子宫内膜间质肉瘤、高级别子宫内膜间质肉瘤、未分化子宫肉瘤、类似卵巢性索瘤的子宫肿瘤（uterine tumor resembling ovarian sex-cord tumor，UTROSCT）。子宫内膜间质结节（endometrial stromal nodule，ESN）是子宫内膜间质肿瘤中最不常见的类型。ESN的组织学特征与低度恶性子宫内膜间质肉瘤相同，但ESN有一个界限分明的非浸润性边界，没有肌层或血管侵犯的证据，二者较难鉴别。约三分之二的病例发现为子宫肌层内孤立的病变，与子宫内膜无明显联系，其在大体和组织学上很容易与平滑肌瘤混淆。

专家点评

1. 行业内知名专家点评（赵爱民，教授，上海交通大学医学院附属仁济医院）

本病例讨论了一例低级别子宫内膜间质肉瘤患者的诊疗过程，对于初始诊断为子宫平滑肌瘤伴变性，同时存在AUB的患者，在诊断和治疗过程中，始终考虑到子宫肿块恶性可能至关重要。本病例影像学检查，甚至是初始石蜡病理诊断都未能明确该患者的最终诊断；最终通过病理切片会诊明确诊断后并再次行手术治疗完成基本的诊疗过程。在临床实践过程中，对于影像学检查提示子宫肌瘤的患者，应充分考虑合并变性以及恶性肿瘤的可能，避免漏诊、误诊，并在手术治疗中尽量避免电动旋切器的使用，以免造成医源性腹腔内肿瘤细胞与组织碎片的播散种植。影像学检查及病理活检等方法，有助于帮助诊断子宫肉瘤这一少见疾病，制订合理的治疗方案，从而改善患者肿瘤预后，肿瘤分期是预测子宫肉瘤患者最重要的预后因素[8]。

2. 主任点评（汪希鹏，教授，上海交通大学医学院附属新华医院）

子宫肉瘤是罕见的侵袭性肿瘤，约占所有女性生殖道恶性肿瘤的1%，占子宫体恶性肿瘤的3%～7%，其病因尚不明确，大多数患者的预后较差。目前在手术切除和病理学确诊之前，尚缺乏术前明确子宫瘤诊断的方式[9]。子宫肉瘤的临床症状和体征与子宫平滑肌瘤相似，缺乏特异性的表现，如异常子宫出血、盆腔疼痛、压迫感和（或）子宫肿块，甚至有些患者没有症状，在极少数情况下，肉瘤可以脱出于宫颈口，还可以表现为：绝经后出血、绝经前异常子宫出血、腹胀、腹痛、泌尿系统症状等。当出现局部疾病扩散和远处转移后，还会出现累及其他器官的临床表现。影像学以及肿瘤标记物检查都不能很好地实现术前对其良恶性的预判，导致可能会出现一些子宫恶性肿瘤的患者被误诊为平滑肌瘤而延误治疗时机，甚至制定相对不合理的手术方案，直到术后病理学检查时才得以确诊为子宫肉瘤的情况。

子宫肉瘤的诊断通常是在子宫肌瘤切除术或子宫切除术后常规病理检查明确，也有病例是根据子宫内膜取样前诊断的，通常需要检查肿块中的多个部位。诊断子宫肉瘤的3个最重要的组织学标准是：丝分裂指数、细胞异型性、与活肿瘤分离的凝固性坏死的区域。病变表现出的特征越多，就越有可能出现生物学侵袭行为。在诊疗过程中，适当的知情同意和加强医患沟通是非常有必要的,医生和患者需共同参与临床决策,充分评估不同手术方式的风险和获益。由于子宫平滑肌瘤变异型,子宫肉瘤的病理学诊断难度也相对较高,在临床诊疗过程中,对子宫肿瘤可疑恶性的病理诊断应更加谨慎。

(汪希鹏)

参考文献

[1] 谢幸,苟文丽.妇产科学[M].8版.北京:人民卫生出版社,2013.

[2] FRASER IS, CRITCHLEY H, BRODER M, et al. The FIGO recommendations on terminologies and definitions for normal and abnormal uterine bleeding [J]. Semin Reprod Med,2011(5):29.

[3] MUNRO MG, CRITCHLEY HOD, BRODER MS, et al. FIGO classification system (PALM - COEIN) for causes of abnormal uterine bleeding in nongravid women of reproductive age [J]. Int J Gynecol Obstet,2011,113(1):3 - 13.

[4] 石梅,敖登其其格.子宫平滑肌瘤异常出血子宫内膜病变的诊治及分段诊刮的应用研究进展[J].世界最新医学信息文摘(连续型电子期刊),2019,19(71):89 - 90,92.

[5] WALLACH EE, BUTTRAM JR VC, REITER RC. Uterine leiomyomata: etiology, symptomatology, and management [J]. Fertil Steril,1981,36(4):433 - 445.

[6] 高兴爽.子宫平滑肌瘤、不典型子宫肌瘤、子宫平滑肌肉瘤的临床病理特征及预后相关性分析[D].石家庄:河北医科大学,2016.

[7] 狄文,吕煊.子宫肌瘤的规范化治疗-特殊类型子宫肌瘤分型及其诊治要点[J].中国实用妇科与产科杂志,2012,28(12):884 - 888.

[8] 朱熠,石宇,刘红,等.《实施腹腔镜下子宫(肌瘤)分碎术的中国专家共识》解读[J].肿瘤预防与治疗,2020,33(8):633 - 637.

[9] 中国抗癌协会妇科肿瘤专业委员会.子宫肉瘤诊断与治疗指南(2021年版)[J].中国癌症杂志,2021,31(6):513 - 519.

病例28 发现左腋下包块伴疼痛1个月余,妇科恶性肿瘤?

主诉

发现左腋下包块伴疼痛1个月余。

病史摘要

现病史:患者,女,66岁。已绝经15年,2016年5月患者左腋下疼痛,左侧腋下可触及包块,伴压痛,未就诊。2016年6月4日外院门诊行超声提示:左腋下多发淋巴结肿大伴钙化,考虑感染可能,予以口服抗生素(具体不详)1周后自觉疼痛症状有所好转。2016年6月7日体检示 CA125 1106 U/ml,余肿瘤标志物均阴性。首诊妇科B超示:宫颈管内口上方占位,右侧卵巢轮廓欠清。余体检未见明显异常。外院考虑"恶性肿瘤可能,淋巴结肿大原因待查"。为求进一步诊治入我院。

既往史:

疾病史:患者否认心脏病、高血压等慢性病史。

传染病史:否认乙肝、结核等传染病史。

手术、外伤史:否认手术、外伤史。

输血史:否认输血史。

食物过敏史:否认食物过敏史。

药物过敏史:否认药物过敏史。

个人史:

长期生活于原籍,否认疫水、疫区接触史,否认吸烟、酗酒史,否认冶游史。

婚育史:

已婚,目前绝经15年,既往月经规律,1－0－1－1,1975年足月顺产一活男婴,1978年人工流产一次。

家族史:

否认家族异常性疾病史,父母子女均体健。

入院体检

查体:T 37℃,P 89次/分,R 19次/分,BP 125/87 mmHg。

神清气平,一般情况可,步入病房,无贫血貌。HR 89次/分,律齐,未闻及杂音。双肺呼吸音清,未闻及干、湿啰音。双乳对称,无包块、红肿及压痛,乳头无内陷,无异常分泌物。腹平软,无压痛、反跳痛,肝脾肋下未及,双肾区无叩痛,未及明显包块。双下肢无水肿。膝反射正常。左侧腋窝下可及数枚增大淋巴结,质中,活动度尚可,轻压痛。

妇科检查:外阴萎缩,阴道畅,宫颈萎缩,宫体萎缩,右附件区稍有增厚感,无明显压痛,左侧附件未及。

辅助检查

2016.06.07 首诊妇科超声示:子宫内膜2.9 mm,回声均匀,子宫肌层回声均匀;颈管内口上方实性低回声,大小11 mm×14 mm×14 mm,周围及内部血流信号不明显;左侧卵巢(－),右侧卵巢轮廓欠清,内见少量点状血流信号。

2016.06.14 全身18-氟-氟代脱氧葡萄糖(18F－2－Deoxy－2－fluoro－D－glucose,18F－FDG)正电子发射断层成像(positron emission tomography,PET)/CT:宫颈偏左侧软组织肿块,FDG代谢轻度增高(SUV_{max}＝6.3);右附件区FDG代谢增高(SUV_{max}＝8.9);左侧腋窝淋巴结FDG代谢增高,考虑炎症可能,双肺下叶纤维条索状。补充其余部位是否有阳性发现。

2016.06.16 肿瘤标志物:CA125 867.8 U/ml,HE4 181 pmol/L,Scc、CA199、CEA、AFP等未见明显异常。

2016.06.18 宫颈TCT:黏膜慢性炎;HPV阴性。

2016.06.24 阴道镜检查＋宫颈活检,病理:"宫颈3、6、9、12点钟位"黏膜慢性炎,"颈管"少量凝血块。

左腋下淋巴结肿大(原因待查,恶性肿瘤可能,炎症可能),盆腔肿块。

病例讨论1

住院医师:患者 66 岁老年女性,因"发现左腋下包块伴疼痛 1 个月余"入院。妇检提示右侧附件区增厚,无明显压痛;首诊超声提示颈管内口上方直径约 1 cm 实性低回声;PET/CT 提示右附件区、宫颈偏左侧软组织肿块 FDG 代谢轻度增高;CA125 867.8 U/ml、HE4 181 pmol/L。目前初步诊断:左腋下淋巴结肿大,恶性肿瘤可能。

主治医师:患者为老年女性,以左腋下淋巴结肿大为首发症状,妇科阳性体征不明显,予抗感染治疗后虽疼痛有所缓解,但仍有淋巴结肿大及肿瘤标志物 CA125 及 HE4 的升高,应高度怀疑妇科恶性肿瘤可能。但也不能排除其他系统恶性肿瘤。

主任医师:结合病史,目前高度怀疑恶性肿瘤。根据 NCCN 指南,对于下列情况,如临床认为需要,可推荐使用 PET/CT:①盆腔肿物良恶性难以鉴别时;②卵巢上皮来源肿瘤治疗结束后随访监测;③恶性生殖细胞肿瘤及恶性性索间质肿瘤,随访过程中出现典型症状、体检发现异常或肿瘤标志物升高;④Ⅰ期 2、3 级及Ⅱ~Ⅳ期的未成熟畸胎瘤、任意期别的胚胎性肿瘤、任意期别的卵黄囊瘤和Ⅱ~Ⅳ期的无性细胞瘤化疗后的随访监测。PET/CT 能够反映病灶的代谢状况,治疗前 PET/CT 显像有助于卵巢癌良恶性的鉴别诊断,有利于发现隐匿的转移灶,使分期更准确;该患者 PET/CT 提示右附件区、宫颈偏左侧软组织肿块 FDG 代谢轻度增高,需考虑盆腔恶性肿瘤可能,但也不排除其他来源,建议行淋巴结穿刺明确组织来源,必要时胃肠镜排除消化系统恶性肿瘤。

后续诊疗经过1

为明确诊断,于 2016 年 7 月 1 日行腋下淋巴结穿刺,病理提示:"左腋下淋巴结穿刺"见腺癌转移,倾向浆液性腺癌。免疫组化:ER(20%),PR(70%),WT-1(+),p53(+++),Vim(−),TTF1(−),CK7(+),CK20(−),P16(+)。为排除乳腺癌或妇科肿瘤乳腺转移可能,于 2016 年 7 月 4 日行双侧乳腺钼靶,结果提示:乳腺增生症,BI-RADS.2,左腋下少许条缩影。2016 年 7 月 7 日行盆腔 MRI 增强检查,提示盆腔少量积液,余未见明显异常。2016 年 7 月 7 日复查妇科阴道彩色多普勒超声:子宫右后方近穹隆处见有不规则实性低回声,稍向外突,大小约 11 mm×14 mm×21 mm,19 mm×15 mm×15 mm,周围有肠管样回声包裹,肠管似见僵硬,周围均有血流信号。

病例讨论2

住院医师:该患者入院后行左腋下淋巴结穿刺病理提示:"左腋下淋巴结穿刺"见腺癌转移,倾向浆液性腺癌;TVS 提示子宫右后方近穹隆处见有直径约 1 cm 不规则实性低回声,稍向外突,周围有肠管样回声包裹,肠管似见僵硬;双侧乳腺钼靶提示乳腺增生症,BI-RADS.2。

主治医师:"左腋下淋巴结穿刺"见腺癌转移,倾向浆液性腺癌,而双侧乳腺钼靶考虑乳腺增生,能够暂排除乳腺癌淋巴结转移。同时病理结果也并不支持淋巴瘤诊断。同时,影像学检查提示患者盆腔内存在不规则实性低回声,CA125、HE4 水平升高,此时应该高度怀疑上皮性卵巢癌可能。虽然上皮性卵巢癌最常见的转移方式为腹腔种植转移,但仍可通过血行或淋巴转移,因此,应考虑到卵巢癌发生远处转移可能。

主任医师:综合病史,目前诊断考虑上皮性卵巢癌可能大。治疗计划:手术和化疗是卵巢恶性肿瘤治疗的主要手段。如果术前怀疑有恶性肿瘤可能,推荐行开腹手术。近年来有腹腔镜手术用于早期卵巢癌全面分期手术的报道,但仍有争议。腹腔镜在晚期卵巢癌方面的应用主要在于明确诊断,协助判断能否满意减瘤。针对该患者,建议剖腹探查,进行全面的分期手术。协助制定下一步治疗计划。经全面分期手术后,确定为ⅠB期以后的低级别浆液性癌应接受辅助化疗,Ⅱ～Ⅳ期患者推荐6个周期化疗,对于减瘤满意的Ⅱ～Ⅲ期患者可考虑选择腹腔化疗。同时,术后可行 BRCA 突变＋同源重组修复缺陷(homologous recombination deficiency,HRD)检测,辅助靶向治疗。

后续诊疗经过2

综合上述检查,2016年7月18日行剖腹探查术,术中见淡黄色腹水约50 ml,盆腔腹膜、直肠小肠表面见散在粟粒样结节,膀胱后壁与肠管粘连包裹子宫及双附件,固定于道格拉斯窝,分解粘连后见子宫前位,略小,表面僵硬,右卵巢表面见暗红色菜花样组织,质脆,直径约3 cm;左侧卵巢萎缩、双侧输卵管表面见散在粟粒样结节,网膜部分挛缩,阑尾表面慢性炎表现,盆腔淋巴结未见明显肿大,膈顶、肝、脾未见明显转移灶。

术中先切除右附件送冰冻病理,提示:右附件"浸润性低分化癌"。故与家属谈话签字后再行"腹式全子宫＋左附件切除＋大网膜＋阑尾切除＋肿瘤细胞减灭术＋盆腔淋巴结清扫术＋腹主动脉旁淋巴结清扫术＋盆腔粘连分解术＋左腋下淋巴结切除术"。术后无肉眼肿瘤残留(R0)。

术后病理:腹膜活检、子宫颈管黏膜、左卵巢、左输卵管、阑尾肌壁内见浆液性腺癌Ⅱ级组织浸润或转移。左宫旁见癌累及。萎缩性子宫内膜、子宫平滑肌瘤,右宫旁、右卵巢白体形成,右输卵管浆膜充血,均阴性。大网膜见浆液性腺癌Ⅱ级组织浸润或转移。小肠表面结节、左盆腔淋巴结(1/4)、直肠表面结节、右盆腔淋巴结(3/6)、左腋窝淋巴结(3/3)见腺癌组织浸润或转移。腹水涂片见癌细胞。

基因检测结果提示:*BRCA* 基因突变检测野生型。其余同源重组修复(homologous recombination repair,HRR)相关基因检测结果:*RAD51D* 基因胚系[突变 *RAD51D* 基因突变可能导致 HRD]。

结合患者术中情况及病理结果,诊断卵巢浆液性腺癌Ⅳ期,行满意的肿瘤减灭术,术后无肉眼肿瘤残留(R0)。对于Ⅳ期患者,行6疗程紫杉醇联合卡铂静脉化疗。方案如表28-1。

表28-1 患者化疗方案

	日期	方案	化疗后肿瘤指标			
			HE4 (pmol/L)	CEA (ng/ml)	CA199 (U/ml)	CA125 (U/ml)
第一次静脉化疗	2016.07.26	白蛋白紫杉醇 400 mg d1＋DDP 120 mg d2 IP	86.1	0.6	6.69	441.9
第二次静脉化疗	2016.08.16	白蛋白紫杉醇 400 mg d1＋DDP 115 mg d2 IP	37.5	1.36	5.5	66.03

（续表）

	日期	方案	化疗后肿瘤指标			
			HE4（pmol/L）	CEA（ng/ml）	CA199（U/ml）	CA125（U/ml）
第三次静脉化疗	2016.09.06	白蛋白紫杉醇 400 mg d1＋卡铂 400 mg d1	14.4	1.55	5.71	29.63
第四次静脉化疗	2016.09.28	白蛋白紫杉醇 400 mg d1＋卡铂 380 mg d1	6.5	1.87	5.06	22.4
第五次静脉化疗	2016.10.19	白蛋白紫杉醇 400 mg d1＋卡铂 450 mg d1	/	/	/	7.49
第六次静脉化疗	2016.11.09	白蛋白紫杉醇 400 mg d1＋卡铂 450 mg d1	/	/	/	11.02

患者第四周次化疗时出现频繁呕吐，排便减少，盆腔 B 超提示盆腔占位，大小 93 mm×49 mm×80 mm；腹部平片提示肠梗阻可能。予以对症支持治疗后，患者症状较前稍有好转。

2016 年 9 月 23 日下腹部平扫 CT（图 28-1）：盆腔内可见巨大囊状低密度影，大小约 110 mm×80 mm，压迫右侧下段输尿管致其右侧肾盂及右侧输尿管积水扩张，下腹部可见多发肠腔积气、积液，扩张明显。

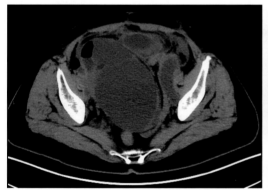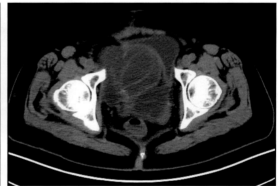

图 28-1　下腹部平扫 CT 图像

病例讨论 3

出现的囊状低密度影是什么？

患者卵巢浆液性腺癌Ⅳ期术后 2 个月余，静脉化疗 4 次后，因盆腔巨大占位出现肠梗阻症状。考虑患者化疗期间 CA125 明显下降，对一线化疗方案敏感，且 CT 见盆腔占位为囊状低密度影，未见实性结构，考虑术后盆腔包裹性积液可能性大。盆腔术后包裹性积液一般情况下可自行吸收，但本患者囊性结构较前有所增大且致肠梗阻、输尿管积水扩张，可考虑行穿刺引流。

后续诊疗经过 3

2016 年 10 月 10 日，行超声引导下盆腔积液穿刺置管引流术。术中超声示：盆腔内可及一无回声区,大小约 150 mm×114 mm,术中抽出清亮液体 20 ml。

术后病理:"盆腔包块穿刺"未见肿瘤细胞。

2016 年 12 月 15 日复查下腹部 CT 增强（图 28-2）:右侧盆腔内囊性灶本次未见,左侧盆腔内囊性灶较前片有所缩小,大小约 46 mm×23 mm,边缘光整,边界清楚。

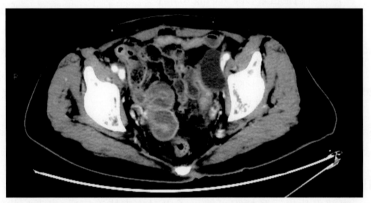

图 28-2　下腹部 CT 增强图像

疾病诊疗过程简要总结

体检发现CA125升高伴左侧腋下肿块。腋下淋巴结穿刺活检:浆液性腺癌转移。妇科B超:盆腔右侧占位可能。

→

剖腹探查证实卵巢浆液性腺癌Ⅳ期。予以紫杉醇联合铂类方案化疗。基因检查BRAC野生型。

→

化疗期间出现盆腔囊性占位进行性增大致肠梗阻。结合病史考虑术后包裹性积液,予以穿刺引流。

诊疗启迪

1. CA125 在卵巢癌诊断中的局限性

血清 CA125 升高对绝经后妇女卵巢癌的敏感度为 94%,特异性为 82%,对绝经后女性卵巢癌的敏感度为 83%,特异度为 60%。

(1)假阳性:妇科疾病中,子宫内膜异位症、月经、卵巢囊肿等良性疾病也有可能引发血清 CA125 升高;非妇科疾病中,在肝硬化、肾衰竭、胰腺炎等情况下,抑或晚期直肠癌、膀胱癌等,以及乳腺癌、淋巴癌、胃癌等腹膜转移的情况下,也有可能引发血清 CA125 升高。

(2)假阴性:在诸如卵巢颗粒细胞瘤(卵巢癌的 5%)等非上皮来源卵巢癌中,CA125 往往存在假阴性结果。

2. 常规影像学检查在卵巢癌诊断中的比较

超声检查可以确认卵巢肿块的存在和一定意义上区分良性及恶性病变,但缺乏特异度,可能引发良性病变不必要的手术切除;CT 尤其是 PET/CT 在分期和治疗反应评估中具有一定优势,尤其是定位转移灶。相对而言,MRI 在软组织细节方面成像更佳,有助于在不明确的情况下发现和分辨占位性病变。

3. 卵巢癌的乳腺和腋窝淋巴结转移与乳腺癌鉴别

考虑淋巴通路问题,单纯分析乳腺与腋窝淋巴结肿瘤性增大,乳腺癌比卵巢癌更常见,但卵巢癌的腋窝淋巴转移在文献中常见于案例报道,在临床诊疗中不能忽略卵巢癌可能。同时,消化道、乳腺原发肿瘤等可转移至卵巢,卵巢转移性肿瘤常表现为双侧实性或囊实性包块,胃癌卵巢转移瘤也称为库肯勃瘤。鉴别诊断主要是通过临床病史、影像学、病理及免疫组织化学染色来鉴别。

4. 上皮性卵巢癌的化疗方案

(1) 静脉化疗首选化疗方案为紫杉醇联合卡铂静脉化疗(1 类),多西他赛联合卡铂静脉化疗(1 类)或紫杉醇联合顺铂(1 类)可作为备选方案。

(2) Ⅰ期患者推荐 3~6 个疗程,高级别浆液性癌患者推荐 6 个疗程化疗,其他病理类型推荐 3 个疗程化疗。Ⅱ~Ⅳ期患者推荐给予 6 个疗程化疗。

(3) 一般状态不好,有合并症,Ⅳ期或年纪 >65 岁患者可能不能耐受腹腔化疗,可以选择紫杉醇($60\,\mathrm{mg/m^2}$)/卡铂(AUC2)方案。

5. 靶向治疗

(1) 多聚腺苷二磷酸核糖聚合酶(poly ADP-ribose polymerase, PARP)抑制剂。目前已经在我国上市的 PARP 抑制剂主要有奥拉帕利、尼拉帕利、氟唑帕利和帕米帕利。奥拉帕利是第一个应用于临床的 PARP 抑制剂,目前我国获批适应证包括 BRCA1/2 突变的晚期卵巢癌一线化疗有效(完全缓解或部分缓解)后的维持治疗、铂敏感复发卵巢癌化疗有效后的维持治疗。尼拉帕利是另一种口服 PARP 抑制剂,目前该药在我国获批的适应证包括卵巢癌一线化疗或铂敏感复发化疗达完全缓解或部分缓解后的维持治疗,不考虑 BRCA1/2 突变状态。我国自主研发的 PARP 抑制剂氟唑帕利已获批的适应证有两个,即胚系 BRCA1/2 突变的二线化疗后铂敏感复发卵巢癌的治疗以及铂敏感复发卵巢癌化疗有效后的维持治疗。帕米帕利也是我国自主研发的 PARP 抑制剂,目前获批的适应证为胚系 BRCA1/2 突变的既往经二线及以上化疗的复发卵巢癌。各种 PARP 抑制剂常见的不良反应包括贫血、白细胞减少、血小板减少、恶心、呕吐和疲劳等,临床应用中应加以重视,及时发现,及时处理。除尼拉帕利经羧酸酯酶代谢外,其他几种 PARP 抑制剂均经肝细胞色素酶代谢,应避免与肝细胞色素酶的诱导剂及抑制剂同时服用,应在服药前告知患者上述注意事项。

(2) 抗血管生成药物。贝伐珠单抗作为抗血管生成药物之一,在卵巢癌的一线治疗、铂敏感复发、铂耐药复发的治疗中均有价值。贝伐珠单抗在化疗期间和化疗同步应用,如有效,在化疗结束后单药维持治疗。无论在一线治疗还是复发治疗中,与单纯化疗相比,化疗联合贝伐珠单抗有助于延长患者的无进展生存时间。贝伐珠单抗还可与奥拉帕利联合用于 BRCA1/2 突变以及 HRD 阳性卵巢癌患者一线化疗+贝伐珠单抗治疗有效后的维持治疗。贝伐珠单抗使用中的不良反应有高血压、蛋白尿等,经对症处理,临床可控,但是应关注其消化道穿孔等严重不良反应,用药前消化道穿孔风险较高(肠道受累、合并肿瘤导致的肠梗阻等)的患者不推荐使用贝伐珠单抗。

6. 免疫治疗

免疫治疗在多种实体肿瘤中显示出了良好的效果,主要涉及免疫检查点抑制剂(PD-1/

PD-L1抑制剂)、肿瘤疫苗、过继性细胞免疫治疗等方面。目前有多项关于免疫检查点抑制剂在铂耐药复发卵巢癌的Ⅰ期/Ⅱ期临床研究中显示,客观缓解率约10%。其与抗血管药物或者PARP抑制剂联合应用时,疗效有一定提高,但均为小样本研究,有待进一步验证。免疫检查点抑制剂联合化疗在卵巢癌一线及复发治疗中均有随机对照研究进行了探讨,结果表明,在不经生物标志物筛选的卵巢癌全人群中,在化疗的基础上增加免疫检查点抑制剂并没有改善疗效。研究较多的免疫治疗药物如帕博丽珠单抗、阿特珠单抗、阿维鲁单抗等,在不良反应方面有别于化疗,更多地表现为免疫性的器官功能损伤。

◆ 专家点评 ◆

1. 行业内知名专家点评(朱兰,教授,北京协和医院)

本病例的诊断过程十分具有代表性,充分体现了卵巢癌这一"隐形杀手"本色。本病例以左腋下淋巴结肿大为首发症状,起病隐匿[3,4],妇科阳性体征不明显。肿瘤标志物CA125及HE4的升高,提示恶性肿瘤特别是妇科恶性肿瘤可能性较大。下一步的淋巴结穿刺提示腺癌转移,倾向浆液性腺癌,结合PET/CT及双侧乳腺钼靶结果,基本"锁定"了盆腔恶性肿瘤。接下来的剖腹探查则最终明确了卵巢浆液性腺癌的诊断。行满意的肿瘤减灭术,术后无肉眼肿瘤残留(R₀)。结合患者术中情况及病理结果,最终诊断卵巢浆液性腺癌Ⅳ期,予6疗程紫杉醇联合卡铂静脉化疗。至于术后出现盆腔占位,需鉴别囊、实性结构,结合化疗期间肿瘤指标下降情况,排除肿瘤复发后,可诊断为术后盆腔包裹性积液。一般情况下可自行吸收,但本病例囊性占位较大致压迫症状,故行穿刺引流缓解症状。

2. 主任点评(狄文,教授,上海交通大学医学院附属仁济医院)

卵巢癌年发病率居女性生殖系统肿瘤第3位,近年呈逐年上升的趋势,而病死率位于女性生殖道恶性肿瘤之首。而卵巢深处盆腔,卵巢病变处于早期时常无特异临床症状,因出现症状就诊时,70%的患者已处于晚期。因此卵巢癌的早期诊断具有重大意义。可是现有基于普通人群的研究资料显示,无论是CA125、经阴道超声单独筛查还是二者联合,均不能达到满意的筛查效果。对于普通人群的筛查方法,还需要进一步的探索。

手术在卵巢恶性肿瘤的初始治疗中具有重要意义,手术目的包括切除肿瘤、明确诊断、准确分期、判断预后和指导治疗[5,6]。卵巢癌的初次手术包括全面的分期手术及肿瘤细胞减灭术。临床判断为早期的患者应实施全面分期手术,明确最终分期。临床判断为中晚期的患者应行肿瘤细胞减灭术。如果术前怀疑有恶性肿瘤可能,推荐行开腹手术。目前,国内外研究目前主要围绕新辅助化疗、肿瘤复发二次手术及淋巴切除的利弊等进行。对于晚期卵巢癌患者是直接行肿瘤细胞减灭术还是先行新辅助化疗一直有争议。目前,NCCN和FIGO指南均提出,对于Ⅲ、Ⅳ期卵巢癌肿瘤体积过大、不适合立即手术者推荐行新辅助化疗,但要求在化疗前取得病理学确诊[7,8]。

(狄 文)

参考文献

[1] SEVINC A，ADLI M，KALENDER ME，et al. Benign causes of increased serum CA-125 concentration [J]. Lancet Oncol，2007，8(12)：1054-1055.

[2] HALTIA UM，HALLAMAA M，TAPPER J，et al. Roles of human epididymis protein 4，carbohydrate antigen 125，inhibin B and anti-Müllerian hormone in the differential diagnosis and follow-up of ovarian granulosa cell tumors. [J]. Gynecol Oncol，2017，144(1)：83-89.

[3] HOLCOMB K，VUCETIC Z，MILLER MC，et al. Human epididymis protein 4 offers superior specificity in the differentiation of benign and malignant adnexal masses in premenopausal women [J]. Am J Obstet Gynecol，2011，205(4)：358. e1-358. e6.

[4] KHIEWVAN B，TORIGIAN DA，EMAMZADEHFARD S，et al. An update on the role of PET/CT and PET/MRI in ovarian cancer [J]. Eur J Nucl Med Mol Imaging，2017，44(6)：1079-1091.

[5] SKAGIAS L，NTINIS A，VASOU O，et al. Ovarian carcinoma presenting with axillary lymph node metastasis：A case diagnosed by fine-needle aspiration and brief review of the literature [J]. Diagn Cytopathol，2008，36(12)：891-893.

[6] ILHAN B，KILIÇ B，KARANLIK H. Ovarian cancer presenting as an axillary mass：case series and literature review [J]. Curr Res Transl Med，2016，64(3)：161-163.

[7] 卢淮武，霍楚莹，林仲秋.《2019NCCN 卵巢癌包括输卵管癌及原发性腹膜癌临床实践指南(第1版)》解读[J]. 中国实用妇科与产科杂志，2019，35(05)：52-62.

[8] LHEUREUX S，GOURLEY C，VERGOTE I，et al. Epithelial ovarian cancer [J]. Lancet，2019，393(10177)：1240-1253.

病例29 间断下腹痛2个月，加重10天，卵巢癌？

主诉

间断下腹痛2个月，加重10天。

病史摘要

入院时间：2015.11.24 上午 10：00

现病史：患者，65岁，已婚，绝经11年。2个月前无明显诱因出现便后腹痛，可忍受，未诊治。近10天腹痛加重，呈阵发性，大便后好转，无腹泻、便血，无恶心、呕吐、食欲减退。诉体重减轻1.5 kg。腹胀不明显。无发热、尿频、大便困难。2015.11.23 盆腔彩色多普勒超示：右侧附件区非均质性包块(43 mm×28 mm)，左卵巢实性小包块(9 mm×8 mm)，陶氏腔积液。2015.11.23 查 CA 125 737.3 U/ml↑。门诊以"盆腔包块待查"收入院。

病程中患者精神、食欲、睡眠可，大小便正常，体力差，体重减轻1.5 kg。

既往史：

体健。

疾病史:患者否认心脏病、高血压等慢性病史。

传染病史:否认乙肝、结核等传染病史。

手术、外伤史:1992 年行双侧输卵管结扎。否认其余手术、外伤史。

输血史:否认输血史。

食物过敏史:否认食物过敏史。

药物过敏史:否认药物过敏史。

个人史:

长期生活于原籍,否认疫水、疫区接触史,否认吸烟、酗酒史,否认冶游史。

婚育史:

22 岁结婚,G2P2(均顺产,健康),丈夫体健。

月经史:

患者绝经 11 年,既往平素月经规则,周期 20 天,经期 4～5 天,量中,无痛经。末次月经:2004 年。

家族史:

父母体健,否认家族遗传病史。

◀ 体格检查 ▶▶▶

T 37℃,P 62 次/分,R 20 次/分,BP 116/82 mmHg。

神清,查体合作。全身皮肤黏膜无黄染及出血点,浅表淋巴结未扪及肿大,头颅五官未见畸形,颈软,甲状腺无肿大。HR 62 次/分,律齐;各瓣膜区听诊未闻及病理性杂音。肺呼吸音清,未闻及干、湿啰音。腹软,肝脾肋下未及。四肢脊柱未见畸形,生理反射存在,病理反射未引出。

专科检查:外阴已婚型,阴道畅,宫颈光滑,子宫前位、常大,子宫前方可触及一乒乓球大小包块,活动;右侧附件区可及一 4 cm×3 cm 大小包块,界清,活动可,囊实性,质韧,无压痛,左侧附件区未及异常。

◀ 辅助检查 ▶▶▶

2015.11.23 盆腔彩超示:右侧附件区非均质性包块(43 mm×28 mm),左卵巢实性小包块(9 mm×8 mm)。

2015.11.23 盆腔 CT 示:下腹及盆腔软组织密度团片影及结节,多考虑为肿瘤性病变所致;右侧附件肿瘤伴腹腔转移可能性大;腹腔内多发小结节灶,多为肿瘤转移所致;肠系膜及腹膜后淋巴结增多;盆腔积液。

2015.11.23 CA125 737.3 U/ml↑。

2015.11.24 CEA 1.89 ng/ml(≤5.0 ng/ml);CA199 19.17 U/ml(≤34 U/ml);CA724 5.88 U/ml(<6.9 U/ml)。

2015.12.04 PET/CT 示:右侧盆腔相当于右侧附件区域软组织团块(与右侧子宫底分界不清)代谢异常增高;肠系膜区及盆腔右侧多发肿大淋巴结,代谢异常增高;上述多考虑为恶性病变,以右侧附件区恶性肿瘤性病变伴肠系膜区及盆腔右侧转移可能大。

2015.12.05 胃镜检查示:胃窦黏膜红白相间,花斑样改变,以红为主,蠕动正常,可见少许糜烂灶。活检病理示慢性胃炎。

2015.12.05 肠镜检查示,肠镜可达到回盲部,肠道清洁可。回盲部、全结肠,黏膜光滑,结肠袋尚清楚,血管网清晰。直肠:黏膜光滑,血管网清晰。

初步诊断

盆腔包块待查,卵巢癌可能。

病例讨论 1

住院医师:患者 65 岁,绝经 11 年,因"间断下腹痛 2 个月,加重 10 天"入院。盆腔 CT 提示下腹及盆腔肿瘤性病变伴腹腔转移可能性大。彩超显示右侧附件区非均质性包块 4 cm×3 cm,左卵巢实性小包块。PET/CT 提示右侧附件区域恶性病变。CA125 737.3 U/ml↑。消化道肿瘤相关标志物水平正常,胃镜提示慢性胃炎,肠镜未见异常。目前诊断为卵巢癌可能。

主治医师:患者以下腹痛为首发症状,影像学及查体发现附件包块伴淋巴结、腹腔、肠系膜转移,同时 CA125 明显升高,考虑为右侧卵巢癌伴转移可能。但因患者消化道症状明显且腹腔病灶较多,需与消化道肿瘤转移至卵巢的库肯伯瘤鉴别,根据目前血清肿瘤标志物、全腹增强 CT、胃镜及肠镜检查结果,可基本排除消化道来源肿瘤。建议完善辅助检查,限期剖腹探查术,术中行快速冰冻切片检查,根据结果决定手术范围,并根据常规病检结果决定下一步辅助治疗。

主任医师:卵巢恶性肿瘤中 90%～95% 为卵巢原发性癌,另外 5%～10% 为其他部位原发癌转移到卵巢。由于卵巢癌早期症状隐匿,就诊时 70% 已为晚期。腹胀和盆腹部包块是卵巢癌最常见的首发症状。包块较大、肿瘤侵犯肠道、有腹水时也会有腹痛。卵巢癌辅助诊断中最常用的肿瘤标志物是 CA125,HE4 也对卵巢癌有较好的提示作用。同时盆腔彩超、CT 等影像学检查也对卵巢癌的诊断有较好的辅助意义[1, 2]。

早期卵巢癌患者主要适用全面分期手术。中晚期患者则需行肿瘤细胞减灭术[3]。肿瘤细胞减灭术,分为初始肿瘤细胞减灭术(primary debulking surgery,PDS)和中间性肿瘤细胞减灭术(interval debulking surgery,IDS)。PDS 适用于临床拟诊为中晚期(部分 II 期、III 期和 IV 期)的卵巢恶性肿瘤患者经术中探查评估能达到满意肿瘤细胞减灭术时。IDS 适用于术中探查无法达到满意肿瘤细胞减灭术时,可先行新辅助化疗(neoadjuvant chemotherapy,NACT)使肿瘤缩小,达到部分缓解或稳定,经评估有可能满意减灭的晚期病例;或首次减灭手术时残留肿瘤较多较大,经 2～3 个疗程化疗后再次手术的病例。手术时必须记录减瘤满意度评价,为后续治疗方案选择提供参考。单个残留肿瘤病灶最大径≤1 cm 记录为 R_1,完全切净肿瘤记录为 R_0。R_0 和 R_1 均为满意肿瘤细胞减灭术,单个残留肿瘤病灶最大径>1 cm 则为不满意肿瘤细胞减灭术[4, 5]。

术后化疗方面,中晚期卵巢癌患者(II～IV 期)需接受 6 个疗程化疗(包括新辅助化疗的疗程数),或在血清肿瘤标志物正常后应至少化疗 2 个疗程。紫杉醇联合铂类仍是上皮性卵巢癌一线化疗的标准方案和首选方案。在此方案中,加入第 3 种化疗药或其他三药联合的化疗方案,不仅不能提高疗效,还会增加毒性。其他可以替代的一线化疗方案还包括多西他赛联合卡铂和脂质体多柔比星联合卡铂,主要优点是神经毒性低、脱发较轻,可用于不能耐受紫杉醇毒性的患者。对于高龄、体力状况评分差的患者,小剂量紫杉醇周疗和卡铂周疗也是一种选择[3]。

后续诊疗经过1

为明确诊断,于2015年12月7日行剖腹探查,术中见一4 cm×3 cm大小包块,与大网膜呈包裹状,致密粘连于子宫前壁偏右侧与膀胱之间,侵犯膀胱浆肌层,大网膜受侵犯质硬成"饼状"。陶氏腔有约100 ml腹水。前腹壁腹膜、直肠系膜及陶氏腔多处散在小菜花样突起,探查肠管、胃体、胃底、小网膜、脾、双肾、胰腺及肝胆,未见明显异常,阑尾增粗、质硬。

术中分离粘连,切除右附件送快速冰冻检查示:低分化腺癌(来源待常规病检确定)。遂行全子宫+双附件切除+大网膜+阑尾切除术+盆腔及腹主动脉旁淋巴结清扫术+减瘤术。术后肉眼无肿瘤残留,记录为满意减瘤,R₀切除。

术后病检为:双附件高级别浆液性癌,子宫浆膜面、膀胱浆膜面及大网膜高级别浆液性癌,累及阑尾壁外膜和肌层伴左侧盆腔淋巴结(3/11枚)转移,结合免疫组化结果,为双卵巢高级别浆液性乳头状腺癌(送检左右宫旁、阔韧带、腹主动脉旁和右侧盆腔淋巴结25枚切片中均未见癌组织)。

免疫组化:CK7(+),EMA(+),P53(+),CK8/18(+),PAX-8(+),WT-1(+),P16(+),PR(灶+),CK5/6(灶+),CK20(−),Villin(−),CDX-2(−),ER(−),calretinin(−),D2-40(−),VIM(−),CEA(−),Ki-67 LI约20%。

遂于2015.12.07至2016.04.02行紫杉醇255 mg+卡铂500 mg(AUC 5)方案化疗6周期。其间CA125降至正常范围,化疗结束后(2016.04.05)腹部CT未见明显病灶,临床评估为CR。

CA125水平变化见表29-1。

表 29-1　患者 CA125 水平变化

时间	2015.11.23	2015.12.07	2015.12.29	2016.01.21	2016.02.14	2016.03.09	2016.04.01
CA125 水平(U/ml)	737.3	367.9	76.4	41.4	29.2	26.8	16.1

患者于2016年4月2日完成第6周期化疗后,于门诊规律复查CA125(每3个月1次),其值均在正常范围之内,直至2017.08.21复查发现CA125 72.72 U/ml↑,2017.10.19查CA125 234.4 U/ml↑,2017.10.25查CA125 261.5 U/ml↑,2017.10.25全腹CT提示脾胃间隙、胰头后方及腹腔可见多发结节,较大者约21 mm×19 mm。门诊以"卵巢浆液性腺癌复发"收住院。

病例讨论2

住院医师:患者67岁,2015年12月17日行卵巢癌减瘤术,减瘤满意,术后铂类+紫杉醇化疗6周期。2017年10月CA125持续升高2个月,CT见腹腔多发结节。诊断为卵巢浆液性腺癌复发。

主治医师:患者化疗结束16个月后出现CA125持续升高和腹腔结节,考虑为铂敏感复发性卵巢癌,可继续使用含铂方案化疗。

主任医师:卵巢癌标准治疗以肿瘤细胞减灭术和含铂化疗为主,初始治疗后大部分患者都能取得缓解。但卵巢癌复发率非常高,70%的患者会在3年内复发,且通常不断复发,并随着复发次数的增加,每次含铂化疗后的缓解期越来越短,最终造成铂耐药状态[2]。

复发性卵巢癌分为铂类敏感型、铂类部分敏感型、铂类耐药型和难治型4种[6]。铂类敏感型,指对初期以铂类药物为基础的治疗有明确反应,且已经达到临床缓解,停用化疗后12个月以上出现进展或复发。铂类部分敏感型指对初期以铂类药物为基础的治疗有明确反应,且已经达到临床缓解,停用化疗后在6~12个月出现进展或复发。铂类耐药型指对初期的化疗有反应,但在完成化疗后6个月内进展或复发。难治型指对初始化疗无反应,如肿瘤稳定或肿瘤进展,包括在化疗后4周内进展者。对铂敏感复发,首选铂类为基础的联合化疗或铂类单药化疗方案。对铂耐药复发,则首选非铂类单药化疗或加用抗血管生成靶向药物的联合化疗。

至于复发后是否考虑手术,如评估能做到R0切除,可行二次肿瘤细胞减灭术使患者更获益,否则,化疗则使患者获益更多。该患者复发病灶弥散,以上腹部居多,难以切净,可考虑化疗。该患者停化疗超过12个月复发,属于铂敏感复发,因此化疗可继续给予紫杉醇加卡铂的治疗方案,当然也可以选用其他以铂类为主的联合化疗方案。

考虑到铂敏感复发卵巢癌还会复发,复发间隔平均为10.2个月[7],因此可以考虑用PARP抑制剂维持治疗来延缓复发[8]。建议先做基因检测,了解有无乳腺癌易感基因(BRCA)突变,从而能了解未来维持治疗PARP抑制剂用药的获益程度。循证医学证据最充分的奥拉帕利维持治疗对于BRCA基因突变的复发患者无进展生存期的提高尤其显著,还能延长总生存期12.9个月[9]。而尼拉帕利(niraparib)对BRCA基因突变和有同源重组缺陷(HRD)的复发患者均有较好的疗效[10]。此外,化疗联合血管内皮生长因子(vascular endothelial growth factor,VEGF)受体抑制剂(贝伐单抗、西地尼布等)亦有一定的疗效[11]。针对该患者,如果后续治疗达到完全缓解或者部分缓解,可以入组我们正在进行的奥拉帕利在卵巢癌铂敏感复发亚洲人群中评估单药治疗有效性和安全性的单臂、多中心、前瞻性L-MOCA临床研究。

后续诊疗经过 2

患者于2017.11.07至2018.05.10紫杉醇＋卡铂方案(紫杉醇255 mg,均量174.66 mg/m²;卡铂500 mg,AUC 5)化疗6周期。其间CA125降至正常范围,化疗结束后(2018.05.13),腹部CT示腹腔可见多发小结节,数量较化疗前减少(2017.10.25),较大者约0.9 mm×0.7 mm(较前2017.10.25减少超过50%),临床评估为PR。

化疗期间患者接受BRCA基因检测,发现胚系BRCA1基因致病突变(表29-2)。

表29-2 患者存在胚系 BRCA1 基因致病突变

胚系致病或可能致病变异				
基因	核苷酸改变	氨基酸改变	纯合/杂合	变异解读
BRCA1 (NM_007294.3)	c.5470_5477del	p.(Ile1824AspfsTer3)	杂合	致病

化疗结束后患者口服奥拉帕利(每日两次,每次300 mg)维持治疗至今(2021年6月21

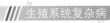

日），其间患者病情平稳，各项复查结果均未见明显异常。

诊疗启迪

1. 复发性卵巢癌二线治疗方案选择（表29-3）

表29-3 复发性卵巢癌二线治疗方案选择

类别	首选化疗方案和靶向药[3]	备选化疗药物和靶向药物
铂敏感复发	卡铂	
	卡铂+多西他赛	
	卡铂+吉西他滨	
	卡铂+吉西他滨+贝伐单抗	
	卡铂+多柔比星脂质体	
	卡铂+白蛋白结合型紫杉醇	六甲蜜胺
	卡铂+紫杉醇	卡培他滨
	卡铂+紫杉醇（周疗）	环磷酰胺
	顺铂	多柔比星
	顺铂+吉西他滨	异环磷酰胺
	贝伐单抗	伊力替康
	奥拉帕利	马法兰
铂耐药复发	多西他赛	奥沙利铂
	依托泊苷口服	洛铂
	吉西他滨	紫杉醇
	多柔比星脂质体	白蛋白紫杉醇
	多柔比星脂质体+贝伐单抗	脂质体紫杉醇
	紫杉醇周疗±帕唑帕利	培美曲塞
	紫杉醇周疗+贝伐单抗	长春瑞滨
	拓扑替康	帕唑帕利
	拓扑替康+贝伐单抗	卢卡帕利
	贝伐单抗	尼拉帕利
	奥拉帕利	
	卢卡帕利	

2. 卵巢癌中同源重组修复通路缺陷比例

卵巢癌是最为典型的妇科恶性肿瘤，且致死性最高。研究发现接近四分之一的患者存在与卵巢癌相关的胚系基因突变，且其中大多数都会导致HRD[12, 13]，另外美国癌症基因组图谱计划（the Cancer Genome Atlas，TCGA）针对316例高级别浆液性卵巢癌的研究数据显示,有一半的患者的肿瘤组织存在 HRD[14]。综合多篇文献研究发现:24%的卵巢癌患者存在同源重组通路基因的胚系突变,其中的 18% 为 *BRCA1/2* 的胚系突变;在肿瘤组织水平,BRCA1/2 和其他同源重组修复通路基因的体系突变率为 9%[15]。

3. PARP 抑制剂作用原理

PARP 抑制剂是以 PARP 为靶点的抗癌药物,通过抑制癌细胞 DNA 损伤修复而促进癌细胞凋亡。PARP 抑制剂发挥作用的机制为"合成致死",即选择性地攻击具有 HRD 的肿瘤细胞,通过阻断 DNA 损伤修复,或增强致 DNA 损伤性化疗药物的细胞毒作用,发挥抗肿瘤作用[16]。同源重组修复途径是一种有较高保真度的修复途径,主要针对 DNA 的双链损伤及未被成功修复的 DNA 单链损伤进行修复。由于外部致癌物暴露或内源性的因素导致 DNA 产生的双链损伤是所有损伤类型中最为严重的一种,如果得不到及时而精确的修复,可能会导致基因组的不稳定性增加,从而导致细胞的癌变。除了熟知的 *BRCA1* 和 *BRCA2* 外,还有其他如 *ATM*、*ATR*、*CHEK1*、*CHEK2*、*RAD51C* 等都参与了同源重组修复的过程[17]。

4. PARP 抑制剂类型和适用范围

目前 FDA 已经批准了 3 种 PARP 抑制剂的上市,分别是奥拉帕利(olaparib)、卢卡帕利(rucaparib)和尼拉帕利(niraparib),见表 29-4。其中奥拉帕利和尼拉帕利已经获得中国国家药监局批准上市[8, 9, 18-20]。

表 29-4 获批上市的 PARP 抑制剂

FDA 批准		
药名	获批时间	适应证
奥拉帕利	2014.12.19	单药治疗接受过至少三线化疗、具有有害或疑似有害的胚系 *BRCA* 突变的复发卵巢癌成人患者
	2017.08.17	对铂类化疗有完全或部分应答的复发性上皮卵巢癌、输卵管癌或原发性腹膜癌成人患者的维持治疗
	2018.12.20	用于携带有害或疑似有害 *BRCA* 突变(胚系或体细胞)、对一线铂类完全或部分应答的化疗的晚期卵巢癌、输卵管癌或原发性腹膜癌成人的维持治疗
	2020.05.08	奥拉帕利联合贝伐单抗被批准用于一线铂类化疗达到 CR 或 PR,并且 HRD 阳性的晚期卵巢癌、输卵管癌或原发性腹膜癌成人的维持治疗
卢卡帕利	2016.12.19	单药治疗接受过至少二线化疗、有害 *BRCA1/2* 突变(体系或胚系)的晚期卵巢癌患者
	2018.04.06	对铂类化疗有完全或部分应答的复发性上皮卵巢癌、输卵管癌或原发性腹膜癌成人患者的维持治疗
尼拉帕利	2017.03.27	铂敏感的复发性上皮性卵巢癌、输卵管癌或原发性腹膜癌成人患者在含铂化疗方案达到完全缓解或部分缓解后的维持治疗
	2019.10.23	经至少三线化疗后,复发性上皮性卵巢癌、输卵管癌或原发性腹膜癌成人患者,满足以下 2 个条件之一:①*BRCA* 突变;②HRD 阳性且铂敏感
	2020.04.29	对一线铂类化疗后完全或部分缓解的晚期上皮性卵巢癌、输卵管癌或原发性腹膜癌成人患者的一线维持治疗,不论其生物标志物状态如何

（续表）

国家药监局批准		
药名	获批时间	适应证
奥拉帕利	2018.08.22	用于铂敏感性复发性的卵巢癌的维持治疗
	2019.12.05	用于 *BRCA* 突变晚期卵巢癌患者的一线维持治疗
尼拉帕利	2019.12.17	铂敏感的复发性上皮性卵巢癌、输卵管癌或原发性腹膜癌成人患者在含铂化疗达到完全缓解或部分缓解后的维持治疗
	2020.09.10	一线含铂化疗完全或部分缓解的所有上皮性卵巢癌、输卵管癌或原发性腹膜卵巢癌成人患者维持治疗

 专家点评

1. 行业内知名专家点评（赵爱民，教授，上海交通大学医学院附属仁济医院）

本案例讨论了一例卵巢癌患者从初次诊断到复发的诊疗全程，比较有代表性。卵巢癌起病较为隐匿，70%卵巢癌患者在诊断时即为晚期。卵巢癌患者首选治疗方案为肿瘤细胞减灭手术和铂类＋紫杉醇化疗。该患者在接受了一线6个周期的卡铂和紫杉醇化疗后反应良好，但仍在16个月后出现复发，属于铂敏感复发。对于铂敏感复发卵巢癌患者，仍可以使用含铂化疗方案治疗，同时使用PARP抑制剂维持治疗，可以显著改善患者预后。

2. 主任点评（高庆蕾，教授，华中科技大学同济医学院附属同济医院）

卵巢癌的治疗充满了艰辛与挑战。满意的肿瘤细胞减灭术甚至 R_0 切除是患者后续治疗的基础，为此，以妇科肿瘤医生为主的MDT团队在手术台上的拼搏也十分激烈。而随后规范、足量、足疗程的化疗就如一场恶战，使患者饱受化疗的不良反应及继发的耐药风险。尽管如此，70%的卵巢癌患者会经历反复复发，使他们历经折磨。对于铂敏感复发的卵巢癌患者来说，最重要的治疗手段就是含铂化疗和PARP抑制剂靶向维持治疗。可以说，PARP抑制剂的出现将卵巢癌的治疗模式由"手术＋化疗"转变为"手术＋化疗＋维持治疗"。目前获批上市用于治疗铂敏感性卵巢癌的PARP抑制剂有3种，分别为奥拉帕利、卢卡帕利和尼拉帕利，而推动它们上市的临床研究主要包括SOLO2（奥拉帕利）[8, 19]、ARIEL3（卢卡帕利）[20]和NOVA（尼拉帕利）[9]这3个研究，这些研究在设计上也有一些独特之处。

在SOLO-2研究[19]纳入了294例 *BRCA1/2* 突变铂敏感复发卵巢癌患者，将他们以2：1的比例随机分配到奥拉帕利维持治疗组（300 mg，bid）及安慰剂组。结果提示，独立盲法评估的奥拉帕利维持治疗组中位无进展生存期（PFS）高达30.2个月，而安慰剂组仅为5.5个月（$HR=0.25$；95%CI 0.18～0.35；$P<0.0001$）。在安全性方面，奥拉帕利主要表现出血液学毒性，最常见的包括贫血（19.5% vs 2.0%）及中性粒细胞百分比减少（5.1% vs 4.0%）。在ARIEL3[20]中，研究者发现卵巢癌患者对铂类化疗药物的敏感性和对卢卡帕利的敏感性高度一致，铂类敏感患者使用卢卡帕利后ORR为

66%,铂类抵抗患者为25%,铂难治性患者为0%。而NOVA研究[9]招募了490名铂敏感复发卵巢癌患者,其结果显示,接受每日300 mg尼拉帕利治疗的患者中位PFS显著延长(尼拉帕利组21.0个月 vs 安慰剂组5.5个月)。另外,该临床实验还纳入了350例不携带BRCA突变的患者,这组患者中位PFS为9.3个月,显著高于安慰剂组为3.9个月,其中不携带BRCA突变但存在HRD的患者生存获益最明显,尼拉帕利组中位PFS为12.9个月,显著高于安慰剂组的3.8个月。

随着多种PARP抑制剂被纳入医保,铂敏感复发卵巢癌化疗后PARP抑制剂维持治疗目前已逐渐在临床上作为常规治疗。分析上述研究,我们可以看到,对铂敏感复发患者来说不论BRCA状态,PARP抑制剂治疗均可带来生存获益。但我们也从NOVA研究的亚组分析看到,相较于同源重组修复无缺陷的患者,携带BRCA突变或HRD的患者PARP抑制剂治疗获益更明显。因此,推荐患者检测HRD状态仍然有其必要性。

(高庆蕾)

参考文献

[1] LHEUREUX S, BRAUNSTEIN M, OZA AM. Epithelial ovarian cancer: evolution of management in the era of precision medicine [J]. CA Cancer J Clin, 2019,69(4):280-304.

[2] MATULONIS UA, SOOD AK, FALLOWFIELD L, et al. Ovarian cancer [J]. Nat Rev Dis Primers, 2016,2:16061.

[3] NCCN Clinical Practice Guidelines in Oncology (NCCN Guidelines ®) Ovarian Cancer Including Fallopian Tube Cancer and Primary Peritoneal Cancer Version 1. 2021.

[4] LEARY A, COWAN R, CHI D, et al. Primary surgery or neoadjuvant chemotherapy in advanced ovarian cancer: the debate continues…[J]. Am Soc Clin Oncol Educ Book, 2016,35:153-162.

[5] BRISTOW RE, TOMACRUZ RS, ARMSTRONG DK, et al. Survival effect of maximal cytoreductive surgery for advanced ovarian carcinoma during the platinum era: a meta-analysis [J]. J Clin Oncol, 2002,20(5):1248-1259.

[6] OTA T, TAKESHIMA N, TAKIZAWA K. Second-line chemotherapy for carboplatin/paclitaxelrefractory ovarian cancer: are multi-agent chemotherapies of little value truly [J]. Eur J Gynaecol Oncol, 2011,32(5):471-475.

[7] HANKER LC, LOIBL S, BURCHARDI N, et al. The impact of second to sixth line therapy on survival of relapsed ovarian cancer after primary taxane/platinum-based therapy [J]. Ann Oncol, 2012,23(10):2605-2612.

[8] 中华医学会妇科肿瘤学分会.卵巢癌PARP抑制剂临床应用指南[J].中国医学前沿杂志(电子版),2020,12(5):29-37.

[9] POVEDA A, FLOQUET A, LEDERMANN JA, et al. Final overall survival (OS) results from SOLO2/ENGOT-ov21: A phase Ⅲ trial assessing maintenance olaparib in patients (pts) with platinum-sensitive, relapsed ovarian cancer and a BRCA mutation [J]. J Clin Oncol, 2020,38

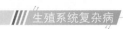

(15):329(suppl,abstr 6002).

[10] MIRZA MR, MONK BJ, HERRSTEDT J, et al. Niraparib maintenance therapy in platinum-sensitive, recurrent ovarian cancer [J]. N Eng J Med, 2016,375(22):2154-2164.

[11] HALL M, GOURLEY C, MCNEISH I, et al. Targeted anti-vascular therapies for ovarian cancer: current evidence [J]. Br J Cancer, 2013,108(2):250-258.

[12] FREY MK, POTHURI B. Homologous recombination deficiency (HRD) testing in ovarian cancer clinical practice: a review of the literature [J]. Gynecol Oncol Res Pract, 2017,4(1):4.

[13] KONSTANTINOPOULOS PA, CECCALDI R, SHAPIRO GI, et al. Homologous recombination deficiency: Exploiting the fundamental vulnerability of ovarian cancer [J]. Cancer Discov, 2015,5(11):1137-1154.

[14] WALSH T, CASADEI S, LEE MK, et al. Mutations in 12 genes for inherited ovarian, fallopian tube, and peritoneal carcinoma identified by massively parallel sequencing [J]. Proc Natl Acad Sci U S A, 2011,108(44):18032-18037.

[15] PENNINGTON KP, WALSH T, HARRELL MI, et al. Germline and somatic mutations in homologous recombination genes predict platinum response and survival in ovarian, fallopian tube, and peritoneal carcinomas [J]. Clin Cancer Res, 2014,20(3):764-775.

[16] LORD CJ, ASHWORTH A. PARP inhibitors: synthetic lethality in the clinic [J]. Science, 2017,355(6330):1152-1158.

[17] TOSS A, TOMASELLO C, RAZZABONI E, et al. Hereditary ovarian cancer: not only BRCA 1 and 2 genes [J]. Biomed Res Int, 2015,2015:341723.

[18] 高庆蕾,孔北华,尹如铁,等. PARP 抑制剂治疗复发性卵巢癌专家共识[J]. 现代妇产科进展, 2018,27(10):721-725.

[19] POVEDA A, FLOQUET A, LEDERMANN JA, et al. Olaparib tablets as maintenance therapy in patients with platinum-sensitive relapsed ovarian cancer and a BRCA1/2 mutation (SOLO2/ENGOT-Ov21):a final analysis of a double-blind, randomised, placebo-controlled, phase 3 trial [J]. Lancet Oncol, 2021,22(5):620-631.

[20] COLEMAN RL, OZA AM, LORUSSO D, et al. Rucaparib maintenance treatment for recurrent ovarian carcinoma after response to platinum therapy (ARIEL3):a randomised, double-blind, placebo-controlled, phase 3 trial [J]. Lancet, 2017,390(10106):1949-1961.

病例30 产后 50 余日,不规则阴道流血 20 余日,滋养细胞肿瘤?

主诉

产后 50 余日,不规则阴道流血 20 余日。

病史摘要

入院时间:2018.04.24 下午 15:10。

现病史:患者,女,27 岁。末次月经 2017 年 5 月 30 日。生育史 2-0-0-2。患者 2018 年 2 月在当地医院足月产一女婴,分娩顺利,母婴安全。患者于 2018 年 4 月初出现无诱因阴道流血、量少,因持续不止,4月18日至当地医院检查,发现血 hCG 升高,达 333 158 IU/L,经阴道 B 型超声检查提示"子宫腔内、近前壁可及范围37 mm×31 mm稍高回声,考虑"滋养细胞肿瘤(gestational trophoblastic neoplasia, GTN)? 胎盘组织残留?"。肺 CT 提示两肺周围性病变、考虑转移瘤;颅脑增强 CT 未见明显异常。遂于当日在该院住院行经B超引导下的清宫术,经过顺利。2018年4月23日病理提示(宫腔物)妊娠滋养细胞肿瘤、绒癌? 复查 hCG 600 000 IU/L。患者在住院期间逐步出现胸闷、气促,偶有咳嗽,无咳痰和咯血。为求进一步诊治入我院急诊就诊,拟"滋养细胞肿瘤"收住入院。

患者自起病以来精神、食欲较差,睡眠欠安,二便无殊,体重无明显增减。

既往史:

疾病史:否认冠心病、高血压病、糖尿病等脏器疾病或慢性病史。

传染病史:否认肝炎、结核等传染病。

手术、外伤史:否认手术、外伤史。

输血史:否认输血史。

过敏史:否认食物及药物过敏史。否认高敏体质史(如哮喘、荨麻疹)。

个人史:

出生于河南省,长期居住于浙江省金华市东阳市,常规预防接种,否认疫水、疫源接触史,否认烟酒嗜好,否认冶游史。

婚育史:

24 岁结婚,2-0-0-2,2018 年 2 月顺产 1 女婴。

家族史:

父亲已故,原因不详。母亲体健,1 兄弟及 2 姐妹均体健。否认家族遗传病史。

入院体检

查体:T 38℃,P 121 次/分,R 26 次/分,BP 118/67 mmHg。

精神软,贫血貌,轮椅推入病房。HR 121 次/分,律齐,未及明显杂音。两肺呼吸音减低,未及明显干、湿啰音。腹平软,无压痛和反跳痛,肝脾肋下未及,双肾区无叩痛,未及明显包块。双下肢无明显水肿。膝跳反射正常。

妇科检查:外阴已婚已产式,阴道通畅,内见少量褐色分泌物。宫颈轻糜,无举痛,未及明显赘生物。子宫前位,饱满,质中,活动可,无压痛,附件区未及明显包块,无压痛。阴道直肠隔未及明显肿块及压痛。双侧腹股沟区域未及肿大淋巴结。

辅助检查

2018.04.24 B 型阴道超声:子宫前位,如孕 40⁺日大小,内膜厚 0.15 cm,回声欠均匀,前壁肌层见范围约 4.9 cm×4.5 cm×2.8 cm 不均回声,与内膜分界欠清,其内血流丰富,测得毛刺样血流频谱,余宫壁回声尚均匀;右卵巢正常大,回声无殊;左卵巢显示不清。检查意见:子宫如孕 40⁺日,子宫前壁回声不均(滋养细胞肿瘤病灶考虑)。

2018.04.24 本院病理会诊外院诊刮组织物:(宫腔)血凝块及坏变组织中见大片异型滋养细胞增生,未见绒毛及水泡样组织,考虑绒癌。

2018.04.24 头颅 MRI:脑灰白质分界清楚,脑实质未见明显异常信号,DWI 未见弥散

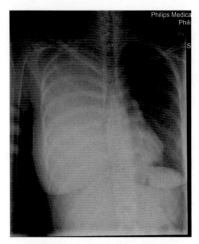

图 30-1 2018.04.24 胸片

受限,增强扫描脑实质未见明显异常强化。脑室系统未见扩大,脑池、脑沟未见加深,中线结构居中。

2018.04.24 胸部 X 线摄片(见图 30-1):右侧大量胸腔积液,左下肺团块状可疑高密度影(长径约 2.1 cm)。

2018.04.24 血常规(五分类):WBC 12.8×10⁹/L, Hb 72.0 g/L, PLT 184.0×10⁹/L。

2018.04.24 生化全套:TP 54.7 g/L, Alb 34.7 g/L, ALT 10 U/L, AST 16 U/L, K⁺ 3.34 mmol/L,超敏 C-反应蛋白 51.1 mg/L。

2018.04.24 血清 hCG 测定:660 777.0 IU/L。

初步诊断

妊娠滋养细胞肿瘤(Ⅲ 期:12),继发中度贫血,继发肺部感染。

病例讨论 1:2018.04.24 下午 04:30 急诊讨论

住院医师:患者,女性,27 岁,因"产后 50 余日,不规则阴道流血 20 余日"入院,外院检查:hCG 600 000 IU/L,增强 CT 示颅脑平扫未见明显异常。两肺周围性病变,考虑转移瘤。已于外院行超声引导下清宫术,本院病理会诊外院诊刮组织物:(宫腔)血凝块及坏变组织中见大片异型滋养细胞增生,未见绒毛及水泡样组织,符合绒毛膜癌。目前诊断考虑:产后绒癌。

主治医师:患者为顺产后持续阴道流血,血 hCG 升高显著,诊刮病理明确为绒癌,影像学检查提示为存在肺部转移,目前病情较危重,需要全面评估后排除治疗禁忌,尽早化疗。

主任医师:根据患者病史及各项检查,妊娠滋养细胞肿瘤诊断明确,根据 FIGO/WHO 评分标准,目前患者为 Ⅲ:12 分,为高危患者。由于患者体温 38℃、实验室检查提示白细胞升高、血 CRP 升高和血红蛋白下降,结合外院肺 CT 提示两肺周围性病变及本院胸部 X 线摄片提示右侧大量胸腔积液,因此应考虑左肺部病灶破裂出血合并感染可能,但患者一般情况尚可,无明确的化疗禁忌,故建议即刻行 EMA-CO 方案化疗,但要注意化疗期间可能出现病灶破裂出血加重可能,应全程需要严密监护各项生命体征及肺部症状和功能变化。

后续诊疗经过 1

患者入院当晚进行 EMA-CO 方案中的 EMA 化疗,并间歇低流量上氧。2018.04.26 出现呼吸困难,胸闷明显,平卧困难有心悸。查体:T 39℃,肺部听诊提示两肺呼吸音降低,以右侧明显。实验室检查:血常规(五分类)示 WBC 7.7×10⁹/L, RBC 1.92×10¹²/L, Hb 58.0 g/L, PLT 182.0×10⁹/L。肺部 CT:平扫肺窗显示右侧胸腔内布满黏稠水样密度影, CT 值 25HU;右肺组织明显压缩,主支气管可见,细支气管闭塞。左肺纹理清晰,左侧肺叶散在两枚结节状稍高密度影(Im16、19/45),较大者大小约 12 mm×8 mm。纵隔窗显示两肺门无增大,气管支气管通畅,颈总静脉扩张,纵隔未见肿大淋巴结。肋骨、胸壁软组织未见异常。检查意见：①右侧大量胸腔积液；右肺压缩；②左叶多发病灶，滋养细胞肿瘤肺转移不排除。

病例讨论2：2018.04.26

住院医师：患者诊断为高危GTN，根据科室讨论意见已给予EMA-CO方案化疗，目前为化疗的第3日。今天下午出现呼吸困难加重、体温升高，急诊检查提示血色素下降，肺部CT检查提示右侧大量胸腔积液。

主治医师：患者在化疗期间呼吸困难加重，相关实验室和肺CT检查提示患者肺部病灶出血进一步加重，建议在继续化疗的同时加强对症治疗，密切关注病情变化。

主任医师：根据患者化疗期间出现的症状变化与相关的体格检查、实验室检查和影像学检查，同意主治医师的意见，考虑肺部病灶出血加重并合并感染，下一步应采取以下治疗措施：①右胸腔穿刺引流，引流液进行细菌培养＋药敏检测；②输注红细胞，纠正贫血；③加强支持治疗；④密切关注病情变化，根据病情变化、包括白细胞的变化决定是否给予后半程化疗（CO）。

后续诊疗经过2

按常规行胸腔闭式穿刺引流术，引流出淡血性液体800 ml。予以头孢哌酮舒巴坦抗感染治疗，予以氨基酸注射液、人血白蛋白注射液和蔗糖铁注射液等对症支持治疗，输注红细胞2单位。对症支持治疗期间持续发热，但呼吸困难明显好转。体温波动于38～39℃，血压尚平稳，心率快，血CRP为147.4 mg/L。将抗生素头孢哌酮舒巴坦改为亚胺培南西司他丁静滴，持续胸腔闭式引流，每天500～1 000 ml。2018.04.30血hCG 934340.0 IU/L，血常规（五分类）：WBC 6.1×10^9/L，N％ 86.2％，Hb 71.0 g/L，血培养结果（需氧瓶）培养5天无细菌生长。2018.05.01继续完成CO部分化疗。2018.05.02血hCG 342500.0 IU/L。其间患者右侧胸痛明显，偶有干咳，无咯血，呼吸尚平稳，无头痛、头晕，无恶心、呕吐，无抽搐、晕厥。胸腔引流液逐步减少，至2018.05.03未引出明显液体。2018.05.04胸部CT平扫示：平扫肺窗显示右侧胸腔内见积液影，呈梭形改变，周边可见斑片影及索条影；右肺中下叶组织明显压缩，主支气管可见，细支气管闭塞。左肺纹理清晰，左肺见3枚结节状稍高密度影（Im23、41、42/58），较大者大小约3.3 cm×2.9 cm，呈分叶状。纵隔窗显示两肺门无增大，气管支气管通畅，颈总静脉扩张，纵隔未见肿大淋巴结。2018.05.04患者体温开始正常，复查血CRP已下降至正常范围内，拔除胸腔引流管。

2018.05.10给予第二疗程EMA-CO方案中EMA化疗，后患者病情逐渐稳定，分别再于2018.05.27、2018.06.13、2018.07.03、2018.07.17共行4疗程EMA-CO方案化疗，化疗前hCG分别为：6849.0 IU/L（2018.05.10）、747.4 IU/L（2018.05.26）、132.7 IU/L（2018.06.12）、47.1 IU/L（2018.06.29）、37.9 IU/L（2018.07.16）。多次化疗期间曾出现骨髓抑制严重，使用升白细胞、输血等对症支持治疗。（2018.07.30）血清hCG 31.9 IU/L。2018.07.31本院胸部CT平扫示：右侧胸腔内见大小5.9 cm×4.4 cm×2.0 cm类椭圆形液性密度影，周围见少许索条影，右下肺组织受压改变，对照2018.05.28范围缩小、好转。左下肺见一枚结节状稍高密度影[Im(40～42)/67]，直径约1.9 cm，对照前片病灶减少且缩小。两侧肺门、纵隔未见肿大淋巴结。诊断结果：右侧包裹性胸腔积液，对比前片缩小好转；

左肺转移灶,对照前片吸收好转。盆腔B超:子宫正常大,宫腔少量积液,宫壁回声尚均匀,双卵巢正常大,回声偏实。

◆ 院内讨论3:2018.08.02 ▶▶▶

住院医师:患者为高危GTN,入院后经对症、EMA-CO化疗6疗程后一般情况已明显改善,经第五、六疗程化疗后,血hCG下降趋势比较缓慢,肺CT检查提示:右侧包裹性胸腔积液,对比前片缩小好转;左肺转移灶,对照前片吸收好转。

主治医师:患者入院后经治疗目前一般情况明显好转,尽管血hCG变化还没有达到耐药的标准,但近2疗程化疗后血hCG下降趋势是比较缓慢的,影像学检查提示现主要病灶在肺部、子宫病灶已消失,今天讨论的主要目的是决定下一步治疗方案。

主任医师:根据患者化疗后血hCG变化与影像学检查结果,患者治疗效果还是可以的,但考虑到患者目前滋养病灶局限在肺部、血hCG处于低水平且近两个疗程化疗血hCG下降比较缓慢这3个因素,建议下一步应采取以下治疗措施:①建议左肺病灶切除;②手术同时继续给予EMA-CO方案化疗。

◆ 后续诊疗经过3 ▶▶▶

科室讨论后邀请胸外科专家会诊,并与患者及家属充分沟通后,遂于2018年8月4日在某医院行左肺下叶结节切除术,术后恢复良好,病理:(左下肺)出血坏死结节伴纤维组织增生,未见明显肿瘤细胞残留。2018.08.04手术后当日给予第七疗程EMA-CO方案化疗,化疗前血hCG 21.9 IU/L(2018.08.04),手术后第3天(2018.08.07)血hCG为3.8 IU/L。继续给予3疗程EMA-CO方案巩固化疗,巩固化疗前血hCG水平分别为2.2 IU/L、1.9 IU/L和2.1 IU/L。停止化疗后按医嘱进行定期随访迄今,血hCG水平维持在正常范围之内。

◆ 诊治过程总结 ▶▶▶

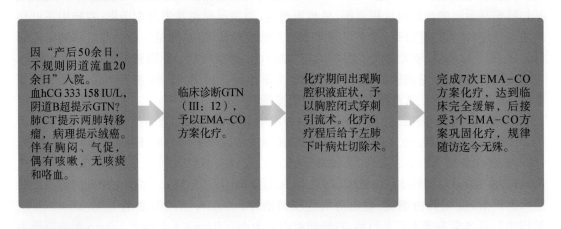

因"产后50余日,不规则阴道流血20余日"入院。血hCG 333 158 IU/L,阴道B超提示GTN?肺CT提示两肺转移瘤,病理提示绒癌。伴有胸闷、气促,偶有咳嗽,无咳痰和咯血。 → 临床诊断GTN(Ⅲ:12),予以EMA-CO方案化疗。 → 化疗期间出现胸腔积液症状,予以胸腔闭式穿刺引流术。化疗6疗程后给予左肺下叶病灶切除术。 → 完成7次EMA-CO方案化疗,达到临床完全缓解,后接受3个EMA-CO方案巩固化疗,规律随访迄今无殊。

◆ 诊疗启迪 ▶▶▶

1. 非葡萄胎后GTN的诊断与鉴别诊断

GTN中仅50%继发于葡萄胎后,其余的则继发于自然流产、异位妊娠和足月产后。北京协和医院提出了非葡萄胎后 GTN 的诊断标准,包括:①流产、足月产、异位妊娠后 4 周以上、血 hCG 水平持续在高水平,或曾经一度下降后又上升,并排除妊娠物残留或再次妊娠可能;②影像学显示肿瘤转移证据;③组织学诊断。而 2018 年 FIGO 癌症报告中指出,GTN 患者的临床表现多样,对于流产、足月产、异位妊娠后流产、足月产、异位妊娠后患者出现不规则阴道流血或转移灶部位出血症状时,应考虑与 GTN 鉴别,采取血 hCG 监测。通过临床病史、影像学检查和血 hCG 水平检测等综合分析,典型的 GTN 常能明确诊断,但不典型 GTN 往往很难与不全流产、不典型异位妊娠(宫角妊娠、宫颈妊娠、不典型输卵管妊娠、子宫瘢痕妊娠、肌壁间妊娠、子宫残角妊娠等)鉴别,造成鉴别困难的主要原因有:①影像学检查的特异性征象并不明显;②血 hCG 水平不同疾病间存在重叠现象;③发生在宫角、子宫残角和肌壁间等部位的妊娠,刮宫术难以刮到妊娠物。因此,对于不典型病例,在治疗前明确诊断至关重要,一定要重视 GTN 的诊断和鉴别诊断,其要点包括:①强调病史询问的重要性;②注重盆腔检查;③了解影像学特异性表现,特别注意影像变化与血 hCG 的相关性;④合理的应用内镜技术;⑤组织学诊断为金标准。FIGO 癌症报告和欧洲肿瘤内科学会(ESMO)的临床指南均指出,在 GTN 临床诊断困难时,可行组织学诊断,宫腔镜手术、刮宫、腹腔镜下或开腹行病灶切除均可尝试作为获取组织的方法。

2. 绒癌肺转移的临床诊断和处理要点

血行转移是绒癌最主要转移途径,因此肺转移在妊娠滋养细胞肿瘤中是最为常见的。在 CT 等影像学表现上,极早期的病变可能为串珠状或者粟粒样,继而发展为片状或者圆形阴影,再往后可形成结节状、棉球状、团块状等病灶,甚至由于病灶破溃造成胸腔积液(往往有血胸)、气胸或者肺不张。肺部病灶局限或者较小的时候,患者可以没有临床表现,当病灶增大、增多,病变广泛,累及胸膜,甚至合并感染或出血时,则可能出现咯血、胸闷、胸痛及憋气等症状。对于绒癌肺转移,即使存在严重的肺部病变,静脉使用合理的化疗药物也是必须首先考虑的治疗方案,在化疗过程中对于肺部症状进行相应的对症处理,比如合理使用抗生素控制感染。对于血胸的患者,由于胸腔压力增大,出血可自行停止,因此如果病情尚稳定,可以考虑暂时观察。如果患者有显著的呼吸困难或胸闷等症状,影像学提示大量胸腔积液或肺不张,则需要胸腔穿刺,一般每天引流量不超过 1 000 ml。总之,在化疗及对症治疗过程中,需要严密观察患者的病情变化,合理应对。

3. 高危绒癌化疗过程中的疗效监测

高危绒癌化疗过程中最主要的疗效评估为对于 hCG 的监测,需要每 2 周测定一次血清 hCG 水平。如果 hCG 水平在化疗过程中达到正常,需要巩固 2~3 个周期。如果初始化疗 hCG 下降明显,但是随后出现平台(在 3 个治疗周期后变化<10%),或者对初始化疗完全没有反应,血清 hCG 不降反升(在 2 个治疗周期后上升水平>10%),或出现新的病灶,或者完全缓解后复发的患者,则需要更换补救化疗方案或者进行手术治疗。

4. 耐药性绒癌的临床处理要点及耐药肺部病灶的手术时机

对于化疗耐药难治性高危 GTN,应更换化疗方案进行补救化疗,首选 EP - EMA 方案。其他的耐药方案中,各个滋养细胞疾病的诊治中心各不相同,包括 TP/TE 方案、BEP 方案、ICE 方案、VIP 方案或者 TIP 方案等。目前多项研究表明,免疫抑制剂 PD - 1/PD - L1 对于多种方案耐药的 GTN 有确切疗效,可以考虑后线使用。在更改化疗方案的同时,需要考虑手术治疗,特别是切除子宫的耐药病灶,或者对于无生育要求而有子宫病灶的患者行子宫切除术＋输卵管切除术。肺部是 GTN 的最常见转移部位，对于耐药患者行肺转移灶切除后的病理检查，可发现病灶中心为坏死组织和凝血块，周围纤维瘢痕形成并可见滋养细胞，导致化疗药物在病灶部位不能达到有效浓度而形成耐药，因此肺部耐药病灶切除在耐药 GTN 治疗中有重要意义。目前基本一致的观点认为，肺叶切除的时机为：患者处于良好的手术状态；子宫病灶得到控制；没有其他部位转移灶；单发性肺病灶；hCG 处于较低水平，至少小于 1 000 IU/L。而如果若干疗程后血 hCG 下降不满意或下降曲线出现"拖尾"现象（如从 10 mIU/ml 到 2 mIU/ml 下降缓慢），提示耐药滋养细胞尤其是细胞滋养细胞仍可能存活，并产生低水平 hCG，此时也可以建议切除肺内耐药灶、防止复发。

 专家点评

1. 业内知名专家点评（赵爱民，教授，上海交通大学医学院附属仁济医院）

本案例讨论了一例足月产后 GTN 的诊断和治疗。产后 GTN 发生率低，主要的临床表现为产后不规则阴道流血，影像学检查可能存在宫腔内容物，血清 hCG 水平异常升高，并伴有转移灶的症状。能够通过诊断性刮宫或者宫腔镜检查，取得组织行病理检查明确诊断为最佳。但是即使未获得明确的绒癌病理，只要可以排除宫腔内残留或再次妊娠，凭借血清 hCG 的水平和临床表现，需要首先考虑产后 GTN。通过临床或者病理明确诊断后，还需要通过影像学检查，如胸片、肺部 CT、全腹 CT 和头颅 MRI 等进行全身状态以及转移灶的评估。评估的目的包括明确疾病的分期，并按照 WHO 进行预后评分，以确定治疗方案，同时也要明确患者是否能够耐受化疗及是否需要急诊手术。

2. 主任点评（吕卫国，教授，浙江大学附属妇产科医院）

高危 GTN 的治疗原则为以化疗为基础的个体化治疗，适时联合手术、放射治疗及靶向、免疫治疗等手段。目前高危患者采用的联合化疗一线化疗方案经历了各种变化，如 20 世纪 70～80 年代为 MAC 方案（甲氨蝶呤、放线菌素－D、环磷酰胺），20 世纪 80 年代早期则被 CHAMOCA 方案所代替，以后不同国家和地区的滋养细胞疾病中心均采用各自的治疗方案，临床治愈率及生存率报道各不相同。Newlands 于 1986 年开始使用 EMA－CO 方案，随后大量的研究结果证明 EMA－CO 方案初始治疗高危 GTN 完全缓解率为 71%～80%，长期生存率为 85%～94%，因此该方案是目前 FIGO 推荐的一线高危 GTN 初始治疗方案。国内也有较多单位选择 5－Fu＋Act－D 作为高危患者的一线化疗方案，疗效与 EMA－CO 相仿。鉴于 GTN 以血行转移为主，一般采用静脉化疗，但对于特殊转移部位，可在全身化疗的同时，考虑单药局部化疗，如脑转移患者可采用脊髓腔注射化疗、肝转移患者可选择肝动脉插管介入化疗、阴道转移患者则可选择病灶局部注射化疗。

在化疗的同时，辅助手术治疗有助于改善部分高危患者的预后，但手术在高危 GTN 初次治疗中的作用十分有限，要用于局部大出血的紧急处理、特殊部位转移（如脑、肾脏、肝脏及胃肠道转移）或明确耐药病灶的切除。放射治疗较少用于 GTN 患者的初次治疗,主要适用于肝、脑等特殊部位的转移。对于肝转移患者,从化疗的第2疗程开始,在全身化疗期间联合全肝放疗(剂量为2000 cGy)联合,可减少肝转移灶出血的发生率和致死率。对于脑转移患者,在全身化疗的基础上配合全脑放疗,可有效控制颅内出血、提高缓解率,但可引起慢性神经炎、认知障碍、共济失调、行为改变等。总体而言,以化疗为主,手术、放疗等手段的合理综合应用,能有效改善患者的预后。

(吕卫国 陈丽莉)

参考文献

[1] NGAN HYS, SECKL MJ, BERKOWITZ RS, et al. Update on the diagnosis and management of gestational trophoblastic disease [J]. Int J Gynaecol Obstet, 2018,143(Suppl 2):79 – 85.

[2] BOWER M, NEWLANDS ES, HOLDEN L, et al. EMA/CO for high-risk gestational trophoblastic tumors: results from a cohort of 272 patients [J]. J Clin Oncol, 1997,15(7): 2636 – 2643.

[3] ANANTHARAJU A, PALLAVI VR, BAFNA UD, et al. Role of salvage therapy in chemo resistant or recurrent high-risk gestational trophoblastic neoplasm [J]. Int J Gynecol Cancer, 2019,29(3):547 – 553.

[4] FUELOEP V, SZIGETVARI I, SZEPESI J, et al. The role of surgery in the management of gestational trophoblastic neoplasia the hungarian experience [J]. J Reprod Med, 2016,61(5 – 6): 197 – 204.

[5] KANIS MJ, LURAIN JR. Pulmonary resection in the management of high-risk gestational trophoblastic neoplasia [J]. Int J Gynecol Cancer, 2016,26(4):796 – 800.

[6] SAVAGE P, KELPANIDES I, TUTHILL M, et al. Brain metastases in gestational trophoblast neoplasia: an update on incidence, management and outcome [J]. Gynecol Oncol, 2015,137(1): 73 – 76.

病例31 反复经间期出血5年,异常子宫出血?

主诉

反复经间期出血5年。

病史摘要

入院时间:2021.06.29上午08:55

现病史:患者,女,23岁,未婚未育。10岁月经初潮,平素月经周期规则,7/30天,量中,痛经(一)。LMP 2021.06.12;5年前无明显诱因反复出现经间期出血,2片护垫/日,色暗红,持续5~6天,无异常阴道流液,无牙龈出血、鼻衄、血尿、便血、腹痛等不适。曾外院就诊,B超提示无明显异常,予"达英-35、达芙通、优思明"等治疗,用药后症状无明显改善。1个月前来我院就诊,查经直肠彩超"子宫前位,大小53 mm×49 mm×47 mm,内膜厚4 mm,宫颈长约23 mm,右卵巢大小34 mm×28 mm×25 mm,卵泡大小直径3～8 mm,多于10个,左卵巢大小33 mm×25 mm×26 mm,卵泡大小直径3～5 mm,多于10个"。门诊考虑"异常子宫出血",建议行宫腔镜检查,患者为求进一步诊治入我院。

患者自发病来,神情,精神可,胃纳可,二便正常,睡眠可,体重无明显改变。

既往史:

疾病史:患者否认心脏病、糖尿病、高血压等慢性病史。

传染病史:否认乙肝、结核等传染病史。

手术、外伤史:否认手术、外伤史。

输血史:否认输血史。

食物过敏史:否认食物过敏史。

药物过敏史:否认药物过敏史。

个人史:

长期生长于原籍,否认疫水、疫区接触史,否认吸烟、酗酒史,否认冶游史。

月经史:

月经初潮年龄:10岁,月经周期7/30天,经量中,痛经(一)。

婚育史:

未婚未育,无性生活史。

家族史:

否认家族遗传性疾病、乳腺癌、子宫内膜癌、血栓等病史,父母体健。

入院体检

查体:T 37℃,P 100次/分,R 19次/分,BP 103/75 mmHg,BMI 20 kg/m²。

神志清楚,一般情况可,步入病房,无贫血貌,全身皮肤黏膜无瘀点、瘀斑,HR 100次/分,律齐,未闻及杂音。双肺呼吸音清,未闻及干、湿啰音。腹平软,无压痛、反跳痛,肝脾肋下未及,双肾区无叩痛,未及明显包块。双下肢无水肿,膝反射正常。

妇科检查:外阴发育正常,阴毛呈女性分布,肛查子宫前位,正常大小,质中,活动可,无压痛,双附件未触及明显肿物,无压痛。

辅助检查

入院复查经直肠彩超示:子宫前位,大小约54 mm×54 mm×46 mm,内膜厚3 mm,宫颈长约24 mm,右卵巢大小33 mm×25 mm×24 mm,卵泡大小直径3～7 mm,多于10个,左卵巢大小28 mm×25 mm×23 mm,卵泡大小直径3～5 mm,多于10个。

2021.06.29 血常规、凝血功能、肝肾功能均正常。

2021.06.29 生殖激素6项、甲状腺功能3项、CA125、血β-hCG均正常。

初步诊断

异常子宫出血（AUB）。

病例讨论

住院医师：患者，女，23岁，因"反复经间期出血5年"入院。平素月经周期、经期均规则，妇检无阳性体征，妇科彩超提示卵巢多囊样改变，内膜厚度正常。患者外院就诊经"孕激素及复方口服避孕药（combined oral contraceptive，COC）"调整周期后，经间期出血的症状无明显改善。目前考虑诊断：异常子宫出血。

主治医师发言：患者为育龄期女性，未婚未育，反复经间期出血5年，药物治疗无效，子宫内膜病变不能除外。考虑宫腔镜下子宫内膜活检病理的准确性及敏感性优于单纯诊断性刮宫，并且有助于排除是否存在宫颈或阴道病变，故建议行宫腔镜直视下子宫内膜活检术（无损伤处女膜宫腔镜手术），以明确是否存在子宫内膜病变。

主任医师：排卵障碍所致AUB（AUB-O）是育龄期女性AUB的最常见病因，多由于无排卵、稀发排卵或黄体功能不足所致，药物治疗AUB-O往往能够取得良好的治疗效果。通过基础体温测定、检测下次月经前5~9 d（黄体中期）的血清孕酮水平以及早卵泡期的卵泡刺激素（FSH）、黄体生成素（LH）、催乳素、雌二醇、睾酮、TSH血清中的水平，有助于初步分析判断患者AUB与排卵之间的关系。本例患者为长时间、反复经间期出血，无性生活史，检查提示凝血功能、生殖激素6项均无明显异常。虽然B超提示患者卵巢呈多囊样改变，但该患者尚不满足多囊卵巢综合征（polycystic ovarian syndrome，PCOS）的诊断，且患者经孕激素及COC调整月经周期治疗后效果不佳，故暂可排除AUB-O。鉴于以上患者的病史、体检、辅助检查及治疗经过，可以排除妊娠相关、"PALM"及AUB-O导致的AUB，但是子宫内膜局部异常所致AUB（AUB-E）尚不可排除。所以，即使患者无性生活，也应首选阴道内镜＋宫腔镜检查＋备子宫内膜活检来进一步明确诊断，避免漏诊、误诊。AUB规范的诊疗流程见图31-1~图31-5[1]。

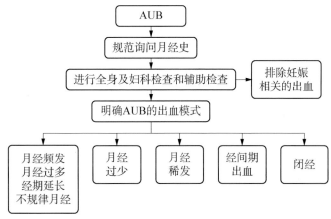

图31-1　AUB出血模式诊断流程图

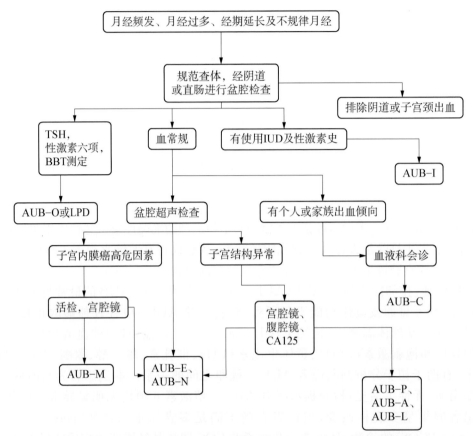

图31-2　月经频发、月经过多、经期延长及不规律月经的诊断流程图

注:生殖激素6项包括FSH、LH、催乳素、雌二醇、睾酮及孕酮;子宫内膜癌相关危因素包括持续雌激素暴露[如卵巢排卵功能障碍、分泌雌激素的卵巢肿瘤、无孕激素保护的雌激素替代治疗(包括选择性雌激素受体调节剂治疗,如他莫昔芬等)]、代谢异常(如肥胖、糖尿病)、初潮早、不孕、绝经延迟、携带子宫内膜癌遗传易感基因,如林奇综合征(Lynch syndrome)以及高龄等[2];TSH,促甲状腺激素;BBT,基础体温;IUD,宫内节育器;LPD,黄体功能不足

鉴别诊断

(1) 子宫内膜癌:多见于绝经后女性,常有不规则阴道流血、流液,B超检查可以提示子宫体大小、子宫内膜厚度、肌层浸润情况等,内膜癌患者彩超多提示宫腔内存在异常回声、丰富血流信号,以上与该患者不符,故可能性小,但确诊有待于术后病理。

(2) 妊娠相关疾病:育龄女性,不规则阴道出血,须考虑本病,本例患者未婚否认性生活史,且无明确停经史,血 β-hCG 阴性,可排除此诊断。

(3) 宫颈癌:患者往往有 HPV 感染史,常表现为不规则阴道出血、接触性出血、白带增多、异常排液等症状,B超、宫颈刮片、阴道镜活检、分段诊断等检查有助于鉴别,该患者无性生活史,B超检查无明显异常,故可排除此诊断。

(4) 血液系统疾病:患者反复经间期阴道出血,须考虑本病,但患者平素无牙龈出血、鼻衄等,查体全身皮肤黏膜未见明显出血点、瘀斑,并且血小板及凝血功能均正常,故可排除此诊断。

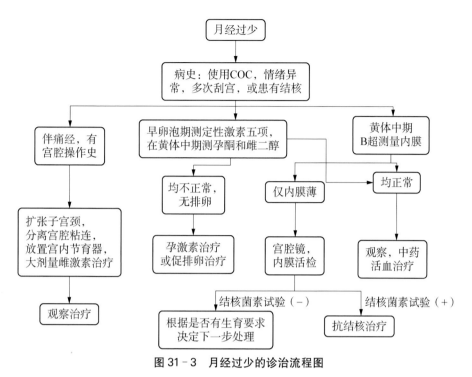

图 31-3 月经过少的诊治流程图

COC,复方口服避孕药

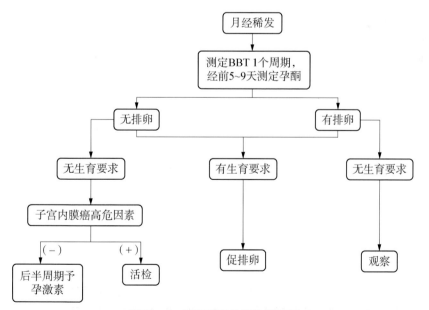

图 31-4 月经稀发的诊治流程图

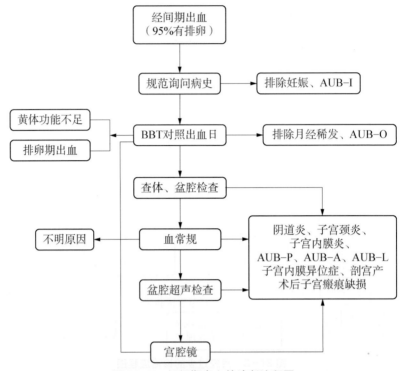

图 31-5 经间期出血的诊断流程图

(5) 分泌雌激素的卵巢肿瘤(颗粒细胞瘤、卵泡膜细胞瘤):患者表现为反复异常阴道出血 5 年,须考虑本病可能,但患者妇科检查及妇科 B 超双侧附件区均未见明显异常,肿瘤标志物均正常,生殖激素无特殊,故可排除此诊断。

(6) 阴道肿瘤:如阴道葡萄状肉瘤,罕见,多为发生于幼女阴道的恶性肿瘤,少数发生于青春期,可有阴道流血,肿瘤生长于阴道,偶可脱出阴道口;该例患者病史已 5 年,虽因无性生活未行阴道检查,但 B 超检查未提示阴道占位,可排除此诊断。

后续诊疗经过

患者于 2021.06.29 在静脉麻醉下行"阴道内镜+宫腔镜检查+宫腔镜下子宫内膜息肉切除术+诊刮术",术中探查:阴道壁光滑、未见赘生物,宫颈光,子宫中位,正常大小,子宫内膜不均,左右侧壁、后壁内膜呈息肉样增生,双侧输卵管开口清晰可见。术后病理:(宫腔内容物)子宫内膜局灶复杂增生伴分泌性改变(病灶直径 1 mm),间质蜕膜样变。术后予醋酸甲羟孕酮 10 mg qd×20 天周期性治疗,定期复查月经第 5～7 天 B 超了解内膜情况。药物治疗 6 个月后复查宫腔镜评估子宫内膜的回复情况,待连续 2 次间隔 6 月的组织学随访阴性,可考虑终止随访。

疾病诊疗过程简要总结

本患者为长时间、反复经间期出血,无性生活史,检查提示凝血功能、性激素,6 项及妇科 B 超检查均无明显异常。虽然肛超提示患者卵巢多囊样改变,但该患者尚不满足 PCOS

的诊断,且经孕激素及 COC 调整月经周期治疗后效果不佳,故暂可排除 AUB - O。鉴于以上患者的病史、体检、辅助检查及治疗经过,可以排除妊娠、"PALM"及 AUB - O 导致的 AUB,但是 AUB - E 尚不可排除,有诊断性刮宫的手术指征。即使患者无性生活,也应首选宫腔镜下子宫内膜活检来进一步明确子宫内膜是否病变。患者术后病理提示:子宫内膜局灶复杂增生伴分泌性改变,提示患者有一定内源性孕激素对子宫内膜的转化作用。本例患者特殊之处在于年轻、未婚、无性生活史,术前多次肛超均未提示子宫内膜病变依据(镜下病灶直径仅 1 mm,非常小),故对于此类年轻女性的子宫内膜病变的诊断容易出现误诊、漏诊。

最终诊断

异常子宫出血,子宫内膜增生不伴不典型增生。

诊疗启迪

1. AUB 的分类及诊断流程

FIGO 依据不同的病因将 AUB 划分为两大类、9 个亚型,按英语首字母缩写为"PALM - COEIN"。"PALM"指因子宫存在结构性改变所致的 AUB,可采用影像学技术和(或)组织病理学方法明确诊断,包括子宫内膜息肉所致 AUB(AUB - P)、子宫腺肌病所致 AUB(AUB - A)、子宫平滑肌瘤所致 AUB(AUB - L)、子宫内膜恶变和不典型增生所致 AUB(AUB - M);"COEIN"指非子宫结构性改变所致的 AUB,包括全身凝血相关疾病所致 AUB(AUB - C)、排卵障碍所致 AUB(AUB - O)、子宫内膜局部异常所致 AUB(AUB - E)、医源性 AUB(AUB - I)和未分类的 AUB(AUB - N)[3]。AUB 患者的诊断应该依据详细的病史、完善的体格检查、必要的辅助检查(包括实验室检查和影像学检查)以及组织病理学检查来最终确诊。

AUB 是针对非妊娠育龄期女性的诊断,不包括妊娠或产褥期相关阴道出血以及绝经后异常子宫出血。我们在接诊 AUB 的患者时首先应详细询问病史,包括月经改变的历史、性生活及避孕措施方面的情况,以排除妊娠/产褥期相关的出血并确定出血模式;然后,进行完善的全身及妇科检查,如性征、体毛、泌乳、体质量,有助于初步判断出血的来源(子宫、宫颈、阴道),监测 BBT,有助于帮助判断 AUB 与排卵异常之间的关系;最后,B 超及 MRI 对子宫结构性病变具有一定的筛查作用,确诊需要进行诊断性刮宫或宫腔镜下子宫内膜活检后的病理组织学检查。

2. 子宫内膜增生不伴不典型增生的治疗及随访策略

2014 年,WHO 简化了子宫内膜增生性病变中癌前病变的分类,不再区分形态学的单纯性及复杂性增生,而是更关注与预后相关的细胞学非典型性,据此分为伴或不伴不典型性增生两大类:①不伴不典型增生的子宫内膜增生(endometrial hyperplasia without atypia,EH,包括良性子宫内膜增生、单纯性增生、单纯性增生不伴非典型性、复杂性增生不伴非典型性);②子宫内膜不典型增生(atypical endometrial hyperplasia,AH)/子宫内膜内皮瘤样变(the endometrial intraepithelial neoplasia,EIN)[4]。本例患者的病理结果提示为不伴不典型增生的子宫内膜增生分类中的不伴非典型增生的复杂性子宫内膜增生。研究显示,虽大多情况下此类病变会消退,但存在复杂性腺体结构的无不典型性 EH 仍具有中等的发展为子宫内膜癌(endometrial cancer,EC)的风险(小于 5%),因此复杂性无不典型性 EH 可能是较低危的癌前病变,仍需要规范治疗,目的是控制异常子宫出血、逆转子宫内膜及防止少数患者发展为 EC[5-6]。2017 年《中国子宫内膜增生诊疗共识》指出单纯口服孕激素或局部治疗为首选方案,并且大多数患者可经规范药物治疗逆转至正常[6]。

药物治疗:

(1) 孕激素后半周期治疗:月经周期第 11~16 天起始,每个周期用药需至少 12~14 d,连续用药 3~6 个周期;孕激素后半周期治疗的内膜逆转率可达 80%~98%。常用药物:醋酸甲羟孕酮 10~20 mg/d、黄体酮胶囊 300 mg/d、醋酸甲地孕酮 80 mg/d、炔诺酮 5 mg/d、地屈孕酮 10~20 mg/d。

(2) 孕激素连续治疗:近年来更推荐孕激素连续治疗,如甲羟孕酮 10~20 mg/d、炔诺酮 10~15 mg/d,连续用药 3~6 个周期。

(3) 含左炔诺孕酮的宫内节育系统(levonorgestrel intrauterine system,LNG - IUS):LNG - IUS 每日直接向宫腔内释放左炔诺孕酮 20 μg,研究认为 LNG - IUS 的疗效更好,有报道其内膜逆转率高达 100%[1]。LNG - IUS 因其在子宫局部起作用而全身不良反应少,而被国外推荐为治疗子宫内膜增生不伴不典型增生的首选方式[7]。

手术治疗:

手术治疗方案包括子宫内膜去除术及子宫切除术[6]。子宫切除术不是子宫内膜增生不伴不典型治疗的首选,但出现下列情况下可考虑选择该手术:①随访过程中进展为子宫内膜不典型增生,不愿意继续药物治疗;②孕激素规范治疗后,子宫内膜增生复发;③治疗 12 个月子宫内膜无逆转;④患者持续的异常子宫出血;⑤患者依从性差,拒绝定期随访或药物治疗。对于上述的情况建议手术方式为全子宫切除术,不建议内膜切除术,但是也需要综合考虑患者年龄,生育意愿等情况后拟定合适的手术方案[3]。

随访策略:

目前,国内外尚未就子宫内膜增生不伴不典型增生随访策略达成共识。我们国内指南推荐治疗过程中至少每 6 个月复检一次,至少有连续 2 次间隔 6 个月的组织学检查结果为阴性后,可考虑终止随访;但对于内膜增生风险依然存在的患者,如长期无排卵或稀发排卵、肥胖、胰岛素抵抗等,建议 2 次转阴后改为每年活检随访 1 次。一旦发现进展为 AH/EIN、EC,应及时予以治疗。EH 会显著影响患者生育力,对于有生育要者,需在逆转子宫内膜后积极促排卵受孕。

专家点评

1. 行业内知名专家点评(赵爱民,教授,上海交通大学医学院附属仁济医院)

本病例非常有代表性,对于临床的诊疗很有借鉴和参考意义。本病例是未婚无性生活史的年轻非肥胖患者,月经规则,无经量增多、月经淋漓不净等症状,仅表现为经间期少量出血;多次 B 超均未提示子宫内膜增厚、回声不均或血流异常等子宫内膜病变的依据。鉴于对处女膜损伤的顾虑,以及辅助检查未考虑子宫内膜病变风险,故外院长期予 COC 及孕酮保守治疗,但效果欠佳。转诊我院后考虑患者病程较长,已 5 年,病情反复,药物治疗未能改善经间期出血症状,肛超提示卵巢多囊样改变,但未达 PCOS 诊断标准,目前考虑 AUB - E 不能除外,故果断行阴道内镜＋宫腔镜检查(无损伤处女膜宫腔镜手术),术后病理提示:子宫内膜局灶复杂增生伴分泌性改变(病灶直径1 mm),间质蜕膜样变。提示患者有一定水平内源性孕激素对子宫内膜的作用,也除外了AUB-O。宫腔镜术后予人工孕激素转化子宫内膜、治疗6周期至今,拟近日再次入院宫腔镜检查。

2. 主任点评(徐丛剑,教授,复旦大学附属妇产科医院)

AUB按有无结构异常分为两大类、9个亚型,即"PALM-COEIN"。"PALM"存在结构性改变,可采用影像学技术和(或)组织病理学方法明确诊断,而"COEIN"无子宫结构性改变。两类病因需仔细甄别,更要警惕AUB存在复合因素病因的情况。AUB病因的诊断应该依据详细的病史、完善的体格检查、必要的辅助检查以及病理组织学检查来明确。需要强调的是育龄期女性发生AUB必须先排除妊娠相关出血,首先确定异常子宫出血的模式,是急性大量出血需紧急处理,还是慢性出血? 是闭经一段时间后大量出血,还是经量的增多,抑或淋漓不净的少量出血? 是月经频发还是稀发? 有无月经过少? 有无经间期出血? 等等。然后,根据基础体温测定(简单易行,无经济花费),可以初步了解患者是否存在排卵障碍以及出血与月经周期的关系(卵泡期出血、排卵期出血或黄体期出血)。最后,根据患者的年龄、体质、一般情况等相关因素,结合体格检查、辅助检查(包括实验室检查及影像学检查)及病理组织学检查最终明确AUB类型,指导后续治疗。绝大部分有结构异常的AUB,如AUB-P、AUB-L、AUB-A、AUB-M需要结合个体情况进行手术治疗;而AUB-O、AUB-E、AUB-I、AUB-N则大多可予药物治疗,AUB-C则需进一步转诊血液科协助治疗。无论哪种AUB,长期的管理都是重要的,尤其是AUB-O,不能以反复的诊刮作为治疗的主要手段。对AUB患者进行有针对性的管理,在实际选择治疗方案时应尊重个体化原则,充分考虑患者的病变特征、依从性以及社会经济因素等,选择合理的治疗方案。

(徐丛剑 李 昕)

参考文献

[1] 中华医学会妇产科学分会妇科内分泌学组. 异常子宫出血诊断与治疗指南[J]. 中华妇产科杂志,2014,49(11):801-806.

[2] 中国抗癌协会妇科肿瘤专业委员会. 子宫内膜癌诊断与治疗指南[J]. 中国癌症杂志,2021,31(6):501-512.

[3] KAHVECI B, BUDAK MS, EGE S, et al. PALM-COEIN classification system of FIGO vs the classic terminology in patients with abnormal uterine bleeding [J]. Ginekol Pol,2021,92(4):257-261.

[4] 全国卫生产业企业管理协会妇幼健康产业分会生殖内分泌学组. 中国子宫内膜增生诊疗共识[J]. 生殖医学杂志,2017,26(10):957-960.

[5] TRAVAGLINO A, RAFFONE A, SACCONE G, et al. Complexity of glandular architecture should be reconsidered in the classification and management of endometrial hyperplasia [J].

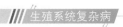

APMIS，2019，127(6)：427 - 434.

[6] 邱世康，姜慧慧，李长忠. 无不典型性子宫内膜增生分类诊断标准及治疗进展[J]. 山东医药，2021,61(31)：84 - 87.

[7] CHANDRA V，KIM JJ，BENBROOK DM，et al. Therapeutic options for management of endometrial hyperplasia [J]. J Gynecol Oncol，2016,27(1)：e8.

病例32 节食减肥后闭经 7 年余，下丘脑性闭经？

主诉

闭经 7 年余。

病史摘要

入院时间：2013.03.06 上午 09：00

现病史：患者，女，29 岁，未婚，否认性生活史。患者既往月经欠规则，月经周期(5～7)/(20～38)天，经量正常，无痛经，末次月经 7 年前。7 年前节食减肥后出现闭经，无泌乳。曾用人工周期 9 个月，有少量阴道出血，停药后无月经来潮。2010 年 10 月曾在某三甲医院内分泌科以"神经性厌食可能"住院。2 年前无明显诱因下出现食欲缺乏，体重减轻 10 kg(从原来 45 kg 减至 35 kg)。于多家医院就诊，服用中药、针灸无效，改用黄体酮治疗依然无效。2012 年服用 3 个月的雌孕激素治疗(戊酸雌二醇 1 mg×21 天/月，加安宫黄体酮 10 mg×5天)仍无月经来潮，遂放弃治疗。2013 年本院门诊就诊后检查甲状腺功能、肝肾功能、血糖、腹部超声正常，盆腔超声提示子宫萎缩，附件显示不清。

患者自发病来，神情，精神可，食欲尚可，二便正常，无皮肤黏膜色素沉着，无心悸多汗，无多尿口干多饮，无发热咳嗽。为进一步明确诊断和治疗方案入院。

既往史：

疾病史：患者否认心脏病、高血压等慢性病史。

传染病史：否认乙肝、结核等传染病史。

手术、外伤史：否认手术、外伤史。

输血史：否认输血史。

食物过敏史：否认食物过敏史。

药物过敏史：否认药物过敏史。

个人史：

长期生长于原籍，否认疫水、疫区接触史，否认吸烟、酗酒史，否认冶游史。

月经史：

月经初潮年龄：12 岁，月经周期(5～7)/(20～38)天，经量正常，无痛经，末次月经 7年前。

婚育史：

未婚，无性生活史，0 - 0 - 0 - 0。

家族史：

否认家族遗传性疾病史，父母均体健。

入院体检

查体：T 36.1℃，P 72 次/分，R 18 次/分，BP 94/54 mmHg。

Ht 167 cm，Wt 41.8 kg，BMI 15 kg/m²，腰围 58 cm，臀围 78 cm。

神清气平，一般情况好，步入病房，对答切题，体形消瘦，营养不良，检查合作，对答切题。皮肤/黏膜无黄染、无瘀点瘀斑、无黑棘皮等。嗅觉正常。全身浅表淋巴结无肿大。毛发分布均匀。HR 72 次/分，律齐，未闻及杂音。双肺呼吸音清，未闻及干、湿啰音。双乳对称，发育偏小，无泌乳。腹平软，无压痛、反跳痛，肝脾肋下未及，双肾区无叩痛，未及明显包块。双下肢无水肿，膝反射正常。四肢肌力正常，生理反射正常。

妇科检查：外阴正常，无性生活史。余未检。

辅助检查

妇科 B 超示：子宫 32 mm×30 mm×29 mm，内膜厚 1 mm，回声均匀；双侧卵巢显示不清。

头颅 MRI：未见异常。

2013 年 2 月性激素测定：FSH 2.96 mIU/ml，LH 0.24 mIU/ml，雌二醇（E₂）98.09 pg/ml，睾酮（T）1.13 ng/dl，孕激素（P）0.02 ng/ml，催乳素（PRL）0.12 nmol/L。

初步诊断

继发性闭经、消瘦原因待查。

病例讨论1

住院医师：患者女，29 岁，因"闭经 7 年余"入院。未婚，否认性生活史。7 年前节食减肥后出现闭经，无泌乳。曾用人工周期 9 个月，有少量阴道出血，停药后无月经来潮。2010 年 10 月曾在某三甲医院住院以"神经性厌食可能"入院治疗。2 年前无明显诱因下出现食欲缺乏，体重减轻 10 kg（原来 45 kg 减至 35 kg）。于多家医院就诊，服用中药、针灸无效，改用黄体酮治疗依然无效。2012 年服用 3 个月的雌孕激素治疗（戊酸雌二醇 1 mg×21 天/月，加安宫黄体酮 10 mg×5 天）仍无月经来潮遂放弃治疗。2013 年至本院门诊就诊，相关检查甲状腺功能、血糖等均正常；腹部超声正常、盆腔超声子宫萎缩，附件显示不清。闭经原因待查，进一步如何明确病因及治疗方案？

主治医师：患者的门诊相关检查发现盆腔超声子宫萎缩。患者 Ht 167 cm，Wt 41.8 kg，BMI 15 kg/m²，目前考虑闭经原因很可能与体重急剧下降相关，但仍需排除其他原因。

主任医师：患者，女，29 岁，因"闭经 7 年余"入院。患者 7 年前节食减肥，2010 年 10 月曾在某三甲医院内分泌科以"神经性厌食可能"住院。2 年前无明显诱因下出现食欲缺乏，体重减轻 10 kg（从原来 45 kg 减至 35 kg）。不规则使用孕激素、雌孕激素治疗后仍无月经来潮。因此，进一步明确闭经原因是后续治疗的关键。下一步诊疗建议如下：完善相关检查；垂体兴奋试验以明确闭经环节；皮质醇节律功能检查；请营养科会诊补充营养。

后续诊疗经过 1

垂体兴奋试验:采用戈那瑞林 25 μg 溶于 2 ml 生理盐水,静脉推注,于注入后 30 min、90 min 采血测定 FSH、LH。结果正常反应型,即 LH 峰值增高 2～4 倍。

血常规:WBC 3.3×10^9,Hb 126 g/L,N% 56.9%,PLT 144×10^9。

皮质醇节律功能检查正常。

空腹血糖 4.7 mmol/L,空腹胰岛素 3.64 U/ml。

肿瘤标记物:阴性。

肾上腺超声:未见明显占位。

2013 年 3 月 10 日营养科会诊:根据病史和体格检查,患者消瘦,BMI 15 kg/m²,符合营养不良。治疗原则:全日功能 1 800 kcal。正常饮食加口服安素,增加膳食纤维素、维生素和矿物质等。

病例讨论 2

住院医师:2013 年 3 月 8 日垂体兴奋试验:采用戈那瑞林 25 μg 溶于 2 ml 生理盐水,静脉推注,于注入后 30 min、90 min 采血测定 FSH、LH。结果正常反应型,空腹血糖、空腹胰岛素均在正常范围。皮质醇节律功能检查正常。肾上腺超声:未见明显占位。讨论诊断和进一步治疗方案。

主治医师:入院后完善了常规检查,其中垂体兴奋试验结果正常反应型;空腹血糖、空腹胰岛素均在正常范围;皮质醇节律功能检查正常。肾上腺超声:未见明显占位。目前闭经原因考虑是营养不良、消瘦导致的下丘脑性闭经。进一步治疗方案为补充营养、雌孕激素治疗。但还需要考虑患者前期采用雌孕激素治疗却未达满意治疗效果的原因,避免再次治疗失败。

主任医师:入院后检查垂体兴奋试验,结果正常反应型;空腹血糖、空腹胰岛素均在正常范围。皮质醇节律功能检查正常。肾上腺超声:未见明显占位。结合患者的 BMI (15 kg/m²)、性激素的检查结果及垂体兴奋实验正常反应性,目前可排除垂体性闭经。患者 7 年前节食后开始出现闭经,并且 2010 年 10 月曾在某三甲医院住院治疗过程中被诊断过"神经性厌食可能",所以,推测患者闭经原因是营养不良导致的营养相关性的下丘脑性闭经,这与患者过度节食、神经性厌食导致的体重急剧降低有关。此外,患者性激素测定也符合低促性腺激素闭经的诊断。对于患者前期曾行雌孕激素治疗而未达满意治疗效果的原因,可能与治疗过程中未能同步纠正营养缺乏的病因有关。所以,进一步治疗方案应在遵营养科医嘱补充营养的同时行雌孕激素治疗,嘱患者后续门诊随访。

后续诊疗经过 2

出院门诊治疗,治疗方案如下。

(1) 雌孕激素补充治疗:芬吗通(17-β-雌二醇 2 mg×28 天＋地屈孕酮 10 mg×10 天)。

(2) 营养补充:鼓励适当多进食、营养素补充等。

(3) 定期随访体重、身体成分、性激素水平等。

疾病诊疗过程简要总结

见图 32 - 1。

2013年3月出院，
芬吗通2/10治疗+
营养补充

2016年11月
停药，月经
自然来潮

2017年12月
监测有排卵

2019年结婚
生子，顺产
一活婴，体
重2 925 g

2013年10月，
"月经"来潮

2017年7月
监测排卵

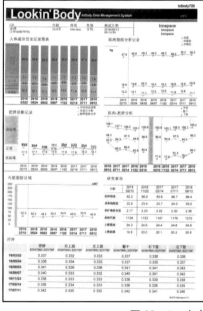
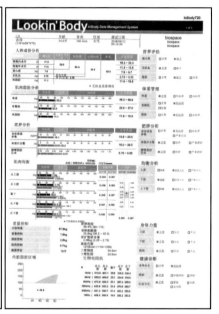

图 32 - 1 患者治疗及随访流程

诊疗启迪

1. 闭经诊断流程

闭经原因复杂，临床有 3 种分类：①依据有无自发性月经分为原发性闭经和继发性闭经两类。②按下丘脑垂体卵巢轴的发病环节分为下丘脑性闭经、垂体性闭经、卵巢性闭经和生殖道病变引起的闭经 4 种。③按促性腺激素水平分为高促性腺激素性闭经，即 FSH 和 LH 均>30 U/L；正常促性腺激素性闭经，即 FSH 和 LH 水平在 5～10 U/L；低促性腺激素性闭经，即 FSH 和 LH 均<5 U/L。因此，闭经的原因应该按照闭经分类初步判断类型后进行相关检查以明确。该患者从分类上符合继发性闭经，促性腺激素检查提示低促性腺激素性闭经，最后需要区分在下丘脑-垂体-卵巢轴的环节。垂体兴奋试验正常反应提示闭经的环节在下丘脑。

继发性下丘脑性闭经的常见原因包括以下几个方面。

（1）精神应激性闭经：患者有明显的刺激因素或长期不明显的诱发因素，包括生活环境的改变、工作学习压力大及各种严重程度不等的生活不良事件等。可伴有消瘦、体重急剧减轻等情况；体格检查和妇科检查无异常发现。内分泌检查：多数患者的 FSH 和 LH 水平偏低或处于正常水平的下限。

（2）运动性闭经：患者往往有明显的接受强烈训练与激烈的比赛事件导致体脂丢失过多，尤其是运动员，发生继发闭经或初潮延迟。

（3）神经性厌食性闭经：神经性厌食症（anorexia nervosa，AN）患者因过度节食导致体质量急剧下降，下丘脑多种神经内分泌激素分泌水平降低，继而引起垂体前叶多种促激素水平（包括 LH、FSH、ACTH 等）降低，临床表现为厌食、极度消瘦、低促性腺激素（gonadotropins，Gn）性闭经等。

（4）营养相关性闭经：慢性消耗性疾病、肠道疾病、营养不良导致体重过度降低及消瘦，均可引起闭经。结合本病例的患者存在节食、三年前厌食的病史，BMI 仅为 $15\,\mathrm{kg/m^2}$，推测营养相关性下丘脑性闭经的诊断可能性最大。在诊治此类患者的过程中注意除了常规各项检查外，垂体兴奋试验在确认闭经的环节上尤为关键。

2. 临床治疗

对育龄女性闭经来说，按照下丘脑性闭经诊治规范采用雌孕激素序贯治疗可以发生阴道出血。该病例在 2010 年由内分泌科医生诊断为神经性厌食症可能，但是并未邀请妇科、生殖内分泌医生共同进行生殖内分泌治疗来改善患者的闭经问题，导致患者后续长达 7 年的闭经。在妇科医生介入治疗后，采用了性激素治疗。对下丘脑性闭经，由于低促性腺激素导致低雌激素和孕激素，采用孕激素治疗显然不可能诱发"月经"，应该采用雌孕激素序贯治疗。在该方案治疗存在的问题是 7 年前治疗有少量阴道出血，之后短期治疗并未出现"月经"，此次治疗忽略了在激素治疗的同时应加强营养管理，闭经的根本原因未能得到有效解决，致使患者失去信心，放弃治疗。后期在明确诊断的基础上采用营养补充＋雌孕激素治疗，在长达 7 个周期的治疗依然没有"月经"来潮。患者未婚，无性生活，超声检查已经排除了生殖道异常导致的闭经。故继续采用雌孕激素序贯治疗后，终于在第 8 个月出现撤退性出血。子宫内膜逐渐恢复直至自然月经来潮。

3. 远期生育管理

对未婚未育的闭经患者，远期生育管理尤其重要。一方面，如果闭经原因未消除，会导致闭经持续存在或反复，从而影响生育力；另一方面，长期闭经导致的生殖器官萎缩时间长，也会直接影响生育力。本病例导致闭经的病因在住院明确诊断后，采取激素补充治疗和营养管理，并进行长达 6 年的随访，直至结婚生子，是一个成功管理的案例。

专家点评

1. 行业内知名专家点评（赵爱民，教授，上海交通大学医学院附属仁济医院）

闭经是临床常见症状，闭经原因复杂。该病例按照诊治流程，符合继发性低促性腺激素闭经。按照下丘脑-垂体-卵巢轴的发病环节，综合相关检查可以排除卵巢性闭经和生殖道病变，垂体兴奋试验正常者确认病变环节在下丘脑性。分析患者既往史，存在节食和神经性厌食的情况,体格检查 BMI 15 kg/m²,病因明确。导致长达 7 年闭经与临床治疗效果不佳有关。初期 9 个月的雌孕激素治疗有少量阴道出血,之后不规则治疗未能诱导"月经"。治疗效果差的主要原因是导致下丘脑性闭经的原因,即营养不良未能同步予以纠正;其次是内分泌科按神经性厌食症治疗时,妇科、生殖内分泌医生未能同步介入;生殖内分泌医生应当对此类患者进行长期管理,重视患者生育力的恢复。综上,针对此类患者进行临床诊治时,应该多学科(营养科、妇科、生殖内分泌科)共同参与,才能使得患者在明确诊断后得到及时、有效、合理的治疗,重视纠正导致闭经的根本病因,在改善闭经症状的同时兼顾尽可能恢复其生育力。

2. 主任点评(陶敏芳,教授,上海交通大学医学院附属第六人民医院)

虽然闭经在临床非常常见,但长达 7 年闭经的案例并不多,导致这样的情况往往与患者不重视或者诊疗不及时、不规范有关。本病例顽固性闭经的原因主要在治疗上未针对病因制定合理的方案,医生也未做好随访管理。该病例闭经环节在下丘脑,原因是过度节食、厌食导致营养不良性闭经。因此,营养状况的改善是解决闭经问题的关键。由于营养状况未能及时改善,导致短期雌孕激素治疗未能达到"月经"来潮的效果,致使患者失去信心而放弃治疗。后期在恢复饮食、补充营养后体重虽有改善但非常缓慢,通过实行长期管理,在纠正营养状况的同时,雌孕激素治疗直至第 8 个周期终于出现撤退性出血。随着营养状况的进一步改善,患者最终成功恢复自主月经,直至结婚生育。该病例的诊治过程再次提醒临床医生应该重视针对病因治疗,多学科模式共同管理有助于提高疗效。此类患者的受益取决于临床医生制定有效、合理的诊疗方案;此外,患者长期良好的依从性也是决定治疗效果的重要因素。

(陶敏芳)

参考文献

[1] KLEIN DA, PARADISE SL, REEDER RM. Amenorrhea: a systematic approach to diagnosis and management [J]. Am Fam Physician, 2019,100(1):39 - 48.

[2] LANIA A, GIANOTTI L, GAGLIARDI I, et al. Functional hypothalamic and drug-induced amenorrhea: an overview [J]. J Endocrinol Invest, 2019,42(9):1001 - 1010.

[3] 李诵泫,于传鑫. 实用妇科内分泌学[M]. 上海:复旦大学出版社,2004.

[4] 中华医学会妇产科学分会内分泌学组,田秦杰. 闭经诊断与治疗指南(试行)[J]. 中华妇产科杂志,2011,46(9):712 - 716.

第三章

其 他 疾 病

病例33 取卵后胸闷、恶心、呕吐、尿量减少1天，重度卵巢过度刺激综合征?

主诉

取卵后胸闷、恶心、呕吐、尿量减少1天。

病史摘要

入院时间：2018.09.27 上午 8：30

现病史：患者，女，27 岁。2015 年 1 月结婚，夫妇同居，性生活规律，未采取避孕措施却未孕。平素月经不规律，月经周期(4～5)/(45～90)天，常用黄体酮来月经，经量中，无痛经。2016 年外院 B 超报告"双侧卵巢多囊样改变"，诊断"多囊卵巢综合征"，2017 年 8 月子宫输卵管造影检查"双侧输卵管通畅"。男方精液检查未见明显异常。2016—2018 年曾使用"氯米芬、来曲唑、尿促性素、hCG"诱导排卵，指导同房 8 个周期(其中 5 个周期有排卵，2 个周期卵泡生长较多，为预防卵巢过度刺激综合征放弃同房，1 个周期无优势卵泡发育)，均未孕。2018 年 6 月来诊要求直接行体外受精-胚胎移植治疗。前期检查未见明显异常，于 2018 年 9 月 14 日开始拮抗剂方案促排卵，Gn 150 IU 启动，用药 10 天，注射 hCG 日血清 E_2 水平 10 160 pg/ml，直径 1.4 cm 以上卵泡 22 个，1.0～1.3 cm 卵泡 15 个，给予 hCG 5 000 IU 扳机，9 月 26 日经阴道穿刺取卵 36 枚，取卵后出现胸闷、恶心、呕吐，饮食、睡眠差，尿量减少，逐渐加重，现收入院治疗。

既往史：

疾病史：患者否认心脏病、高血压等慢性病史。

传染病史：乙肝病毒携带者，否认结核等传染病史。

手术、外伤史：否认手术、外伤史。

输血史：否认输血史。

食物过敏史：否认食物过敏史。

药物过敏史：否认药物过敏史。

个人史：

长期生长于原籍，否认疫水、疫区接触史，否认吸烟、酗酒史，否认冶游史。

月经史：

初潮年龄：16 岁，月经周期(4~5)/(45~90)天，经量中，无痛经，LMP 2018.09.12。

婚育史：

已婚，0-0-0-0。

家族史：

否认家族遗传性疾病史，父母均体健，否认糖尿病、高血压、心血管病史。

入院体检

查体：T 36℃，P 110 次/分，R 25 次/分，BP 90/60 mmHg。

青年女性，神志清，精神差，Ht 165 cm，Wt 55 kg，HR 110 次/分，四肢湿冷。腹壁紧张，无压痛及反跳痛，双下肢无水肿。

辅助检查

2018.09.27 血常规：WBC 14.90×10^9/L，HCT 47.8%。

2018.09.27 凝血功能：APTT 25.9 s，PT 11.6 s，TT 12.6 s，Fib 5.18 g/L。

2018.09.27 肝肾功能、生化：Alb 32.7 g/L，TP 56.30 g/L，ALT 43 U/L，AST 12 U/L，Cre 79.00 μmol/L，BUN 4.51 mmol/L，Na^+ 136 mmol/L，K^+ 4.20 mmol/L，Ca^{2+} 2.20 mmol/L。

2018.09.27 经阴道超声示：子宫内膜厚度 11 mm，右卵巢大小 9.4 cm×6.4 cm，左卵巢大小 9.6 cm×6.5 cm，盆腔积液 10 cm。

2018.06.10 生殖内分泌激素：FSH 5.42 IU/L，LH 15.50 IU/L，E_2 70.6 pg/ml，T 80.67 ng/dl，PRL 20.33 ng/ml，TSH 3.74 μIU/ml，卵巢抗缪勒管激素(anti-Mullerian hormone，AMH) 11.89 ng/ml。

2018.06.10 代谢指标：空腹血糖 5.22 mmol/L，2 h 血糖 5.65 mmol/L，空腹胰岛素 8.75 μIU/ml，2 h 胰岛素 48.24 μIU/ml，ALT 13 U/L，AST 21 U/L，总胆固醇(total cholesterol，TC) 3.56 mmol/L，高密度脂蛋白胆固醇(high density lipoprotein cholesterol，HDL-C) 1.19 mmol/L，低密度脂蛋白胆固醇(low density lipoprotein cholesterol，LDL-C) 1.70 mmol/L，甘油三酯(triglyceride，TG) 0.80 mmol/L，Cre 63.00 μmol/L，尿素氮(BUN) 3.62 mmol/L。

2018.06.20 血常规、尿常规、凝血功能、心电图、胸片、肝胆胰脾肾和甲状腺乳腺 B 超未见异常。

2018.06.10 经阴道超声示：子宫大小约 5.2 cm×3.4 cm，子宫肌层回声均匀；子宫内膜厚度 4.5 mm，右卵巢大小 3.2 cm×2.4 cm，直径 2~9 mm 的卵泡 13 个，左卵巢大小 3.0 cm×2.6 cm，直径 2~9 mm 的卵泡 15 个，双侧附件区未见明显异常。

2017.08.10 子宫输卵管造影示：宫腔形态正常，双侧输卵管显影，可见造影剂进入盆腔，弥散均匀。

初步诊断

重度卵巢过度刺激综合征(OHSS)，原发性不孕症，多囊卵巢综合征(PCOS)。

病例讨论1

住院医师：患者，女，27岁，因"腹胀6天，取卵后1天，恶心、呕吐1天"入院。1天前于我院取卵36枚（当日冷冻卵子10枚），取卵前5天开始出现腹胀不适，呈逐渐加重，昨日开始胸闷、恶心、呕吐，饮食、睡眠差，尿量减少。遂收入院。目前考虑诊断：重度OHSS，原发性不孕症，PCOS。

主治医师：本例为年轻PCOS患者，AMH 11.89ng/ml，窦卵泡计数多，有明确促排卵病史，且注射hCG日E₂水平高，取卵前已经出现腹胀症状，此次取卵数多，取卵后出现胸闷、恶心、呕吐，饮食、睡眠差，尿量明显减少。目前首先考虑重度OHSS，需停止黄体支持用药并取消鲜胚移植。应积极补充液体，改善血容量不足症状，急查血常规、凝血功能、肝肾功，监测血压，记录出入量，测量腹围、体重，以制订进一步的治疗方案。

主任医师：本例为年轻PCOS患者，现AMH升高，窦卵泡计数高，既往诱导排卵曾因预防OHSS发生取消2个周期，此次控制性促排卵E₂浓度高，取卵前已经出现腹胀症状，取卵数多，36枚，取卵后出现胸闷、恶心、呕吐，饮食、睡眠差，尿量明显减少，考虑目前诊断：重度OHSS，原发性不孕症、PCOS。患者现脉搏快、出汗多，需尽快补充血容量，注意监测电解质、血凝状态、肝肾功能及血压，记录出入量，监测腹围、体重，注意有无胸腔积液，适当下肢活动，预防血栓形成。患者卵巢体积显著增大，避免因剧烈运动和突然体位改变导致卵巢扭转或卵巢黄体破裂；取卵数较多，注意监测血红蛋白情况，观察有无内出血情况；本周期取消鲜胚移植，需告知患者及家属胚胎培养及冷冻复苏风险；考虑妊娠可能加重OHSS病情及病程，注意追问病史，询问控制性促排卵期间有无性生活，如有同房，注意排查是否妊娠，且因卵泡数多，如有性生活需警惕多胎妊娠可能。及时与患者及家属充分沟通病情，告知短期内症状可能会继续加重及短期治疗可能无法迅速有效缓解不适症状，避免不必要的误解和纠纷。

后续诊疗经过1

患者经积极补液治疗后，9月28日查血常规示WBC 20.60×10⁹/L，Hct 45.5%，凝血功能示PT 10.6s，自觉腹胀症状加重难以忍受，恶心、呕吐症状未缓解，不能进食。取右侧髂前上棘与脐连线中外1/3稍偏外处穿刺引流，见橙黄色腹水流出，留置引流管，引流液体2100ml。记录24h总入量6419ml，24h总出量5045ml（穿刺引流2100ml），后引流管自行脱落。

9月29日自述胸闷、呕吐咖啡色液体，脉搏微弱，查WBC 25.5×10⁹/L，Hct 47.4%，PT 9.8s，Alb 20.1g/L，D-二聚体217μg/L，APTT 22.5s，Na⁺ 133mmol/L，K⁺ 4.00mmol/L，Ca²⁺ 1.82mmol/L。B超示：慢性肝病声像图；双侧卵巢体积明显增大，形态不规则，右侧大小约12.8cm×7.1cm，左侧大小约10.4cm×7.7cm，内探及多个大小不等囊样暗区，部分暗区内探及少量絮状物回声，盆腹腔内探及大量液性暗区；双侧胸腔均未探及液性暗区回声。给予吸氧，迅速补液，输注白蛋白10g/d，保肝治疗。

病例讨论2

住院医师：9月29日24h总入量7895ml，24h总出量970ml，监测血压正常，但腹胀继续加重,平躺困难,入眠差,睡眠浅,尿量少。9月30日腹围较昨日增加5 cm,体重较昨日增加3 kg,腹部膨隆,外阴肿胀明显。

主治医师:患者尿量减少,腹部膨隆,腹围和体重均有明显增加,外阴肿胀明显,可考虑继续予穿刺放腹水缓解症状。

主任医师:结合患者病情变化,考虑目前病情呈逐渐加重趋势,可穿刺放腹水,给予肝素4 100 IU ih qn预防血栓,并增加白蛋白用量至30 g/d,硫酸镁外阴湿敷,每天监测血常规、凝血功能、生化指标,密切关注患者病情变化。向家属交代患者病情较重,随时有病情继续加重乃至死亡的危险。嘱患者家属给予患者按摩全身,半小时翻身一次。嘱患者适当活动,预防血栓形成。

后续诊疗经过2

9月30日在B超引导下经阴道穿刺放腹水,穿刺前盆腹腔内探及大量液性暗区,右侧卵巢直径约12.0 cm×11.0 cm,左侧卵巢直径约11.5 cm×12.0 cm,穿刺引流约3 500 ml洗肉水样液体。查WBC 22.58×10^9/L,Hct 39.5%,PT 9.5 s,Alb 20.2 g/L,APTT 20.3 s,Na$^+$ 134 mmol/L,K$^+$ 5.20 mmol/L,Ca^{2+} 1.88 mmol/L。

10月1日患者咳嗽、恶心、呕吐,腹胀较前加重明显,入睡困难,难进食,外阴肿胀明显,体重增加2.5 kg,胸部B超提示胸腔积液约2.8 cm,24 h总入量6 450 ml,总出量3 920 ml。血常规示WBC 27.87×10^9/L,HCT 46.1%;肝功能示AST 58 g/L,TP 19.0 g/L,Alb 13.2 g/L,球蛋白(globulin,Glb)5.8 g/L;凝血四项示PT 10.1 s,Fib 5.66 g/L,Na$^+$ 136 mmol/L,K$^+$ 5.50 mmol/L,Ca^{2+} 2.00 mmol/L。穿刺放腹水1 600 ml,白蛋白用至40 g/d,余用药暂不变。

10月2日,患者咳嗽、恶心、呕吐明显,腹胀仍然较重,未见明显变化,外阴肿胀明显,24 h总入量7 890 ml,总尿量3 355 ml。血常规示WBC 20.56×10^9/L,HCT 37.6%,凝血四项示纤维蛋白原偏高,肝功检查示AST 78 U/L,TP 29.0 g/L,Alb 20.9 g/L,球蛋白8.0 g/L,血糖7.0 mmol/L,Na$^+$ 135 mmol/L,K$^+$ 4.60 mmol/L,Ca^{2+} 2.00 mmol/L,再次穿刺放腹水1 500 ml。实验室通知体外培养共获11枚优质囊胚,冷冻保存。

10月3日,患者腹胀仍然较重未见明显变化,24 h总入量6 680 ml,总尿量2 530 ml。查WBC 15.16×10^9/L,Hct 33.1%,APTT 39.2 s,AST 63 U/L,TP 27.0 g/L,Alb 23.2 g/L,Glb 3.8 g/L,血糖4.90 mmol/L,Na$^+$ 136 mmol/L,K$^+$ 4.60 mmol/L,Ca^{2+} 2.00 mmol/L。B超检查示右侧卵巢大小约10.3 cm×8.3 cm,左侧卵巢大小约11.4 cm×8.7 cm,较前有所减小,盆腔积液8.5 cm,胸腔积液1.5 cm。患者精神可,血压125/80 mmHg,HR 95次/分,至11:30患者总入量1 500 ml,总尿量700 ml,考虑血容量已补足,嘱液体总量由6 100 ml减为3 100 ml,停腹部持续引流,白蛋白减为30 g/d。嘱患者增加饮水量,继续观察病情。

10月4日一般情况较昨日稍有好转,咳嗽较昨日略加重,恶心、呕吐明显减轻,腹胀较前好转,腹围较昨日减少3.5 cm,24 h总入量6 800 ml,总尿量8 735 ml。血常规示WBC 13.84×10^9/L,Hct 31.0%,凝血四项未见异常,AST 60 U/L,TP 35.0 g/L,Alb 28.0 g/L,Glb 7.0 g/L,Ca^{2+} 2.10 mmol/L,K$^+$ 3.20 mmol/L,Na$^+$ 135 mmol/L。考虑咳嗽为胸水刺激引起,治疗方案不变。10月5日患者月经来潮,之后各项指标持续好转,逐渐减少并停止静脉补液,13 日出院,继续门诊随访。

患者后期门诊随访无异常,黄体酮维持月经周期。

2019 年 2 月月经第 3 天开始人工周期方案准备内膜,黄体转化后第 5 天移植 1 枚囊胚,后成功妊娠,孕期平顺,孕 39^{+2} 周经阴分娩 1 男婴,体健。

疾病诊疗过程简要总结

本案例记录了 PCOS 行体外助孕取卵后并发重度 OHSS 的诊疗过程。患者为有生育需求的 PCOS 女性,且不合并男方因素及输卵管等盆腔因素,无代谢紊乱,尝试多个周期诱导排卵指导同房未孕;在超促排取卵后并发重度 OHSS,继而给予补液、补充蛋白、穿刺放腹水等治疗后恢复正常。患者因并发重度 OHSS 放弃鲜胚移植行全胚冷冻,后续成功冻胚移植获得足月产。

诊疗启迪

1. PCOS 的诊断

PCOS 是一个排除性诊断,根据月经史、高雄激素等临床/生化表现及超声检查结果拟诊后,务必要考虑其他可能的排除性诊断。切忌仅根据超声检查发现多囊卵巢(polycystic ovary,PCO)就做出诊断。PCO 并非 PCOS 患者的特有表现,20%～30% 的正常育龄期女性也可存在 PCO 表现,也可见于口服避孕药后、闭经等情况。拟诊后,需要进行体重、腰围、臀围、血糖、血脂、胰岛素、肝肾功能检查。

2. PCOS 的促进生育治疗

PCOS 对育龄期女性的生育功能存在显著的不良影响,可导致女性不孕、妊娠结局不良、妊娠期并发症及胎儿远期并发症等。导致不孕的主要原因是排卵障碍,治疗不孕的核心策略是恢复或诱导排卵。健康生活方式的干预最为重要,减重可帮助超重或肥胖的 PCOS 患者恢复自发排卵并改善卵巢对诱导排卵药物的反应性,同时降低妊娠期并发症的发生风险;有雄激素增多症者可抗雄激素治疗;还需结合男方情况及输卵管通畅性综合确定治疗方案。诱导排卵的一线药物为氯米芬或来曲唑;促性腺素会显著增加 OHSS 及多胎妊娠的风险,为二线药物,且需在具备超声监测及减胎技术的机构方可应用。当诱导排卵指导同房治疗未孕或合并其他因素(男方因素、输卵管因素、子宫内膜异位症等),可考虑宫腔内人工授精或体外受精-胚胎移植,常规采用 B 超引导下经阴道取卵,不需住院,可节省费用。不常规推荐腹腔镜卵巢打孔术。

3. 诱导排卵或控制性促排卵的 OHSS 预防

OHSS 是辅助生殖技术的医源性并发症,以血管通透性增加、第三体腔液体增多为主要特征,严重者可危及生命。OHSS 重在识别高危因素及预防,患者本身的高危因素包括:高 AMH 水平、基础窦卵泡数多、年轻、既往发生 OHSS 病史、PCO 等;促排卵后的高危因素包括:卵泡数多、E_2 水平高、获卵数多、使用 hCG 扳机或黄体支持、早期妊娠等。准确识别高危因素后,采用个体化促排卵方案,以尽可能降低 OHSS 的发生风险,常用的措施有拮抗剂方案、降低 Gn 剂量、coasting 方案、减少 hCG 扳机剂量或促性腺激素释放激素(gonadotropin-releasing hormone,GnRH)激动剂扳机、全胚冷冻、使用多巴胺受体激动剂、PCOS 患者使用二甲双胍,必要时可取消周期甚至终止妊娠(晚发型)。

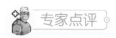 专家点评

1. 行业内知名专家点评(狄文,教授,上海交通大学医学院附属仁济医院)

本病例对PCOS合并不孕患者的治疗、促排卵治疗过程中如何预防及治疗OHSS很有借鉴和参考意义。PCOS排卵障碍是年轻女性不孕最常见的病因,恢复或诱导排卵是解决此类生育问题的核心,在饮食生活方式调整基础上的诱导排卵治疗是常用措施。OHSS是辅助生殖技术中最常见和最严重的并发症之一,PCOS的自身特点决定了其发生OHSS的风险相对增高,对此类患者应注意预防。本患者Gn启动量偏大,且取卵前5天已出现腹胀,但未采取Gn减量、coasting、小卵泡穿刺、拮抗剂扳机等预防措施,以至于出现重度OHSS,是应该引以为戒的。一旦发生OHSS,需根据患者病情及时对症治疗,避免血容量不足,纠正电解质紊乱,注意保护肝肾功能,预防血栓形成,监测生命体征、体重、腹围及24 h出入量等。

2. 主任点评(陈子江,教授,山东大学齐鲁医院)

PCOS是育龄期女性常见的内分泌代谢紊乱综合征,人群患病率约为7%(不同诊断标准的数据有差异),不孕症女性中的患病率为25%～30%。患者常以月经紊乱或不孕为主诉就诊,PCOS往往合并生殖器官以外的多器官、组织功能紊乱,对健康的影响常贯穿一生。PCOS可以在青春期发病,且目前的研究已经证实妊娠期胎儿暴露于高雄激素或胰岛素过量的环境可引起成人PCOS表型,提示表观遗传学也可能是PCOS的发病机制之一。其临床表现有很大异质性,包括异常子宫出血、痤疮、多毛、不孕,代谢功能障碍也很常见,包括肥胖、胰岛素抵抗、血脂异常、非酒精性脂肪肝、糖尿病,PCOS患者发生子宫内膜癌和心血管疾病等远期并发症、妊娠期并发症以及抑郁、焦虑等心理障碍的风险也较正常女性明显增加。

(1) PCOS的诊断:PCOS不是一种特定的内分泌疾病,而是一种综合征,其对女性的影响也不局限为月经紊乱或生育困难。它表现为一系列的症状和体征,是一种排除性诊断,需要排除其他原因导致的排卵异常、雄激素过量的情况,如甲状腺疾病、高催乳素血症、先天性肾上腺皮质增生、雄激素分泌性肿瘤、严重胰岛素抵抗综合征、库欣综合征和特发性多毛症等疾病。

国内外的众多诊断标准不尽相同,但均围绕排卵障碍、高雄激素和PCO这三条诊断依据。其症状的异质性体现在临床表现上,可表现为月经稀发、月经频发、闭经、月经量少、月经量多、淋漓不尽等,偶尔也可有规律月经,但规律月经也并不一定意味着正常排卵,一些PCOS患者也可以规律排卵(高雄激素+PCO),因此识别患者是否规律排卵也是诊断的关键。随着年龄的增长,月经周期的模式往往变得有规律,这种生殖生理的改变确实增加了PCOS女性计划外怀孕的可能性,需要更多地认识到可靠避孕的必要性。PCO的诊断除了直径2～9 mm的卵泡数≥12个,还可以是卵巢体积≥10 ml,且随着超声仪器分辨率的提高,有文献建议诊断PCO小卵泡的最小数量应从阈值12增加到20或25;需要注意的是PCO既非PCOS患者所特有,也非诊断PCOS的必要条件;如果仅发现PCO,但排卵正常且无高雄激素,通常无显著临床意义。诊断高雄激素,临床常用的实验检查通常是血清总睾酮水平,但不一定反映真正的雄激素生物活性,可能

存在临床高雄激素和生化高雄激素不一致的情况,通常根据多毛、痤疮等临床表现可以佐证高雄激素的存在。但是,如果是突然出现严重的、快速进展的或伴随男性化症状或体征时,需要考虑产生雄激素肿瘤的可能。对于 PCOS 诊断明确后,还需要进行代谢指标的评估、分型,以便后续临床干预措施的个体化选择。

（2）PCOS 的治疗:PCOS 的治疗要依据患者主诉、临床表现、代谢改变等制定个体化治疗方案,不仅解决临床症状,还要通过及时有效的预防干预,控制近期风险并尽量减少远期风险。既要避免患者过度忧虑,也要强调其"不可治愈性",增强患者长期甚至终身管理的意识和依从性。

健康生活方式及减肥并维持正常体重是基础治疗,对近、远期治疗均有效果,无论哪种分型的 PCOS 患者均应强调这一点,切忌仅重视药物干预而忽略基础治疗。其治疗措施根据不同表型,涉及不同侧重点及多种药物选择,应个体化选择组合,避免无指征的各种药物联合使用。并非所有患者均需使用口服避孕药,也并非所有患者均需抗雄激素治疗,二甲双胍适合用于血糖异常、胰岛素抵抗及有其他代谢综合征的女性。

PCOS 患者女性减重可能帮助恢复自发排卵,改善卵巢对诱导排卵药物的反应性,降低妊娠期并发症的发生风险。治疗措施需评估夫妇双方情况后选择,多次诱导排卵未孕、合并输卵管等其他因素或男方因素时可能需要体外受精-胚胎移植。OHSS 是体外助孕的严重医源性并发症,关键在于识别高危因素和预防,PCOS 患者本身就是发生 OHSS 的高风险人群,应在制定促排卵方案、促排卵用药过程、取卵操作及确定移植策略时注意多环节预防,如使用 GnRH 拮抗剂方案、减少 Gn 用量、使用激动剂扳机或减少 hCG 扳机用量、尽可能吸取所有卵泡、全胚冷冻等。OHSS 病程的长短与疾病的严重程度、有无并发症及是否合并妊娠相关,轻者可门诊随访,重者需住院治疗。OHSS 的住院治疗关键是扩容基础上利尿,防止电解质紊乱,保护肝肾功能,预防血栓、栓塞、DIC 等并发症发生,必要时需终止妊娠。

（陈子江）

参考文献

［1］CHEN ZJ，SHI Y，SUN Y，et al. Fresh versus frozen embryos for infertility in the polycystic ovary syndrome ［J］. N Engl J Med，2016，375(6)：523－533.

［2］DEWAILLY D，LUJAN ME，CARMINA E，et al. Definition and significance of polycystic ovarian morphology：a task force report from the Androgen Excess and Polycystic Ovary Syndrome Society ［J］. Hum Reprod Update，2014，20(3)：334－352.

［3］GARAD R，KOZICA-OLENSKI S，TEEDE HJ. Evaluation of a center of research excellence in polycystic ovary syndrome as a large-scale collaborative research translation initiative，including evaluating translation of guideline impact ［J］. Semin Reprod Med，2018，36(1)：42－49.

［4］LIAO B，QIAO J，PANG Y. Central regulation of PCOS：Abnormal neuronal-reproductive-metabolic circuits in PCOS pathophysiology ［J］. Front Endocrinol（Lausanne），2021，12：667422.

［5］ TEEDE HJ，MISSO ML，COSTELLO MF，et al. Recommendations from the international evidence-based guideline for the assessment and management of polycystic ovary syndrome ［J］. Human Reprod，2018，33(9):1602－1618.

［6］ 陈子江，乔杰，黄荷凤.多囊卵巢综合征指南解读［M］.北京:人民卫生出版社，2019.

［7］ 刘风华，杨业洲，张松英，等.辅助生殖技术并发症诊断及处理共识［J］.生殖与避孕，2015，35(7): 431－439.

［8］ 中国医师协会内分泌代谢科医师分会.多囊卵巢综合征诊治内分泌专家共识［J］.中华内分泌代谢杂志，2018，34(1):1－7.

［9］ 中华医学会妇产科学分会内分泌学组及指南专家组.多囊卵巢综合征中国诊疗指南［J］.中华妇产科杂志，2018，53(1):2－6.

病例34 阵发性头痛1个月余，围绝经期综合征?

主诉

阵发性头痛1个月余。

病史摘要

入院时间: 2017.06.08 上午 10:00

现病史: 患者，女，49岁。既往月经规律，近1年来月经(5～6)天/(3～4)月，量少，无痛经，LMP 2017.04.04。2017年5月患者自觉阵发性头痛，位于左侧颞部，能够自行部分缓解，未就诊。6月8日因头痛难忍就诊于外院门诊，监测血压 160/120 mmHg，予以口服降压药物(具体不详)后自觉疼痛症状有所好转。15 min 再次测量血压 130/85 mmHg，头痛未完全缓解，行头颅 CT 检查未见明显异常密度灶。妇科 B 超示:子宫轮廓清晰，内膜厚度 5 mm，双侧附件未见明显异常，余体检未见明显异常。停药后3天，患者再次出现头痛。为求进一步诊治入我院。病程中，患者神志清楚，精神欠佳，有失眠、焦虑表现。近期无体重下降表现，大小便正常。

既往史:

疾病史:患者否认高血压、心脏病、肾脏病及糖尿病等慢性病史。

传染病史:否认梅毒、乙肝、结核等传染病史。

手术、外伤史:否认手术、外伤史。

输血史:否认输血史。

食物过敏史:否认食物过敏史。

药物过敏史:否认药物过敏史。

个人史:

长期生长于原籍，否认疫水、疫区接触史，否认吸烟、酗酒史，否认冶游史。

月经史:

既往月经规律，近一年来月经(5～6)天/(3～4)月，量少，无痛经，LMP 2017.04.04。

婚育史：

已婚，2-0-1-2，1987年、1989年各足月顺产1次。

家族史：

否认家族遗传性疾病史，父母子女均体健。

入院体检

查体：T 37.1℃，P 90次/分，R 16次/分，BP 160/115 mmHg。

神清，焦虑，一般情况可，步入病房，无贫血貌。HR 90次/分，律齐，未闻及杂音。双肺呼吸音清，未闻及干、湿啰音。双乳对称，无包块、红肿及压痛，乳头无内陷，无异常分泌物。腹平软，无压痛、反跳痛，肝、脾肋下未及，双肾区无叩痛，未及明显包块。双下肢无水肿，膝反射正常。四肢活动自然，神经系统检查无阳性发现。

妇科检查：外阴经产式；阴道畅；宫颈光滑；宫体前位，质地中等，活动度好，压痛（－）；双侧附件区未触及异常包块，压痛（－）。

辅助检查

2017.06.08妇科B超示：子宫内膜厚5 mm，回声均匀，子宫肌层回声均匀；双侧附件阴性。

2017.06.08头颅CT：双侧大脑半球对称，脑实质内未见异常密度。双侧侧脑室对称，形态及大小均正常，中线结构居中，未见移位。各个脑池大小正常。脑沟裂大小正常，未见明显加深。

初步诊断

头痛原因待查，高血压可能，偏头痛可能。

病例讨论1

住院医师：患者，女，49岁，因"阵发性头痛1个月余"入院。外院门诊监测血压160/120 mmHg，行头颅CT检查未见明显异常密度灶，妇科B超示：子宫轮廓清晰，子宫内膜厚5 mm，双侧附件未见明显异常，余体检未见明显异常。考虑目前诊断：头痛原因待查，高血压可能，偏头痛可能。

主治医师：患者为中老年女性，以阵发性头痛为首发症状，监测血压160/120 mmHg，口服降压药物症状虽有所缓解，但仍有再次头痛发作，应高度怀疑继发性高血压可能。应积极完善检查、寻找可能导致继发性高血压的病因，制定进一步的治疗方案。

主任医师：高血压患者的症状常有头痛（尤其是后脑勺痛及早上头痛），并有头晕、眩晕、耳鸣（耳中嗡嗡声或咝咝声）、视觉改变或晕倒发作等。高血压按照其病因可分为原发性高血压和继发性高血压。其中原发性高血压的发病多为遗传和环境因素共同作用的结果。继发性高血压指病因明确并可以通过祛除病因而治愈或者缓解的一类高血压。继发性高血压可见于肾实质性高血压、肾血管性高血压、原发性醛固酮增多、嗜铬细胞瘤、皮质醇增多、主动脉缩窄等。本例患者口服降压药物症状虽有所缓解，但仍有再次头痛发作，应高度怀疑继发性高血压可能，为此需继续完善相关检查（心脏、肾脏彩超、血儿茶酚胺、血醛固酮、电解质),来明确可能的病因。偏头痛的特征是发作性、偏侧、波动性头痛,可伴有恶心、呕吐,处于安静环境、休息可缓解。本例患者的头痛特点与偏头痛不太相符。在临床工作中,在对继发性高血压进行筛查和诊断时,需要全面了解各种继发性高血压疾病的临床表现、发病的病理生理机制,遵循系统而规范的诊疗思路进行排查,避免漏诊、误诊。

后续诊疗经过 1

为明确诊断,患者于 2017 年 6 月 11 日行心脏、肾脏彩超,血儿茶酚胺、血醛固酮、电解质检查。心脏彩超示左右心室、心房无增大,心室壁不厚,心肌收缩功能尚可,肺动脉内径正常范围、左室射血分数正常。肾脏彩超示双肾形态大小正常,皮质回声均匀,皮髓分界清晰。血儿茶酚胺、醛固酮、电解质均在正常范围内。

病例讨论 2

住院医师:患者心脏、肾脏彩超,血儿茶酚胺、血醛固酮、电解质无异常,基本可排除继发性高血压可能。

主治医师:追问患者病史,患者无偏头痛家族史,头痛发作前无先兆,头痛发作与月经无明显关联,目前根据头痛特点及辅助检查可基本排除偏头痛和继发性高血压。典型的原发性高血压性头痛在血压下降后通常即可消失。高血压合并其他原因的头痛往往与血压水平无关。患者降压药物应用血压正常后头痛未完全缓解,提示可能存在其他病理情况。

主任医师:患者为中老年女性,有高血压性头痛,结合进一步的辅助检查,目前不考虑继发性高血压及偏头痛,按原发性高血压进行处理。给予改善生活方式的宣传引导、降压药物应用。患者 49 岁,近 1 年有月经紊乱病史,不排除合并存在围绝经期高血压,继续完善性激素检查、抗缪勒管激素(AMH)检查以协助诊断,继续监测患者血压改变及病情变化。

后续诊疗经过 2

患者最高血压 160/120 mmHg,伴有头痛,具有药物降压指征,给予改善生活方式的宣传引导,降压药物卡托普利 12.5 mg tid po、维拉帕米 40 mg tid po 降压治疗。患者血压控制较前好转,但仍有波动,失眠、焦虑症状无好转。患者性激素 6 项结果为:FSH 45 mIU/ml,LH 20.1 mIU/ml,E_2 15 pg/ml,P 2.0 nmol/L,T 4.0 nmol/L,PRL 18.0 ng/ml,AMH 0.15 ng/ml。

病例讨论 3

住院医师:患者性激素结果提示:高 FSH、高雄激素、低雌激素、低 AMH 表现,不排除卵巢功能衰竭。

主治医师:患者,49 岁,月经周期不规律 1 年,有失眠、焦虑表现,结合性激素 6 项和AMH 提示卵巢功能衰竭,可明确患者现处于围绝经期[1]。围绝经期主要表现为月经紊乱、血管舒缩功能不稳定、自主神经功能失调以及精神症状。神经精神失调症状可表现为心悸、眩晕、头痛、失眠、耳鸣、易怒、焦虑、抑郁等表现。

主任医师:在围绝经期,卵巢的雌激素水平明显降低并且处于不稳定状态,对下丘脑-垂体-卵巢轴负反馈减弱,卵泡刺激分泌增加,同时卵巢间质分泌雄激素相对增加。雌激素的波动可导致围绝经期综合征,可表现为血压随着时间的延长逐渐增高,并且波动性大,可伴有焦虑、失眠、潮热等不适,并且这些不适又可以进一步加重血压升高。对于围绝经期高血压,治疗上首先排除激素应用的禁忌证,然后给予降压药物的同时给予绝经激素治疗(menopause hormone therapy,MHT)。

后续诊疗经过

排除激素应用的禁忌证后给予屈螺酮炔雌醇 1 片 qd。1 周后患者血压控制平稳,焦虑、失眠明显缓解,自我感觉明显好转。

疾病诊疗过程简要总结

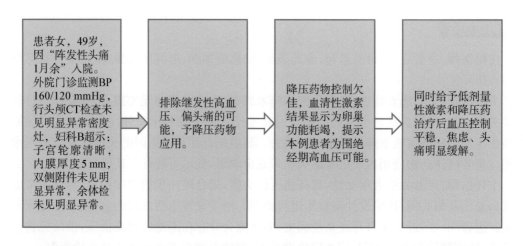

患者女,49岁,因"阵发性头痛1月余"入院。外院门诊监测BP 160/120 mmHg,行头颅CT检查未见明显异常密度灶,妇科B超示:子宫轮廓清晰,内膜厚度5 mm,双侧附件未见明显异常,余体检未见明显异常。 → 排除继发性高血压、偏头痛的可能,予降压药物应用。 → 降压药物控制欠佳,血清性激素结果显示为卵巢功能耗竭,提示本例患者为围绝经期高血压可能。 → 同时给予低剂量性激素和降压药治疗后血压控制平稳,焦虑、头痛明显缓解。

诊疗启迪

1. 围绝经期高血压的发病机制及临床特点

围绝经期高血压是女性生理周期中特有的生理过渡期的疾病,处于围绝经期的女性在激素水平、体型、心理压力及社会环境等方面都会发生显著变化[1]。流行病学研究显示:围绝经期及绝经后女性收缩压大概比绝经前女性增高 4～5 mmHg,其增高的幅度约每 10 年增高 5 mmHg[2]。围绝经期高血压有其特殊的发病机制,目前尚未完全阐明。除了已达成共识的影响血压的因素除吸烟、饮酒、肥胖、心理因素、社会环境及压力等外,更重要的是与内分泌激素改变有着密切关联,如雌激素水平降低、FSH 水平升高、雄激素水平相对升高等。围绝经期高血压女性的激素水平、肥胖、心理压力等改变通过对人体的肾素-血管紧张素系统(renin angiotensin system,RAS)、内皮系统、交感神经系统的影响,最终导致高血压以及高血压相关的心血管疾病的发生、发展。尤其是雌激素水平降低和雄激素水平的相对升高在其发病过程中发挥着重要的作用。研究表明,雌激素在体内通过各种途径发挥直接的舒血管作用,调节交感神经压力及氧化应激水平。雌激素还可以促进血管的内膜化,抑制内皮细胞凋亡,维持血管内膜的完整,减少心血管系统损伤[3-4]。雄激素可导致肾脏血管紧张素Ⅱ和内皮素增加,后者可导致血管收缩、内皮功能障碍而引起血压升高及心血管病变。此外,雄激素还可以加强人体的氧化应激水平,使血压升高[5-9]。围绝经期高血压属于盐敏感性高血压,此外,由于血管舒缩功能不稳定导致血压波动大、脉压增大,以及可能合并的糖脂代谢紊乱、代谢综合征、动脉硬化等情况,都会增加对靶器官的损害[10]。

2. 围绝经期高血压的药物治疗

对于围绝经期高血压的治疗以药物治疗为主,同时也需要兼顾非药物治疗。

药物治疗的短期目标是降低血压至正常水平,长期目标是延缓该疾病对人体各器官的损害,降低心脑血管疾病的风险。药物治疗以 ACEI/ARB 联合非二氢吡啶类钙离子阻滞剂为主流治疗方案,既能够起到对抗去甲肾上腺素的作用,又适用于合并紧张、焦虑所致的波动性高血压;如果围绝经期高血压患者存在焦虑、抑郁症状,可适当联合抗焦虑、抑郁药物治疗;围绝经期开始采用 MHT 可以显著改善血管内皮细胞功能、血糖代谢、血胆固醇和血压水平。近几年的随机临床试验显示:绝经早期启用 MHT 可降低心血管损害并获得收益的机会窗是绝经后 1 年内[10-11]。对于年龄<60 岁、绝经 10 年内的女性,MHT 能够降低冠心病的死亡率和全因死亡率,缓解症状的收益/风险比例最高。雌激素缺乏后应尽早进行 MHT 可使女性获得雌激素对心血管系统的保护。原则上不推荐年龄>60 岁、绝经 10 年以上的女性启用 MHT[12]。因此,应在围绝经期或绝经后的 1 年内启用 MHT。雌激素治疗可以有效治疗围绝经期综合征,显著改善月经紊乱、睡眠障碍、情绪障碍(烦躁、焦虑、紧张、疲倦、易怒)、生殖泌尿道相关症状、低骨量及骨质疏松等[10]。药物的应用剂量和用药方案应遵循个体化原则,以最小剂量且有效为佳。应用雌激素原则上应选择天然制剂,如戊酸雌二醇、结合雌激素等。屈螺酮炔雌醇可阻断盐皮质激素受体,联合 17 - β-雌二醇在绝经女性轻中度高血压中具有较好的降压效果,对心血管系统具有保护作用[13]。

专家点评

1. 行业内知名专家点评(赵爱民,教授,上海交通大学医学院附属仁济医院)

本案例讨论了一例围绝经期高血压患者的诊疗过程。在高血压患者的诊治过程中,明确病因至关重要。本案例中利用相关病史、超声、CT、血清激素相关指标的检测,最终排除继发性高血压和偏头痛可能,明确诊断为围绝经期高血压。在临床实践过程中,对于围绝经期的患者,应充分考虑围绝经期的各种常见和复杂的临床表现,避免漏诊、误诊。根据患者年龄、围绝经期月经紊乱的表现和生殖激素检测基本可明确诊断。为缓解围绝经期各种复杂的临床表现,可在排除激素应用禁忌的情况下,适当给予雌激素补充治疗,并且给药后需进行再次评估收益和风险。

2. 主任点评(曹云霞,教授,安徽医科大学第一附属医院)

围绝经综合征是指妇女绝经前后出现性激素波动或减少所致的一系列躯体及精神心理症状。围绝经期妇女糖脂代谢异常增加、动脉硬化、冠心病的发病风险较绝经前明显增加,这与体内雌激素水平降低密切相关。围绝经期高血压是合并围绝经期综合征的高血压,是一种特殊类型的高血压,临床表现是血压波动大、血压变异增大,而且很难控制在理想水平[14]。围绝经期高血压的危险因素包括:高体重、高脂血症、糖代谢异常、高同型半胱氨酸、焦虑、吸烟、久坐等。因此,除了药物治疗之外,健康宣教、心理疏导、适当运动、保持乐观心态等非药物治疗措施在围绝经期高血压的预防和治疗过程中也具有重要的意义。

2011 年美国心脏协会对女性心血管疾病的防治指南提出：当女性血压＞140/90 mmHg 时即具有药物治疗的指征。2020 年美国心脏病协会女性心血管疾病一级预防建议认为雌激素撤退增加心血管疾病的风险(血脂异常、体脂分布异常、糖耐量降低、血压升高、交感神经张力增加、内皮功能障碍和血管炎症)。但考虑到潜在的危害,并不推荐长期 MHT 用于心血管疾病的一级预防[15]。因此,性激素治疗只是围绝经期高血压治疗的一种辅助手段,需要在有治疗适应证同时排除禁忌证的情况下使用,且使用后要再次评估收益/风险比例。

对于围绝经综合征症状不典型的患者来说,充分考虑到围绝经综合征症状的复杂性和罕见性显得尤为重要。在临床诊疗过程中,不应局限于月经紊乱、血管舒缩症状、自主神经精神失调常见症状,而应根据临床表现、体格检查、辅助检查的结果排除相关症状的器质性病变,再结合卵巢功能评价,及时、准确地评估、判断病情,明确诊断后以制定合理的治疗方案。

(曹云霞)

📖 参考文献

[1] 中华医学会妇产科学分会绝经学组. 绝经期管理与激素补充治疗临床应用指南(2012 版)[J]. 中华妇产科学杂志,2013,48(10):795 - 799.

[2] ZHOU B, BENTHAN J, CEASARE MD, et al. Worldwide trends in blood pressure from 1975 to 2015: a pooled analysis of 1497 population-based measurement studies with 1. 9 million participants[J]. Lancet, 2017,389(10064):37 - 65.

[3] KIM JM, KIM TH, LEE HH, et al. Postmenopausal hypertension and sodium sensitivity [J]. J Menopausal Med, 2014,20(1):1 - 6.

[4] WANG Z, CHEN Z, ZHANG L, et al. Status of Hypertension in China: Results from the China Hypertension Survey, 2012 - 2015[J]. Circulation, 2018,137(22):2344 - 2356.

[5] HEINLEIN CA, CHARG C. The roles of androgen receptors and androgen-binding protein in nongenomic androgen actions[J]. Mol Endocrinol, 2002,16(10):2181 - 2187.

[6] VITALEA C, MAMMIA C, GAMBACCIANIB M, et al. Effect of hormone replacement therapy with the anti-mineralocorticoid progestin Drospirenone compared to tibolone on endothelial function and central haemodynamics in post-menopausal women [J]. Int J Cardiol, 2017,227:217 - 221.

[7] HU G, DECODE Study Group. Gender difference in all-cause and cardiovascular mortality related to hyperglycaemia and newly-diagnosed diabetes [J]. Diabetologia, 2003,46(5):608 - 617.

[8] CHOW CK, TEO KK, RANGARAJAN S, et al. PURE study Investigators prevalence, awareness, treatment and control of hypertension in rural and urban communities in high, middle and low income countries [J]. JAMA, 2013,310(9):959 - 968.

[9] 中国女性心血管疾病预防专家共识组. 中国女性心血管疾病预防专家共识[J]. 中国心血管病研究,2012,10(5):321 - 325.

[10] SCHIERBECK LL, REJNMARK L, TOFTONG CL, et al. Effect of hormone replacement therapy on cardiovascular events in recently postmenopausal women: randomized trial[J]. BMJ, 2012,345: e6409.

[11] HODIS HN, MACK WJ, HENDERSON VW, et al. Vascular effect of early versus late postmeno-pausal treatment with estradiol [J]. N Engl J Med, 2016,374(13):1221 - 1231.

[12] 中华医学会妇产科分会绝经学组.中国绝经管理与绝经激素治疗指南(2018)[J].协会医学杂志, 2018,9(6):19 - 32.

[13] GAMBACCIANI M, ROSANO G, CAPPAGLI B, et al. Clinical and metabloic effects of drospirenone-estradiol in menopausal women: a prospective study [J]. Climacteric, 2011,14(1): 18 - 24.

[14] LIMA R, WOFFORD M, RECKELHOFF JF. Hypertension in postmenopausal women [J]. Current hypertension reports, 2012,14(3):254 - 260.

[15] CHO L, DAVIS M, ELGENDY I, et al. Summary of update recommendation for primary prevention of cardiovascular disease in women: JACC state-of-the art review [J]. J Am Coll Cardiol, 2020,75(20):2602 - 2608.

病例35 结婚4年未避孕未孕,外院试管助孕移植4次失败,多囊卵巢综合征?

主诉

结婚4年未避孕未孕,外院试管助孕移植4次失败。

病史摘要

入院时间:2019.10.15 上午 10:00

现病史:患者,女,35岁。月经初潮14岁,初潮后月经稀发,月经周期7/(60~90)天,经量中等,无痛经。LMP 2019.09.02。20岁时外院诊断为多囊卵巢综合征(PCOS),间断使用中医药及炔雌醇环丙孕酮调理月经。2017年外院采用促排卵4个周期,见优势卵泡发育,指导同房后未孕。2018年2月外院输卵管造影提示双侧输卵管不全梗阻,男方精液检查基本正常。2018年5月外院因"原发不孕,排卵障碍及输卵管因素"行体外受精(in vitro fertilization,IVF)助孕,拮抗剂方案,获卵20枚,形成7枚有效胚胎全胚冻。2018年7月人工周期准备内膜,转化日内膜厚度可达9.5 mm,冷冻胚胎移植(frozen embryo transfer,FET)2枚优质D3卵裂期胚胎未孕。2018年9月因移植失败外院行宫腔镜检查,宫腔镜检查提示未见明显异常。2018年10月促排卵周期准备内膜,转化日内膜厚度达9 mm,FET 1枚D5优质囊胚未孕。2018年11月行生殖免疫筛查,未见明显异常指标。2019年1月行促性腺激素释放激素激动剂(gonadotropin-releasing hormone agonist,GnRH - a)3.75 mg进行垂体降调节,降调1次后人工周期准备内膜,转化日内膜厚度8.7 mm,FET1枚D3卵裂期胚胎+1枚D5囊胚仍未孕。2019年2月再次人工周期准备内膜,转化日内膜厚度9.1 mm,FET 2枚D5囊胚,生化妊娠流产。外院IVF 1周期,冷冻胚胎移植4次失败,双方染色体正常,现咨询本院助孕方案。

既往史：

疾病史：患者否认心脏病、高血压等慢性病史。

传染病史：否认乙肝、结核等传染病史。

手术、外伤史：否认手术、外伤史。

输血史：否认输血史。

食物过敏史：否认食物过敏史。

药物过敏史：否认药物过敏史。

个人史：

长期生长于原籍，否认疫水、疫区接触史，否认吸烟、酗酒史，否认冶游史。

月经史：

月经初潮年龄：14 岁，初潮后月经稀发，月经周期 7/(60～90) 天，经量中，无痛经，LMP 2019.09.02。

婚育史：

已婚，0－0－0－0。

家族史：

否认家族遗传性疾病史，父母体健。

◈ **入院体检** ▸▸▸

查体：T 37℃，P 89 次/分，R 20 次/分，BP 125/67 mmHg。Ht 162 cm，Wt 65 kg，BMI 24.7 kg/m²。

神清气平，一般情况可，步入病房，无贫血貌。HR 89 次/分，律齐，未闻及杂音。双肺呼吸音清，未闻及干、湿啰音。双乳对称，无包块、红肿及压痛，乳头无内陷，无异常分泌物。腹平软，无压痛、反跳痛，肝脾肋下未及，双肾区无叩痛，未及明显包块。双下肢无水肿。膝反射正常。

专科检查：腋毛存在，第二性征发育正常，外阴女性型，阴毛丰富，阴蒂不大，阴道畅，宫颈光滑，宫体可触及，双附件区无压痛。多毛评分（ferriman-gallwey）：8 分。

◈ **辅助检查** ▸▸▸

2019 年 10 月 15 日妇科 B 超提示：子宫内膜厚度 5 mm，回声均匀，子宫前壁可见 1 枚 18 mm×22 mm 大小低回声，双侧卵巢囊性增大，卵巢内直径 2～9 mm 大小的卵泡≥12 个，双侧卵巢 PCO 表现。

2019 年 9 月 8 日外院抗苗勒管激素（AMH）6.78 ng/ml。

2019 年 7 月 8 日外院基础内分泌（经期第 3 天）：卵泡刺激素（FSH）6.43 IU/L，黄体生成素（LH）15.68 IU/L，雌二醇（E_2）46.8 pg/ml，泌乳素（PRL）32 ng/ml，睾酮（T）3.5 nmol/L。

2019 年 10 月 15 日月经 D43 内分泌：FSH 6.45 IU/L，LH 8.68 IU/L，E_2 68.9 pg/ml，孕酮（P）1.043 ng/ml，T 3.84 nmol/L。性激素结合蛋白（sex hormone binding protein，SHBG）55.6 nmol/L，雄激素游离指数（free androgen index，FAI＝总 T×100/SHBG）为 6.9。

2019 年 10 月 16 日糖脂代谢：血脂正常，空腹血糖 5.2 mmol/L，餐后 2 h 血糖 8.7 mmol/L，空腹胰岛素 20 IU/L，餐后 2 h 胰岛素 156.3 IU/L，稳态模型评估胰岛素抵抗指数(homeostasis model assessment insulin resistance，HOMA－IR＝空腹血糖×空腹胰岛素/22.5)为 4.62。

2017 年 12 月染色体:女方 46 XX,男方 46 XY。

2019 年 10 月男方外院计算机辅助精子分析(computer assisted sperm analysis，CASA):2.5 ml,密度 35×10^6/ml,前向运动精子百分比 42.1%,正常形态精子 5%。

初步诊断

原发不孕,双侧输卵管不全梗阻,PCOS,胰岛素抵抗,反复种植失败。

初步诊疗经过

患者完善相关检查后,采用口服避孕药调理月经周期及降雄治疗 2 月,复查 T 为 2.85 nmol/L。予以盐酸二甲双胍片改善胰岛素抵抗,同时嘱改善生活方式(运动＋饮食控制)减重。2 个月后复查空腹血糖 4.9 mmol/L,空腹胰岛素 12 IU/L,HOMA－IR 为 2.6,体重降低 2.5 kg。

病例讨论 1

住院医师:患者,女,35 岁,因"结婚 4 年未避孕未孕,外院试管助孕移植 4 次失败"来我院就诊,2018 年 7 月至 2019 年 2 月期间,患者因"输卵管因素及 PCOS 排卵障碍"外院行 IVF 助孕,取卵 1 次,移植 4 次,共 7 枚优质胚胎失败。2019 年 10 月辅助检查 B 超提示双侧 PCO,内分泌检查提示 LH/FSH 升高,高雄激素血症,代谢检查提示胰岛素抵抗。目前考虑诊断:原发不孕,双侧输卵管不全梗阻,PCOS,胰岛素抵抗,反复种植失败。

主治医师:该患者不孕的主要原因为输卵管因素及排卵障碍,具有 IVF 指征。患者外院 IVF 移植优质胚胎 4 次均失败,可诊断为反复种植失败。反复种植失败病因复杂,1/3 与胚胎因素相关,2/3 与内膜因素相关,患者既往内膜厚度正常、外院宫腔镜检查提示正常宫腔形态,生殖免疫筛查基本正常,建议进一步筛查胚胎因素。胚胎非整倍体因素是导致胚胎植入失败的关键因素。患者现 35 岁,高育龄,胚胎非整倍体发生风险高,若再次助孕,建议采用胚胎植入前筛查(preimplantation genetic testing for aneuploidy，PGT－A)来排除胚胎非整倍体因素。

主任医师:患者是排卵障碍及输卵管因素不孕,结合病史及性激素水平(LH/FSH 升高,高雄激素血症),符合 WHO 分型的 Ⅱ 型排卵障碍,75% 的 Ⅱ 型排卵障碍与 PCOS 有关[1]。患者因排卵障碍及输卵管因素外院试管助孕,多次移植失败,符合反复种植失败诊断,同时患者合并高育龄,同意其行 PGT－A 助孕排除胚胎因素。除了内膜及胚胎因素,超重及代谢异常亦会影响胚胎质量及内膜功能,从而导致胚胎植入失败。予以二甲双胍治疗及调整生活方式后,患者胰岛素抵抗得到一定的改善,建议维持治疗。

后续诊疗经过 1

患者经过 3 个月口服避孕药调理月经周期、二甲双胍和生活方式调整改善代谢治疗后,减重 5 kg,空腹血糖 4.8 mmol/L,餐后 2 h 血糖 6.89 mmol/L,空腹胰岛素 11.4 IU/L,餐后 2 h 胰岛素 98 IU/L,胰岛素抵抗显著改善。2020 年 1 月末次口服避孕药停药后 5 天月经来潮,月经期第 2 天基础 FSH 4.54 IU/L,基础 LH 4.21 IU/L,基础 E$_2$ 水平为 45.4 pg/ml,基础 P 水平为 1.42 ng/ml,T 为 2.56 nmol/L,B 超提示双侧卵巢卵泡大小直径为 5~7 mm。于当日启动超促排卵治疗,采用拮抗剂方案超促排卵,予以基因重组卵泡刺激素(recombinant follicular stimulation hormone,r-FSH)175 IU 启动促排卵,根据血清性激素变化及卵泡发育大小调整 FSH 剂量及添加 GnRH 拮抗剂抑制早发 LH 峰,促排周期中 B 超提示卵泡发育正常,LH 水平为 2~5 IU/L,卵泡期 P 水平为 2~3 ng/ml。促排 8 天后,当至少 3 个卵泡直径≥18 mm 时,采用 hCG 和醋酸曲普瑞林(达必佳)双扳机诱发卵子成熟。HCG 日 E$_2$ 水平为 4 256.8 pg/ml,LH 水平为 2.5 IU/L,P 水平为 4.85 ng/ml。36 h 后超声引导下穿刺取卵,获卵 15 枚,正常受精 9 枚,形成 6 枚优质囊胚活检,活检后胚胎冷冻。PGT 检测后 4 枚为整倍体胚胎。

▶ 病例讨论 2 ▶▶▶

住院医师:该患者获卵 15 枚,形成 6 枚优质囊胚,PGT 检测后 4 枚整倍体优质囊胚可移植。患者此次启动促排前经期第 2 天基础 P 为 1.42 ng/ml,促排周期中 P 水平为 2~3 ng/ml,经期基础 P 及促排周期中 P 水平均显著升高。

主治医师:早中卵泡期 P 水平应低于 1 ng/ml,该患者在本院就诊时停经 43 天,排除妊娠后,B 超提示无优势卵泡发育,E$_2$ 水平 68.9 pg/ml,P 水平为 1.03 ng/ml,略有升高。但该患者促排启动前,月经第 2 天基础 P 水平升高,达 1.42 ng/ml,促排卵周期中 P 水平亦显著升高,为 2~3 ng/ml。提示该患者存在早中卵泡期 P 升高的现象,需进一步探究患者早中卵泡期高孕酮血症原因。卵泡期孕酮提前升高会导致内膜提前转化,进入分泌期,导致子宫内膜种植窗提前开放和关闭,使得胚胎与内膜发育不同步,继而导致胚胎植入失败。综上所述,推测患者外院反复多次试管移植失败可能与 P 提前升高相关。

主任医师:非孕期 P 合成来源主要是卵巢和肾上腺,在早卵泡期卵巢颗粒细胞仅有 FSH 受体,没有 LH 受体,缺乏 P 合成的关键蛋白,无法转运 P 合成的底物类固醇,且卵巢膜细胞 LH 含量有限,所以早卵泡期卵巢基本不合成 P,P 主要来源于肾上腺。随着卵泡的生长发育,颗粒细胞增生,颗粒细胞及膜细胞 LH 受体增加,P 合成关键蛋白表达上调,颗粒细胞开始分泌少量孕酮,晚卵泡期 P 是由肾上腺及卵巢共同产生。排卵时,在 LH 峰的作用下,颗粒细胞黄素化,P 合成关键蛋白大量激活,排卵后颗粒细胞及膜细胞转变为黄体细胞,大量合成 P,此时 P 升高主要来源于卵巢。该患者此次促排启动前月经第 2 天基础 P 水平升高,为 1.42 ng/ml,且促排期间卵泡期 P 一直维持在较高水平。前面我们提到早卵泡期肾上腺是 P 合成的主要来源,所以,我们推测此例患者早卵泡期 P 升高可能与肾上腺功能异常相关。同时该患者是典型的高雄激素血症,血清总睾酮水平、游离雄激素指数显著升高,同时还伴有典型临床高雄表现多毛(多毛评分 8 分)。建议内分泌科就诊进一步排查肾上腺疾病如先天性肾上腺皮质增生症(congenital adrenal hyperplasia,CAH)导致的高雄激素血症和高孕酮血症。

▶ 鉴别诊断 ▶▶▶

(1)多囊卵巢综合征:该患者主要临床表现是月经稀发、高雄、卵巢 PCO 及胰岛素抵抗等,结合该患者病史及辅助检查,该患者目前不能排除此诊断。但是,如要确诊 PCOS,则需要排除其他原因导致的高雄激素血症,如肾上腺相关疾病。

(2) 非典型先天性肾上腺皮质增生症(nonclassic congenital adrenal hyperplasia, NCAH):主要是由于 21-羟化酶缺乏(21-hydroxylase deficiency, 21-OHD)导致促肾上腺皮质激素(adrenocorticotropic hormone, ACTH)分泌增多,17-羟孕酮(17-hydroxyprogesterone, 17-OHP)以及 P 向雄激素转化增多,产生了旁路代谢亢进的特征性后果,即高雄激素血症[2]。NCAH 往往表现为糖皮质激素及盐皮质激素常处于正常水平,而雄激素及卵泡期孕酮水平持续升高,伴随排卵障碍性不孕及卵巢 PCO 表现,结合该病例患者的临床表现和辅助检查结果,此患者存在卵泡期 P 水平持续升高的表现,故目前不能排除此诊断。17-OHP 是诊断 NCAH 的特异性指标,需进一步检查此指标以明确诊断。

(3) 卵巢肿瘤相关的高雄激素血症:卵巢性索-间质细胞肿瘤、生殖细胞肿瘤等也可分泌雄激素,在育龄期女性可表现为不孕及月经异常等,但影像学可发现卵巢占位,本例患者超声检查未发现双侧卵巢占位,可排除此诊断。

(4) 库欣综合征:本病是由多种病因引起的以高皮质醇血症为特征的综合征,主要表现为满月脸、向心性肥胖、压疮等,80%的患者会出现月经紊乱及多毛症状,高皮质醇血症通过抑制下丘脑-垂体-卵巢轴导致排卵障碍和不孕,而不是因为高雄激素血症导致的排卵障碍。通过视诊患者是否伴随典型的库欣综合征的临床特征以及检测体内皮质醇的水平,有助于鉴别诊断。

◆ 后续治疗经过 2 》》》

患者于内分泌科就诊,清晨早卵泡期血清 17-OHP 水平为 10 nmol/L。2018 年美国内分泌协会指南推荐当卵泡期清晨 17-OPH<6 nmol/L 时,可排除 21-OHD,当 17-OPH>30 nmol/L 时可诊断为 21-OHD。当 17-OPH 处于 6~30 nmol/L 时,可采用 ACTH 兴奋实验,ACTH 兴奋实验后 17-OPH>30 nmol/L 时亦可诊断 21-OHD[2](图 35-1)。该患者进一步行 ACTH 兴奋试验,血清 17-OHP 水平为 34.5 nmol/L,诊断为 NCAH。明确诊断后,内分泌科予以口服泼尼松 5 mg 治疗 3 月,2020 年 4 月复查早卵泡期基础 P 为 0.3 ng/ml, T 为 1.88 nmol/L。2020 年 5 月口服泼尼松的同时+采用人工周期准备内膜,

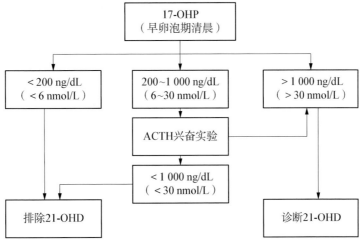

图 35-1　2018 年美国内分泌协会 21-羟化酶缺乏诊断流程

内膜转化日 E_2 水平为 213 pg/ml,孕酮水平为 0.58 ng/ml,内膜厚度 8.65 mm,常规使用黄体支持,黄体支持使用 5 天后 FET1 枚 4BB 整倍体囊胚,移植后 14 天血 HCG 为 2 376.5 IU/L。移植 28 天后提示宫内单活胎,孕期产科及内分泌多学科合作治疗,产检及大排畸未见明显异常,于孕 38 周足月剖宫产一男活婴。

最终诊断

原发不孕,NCAH,双侧输卵管不全梗阻,胰岛素抵抗,反复种植失败。

疾病诊疗过程简要总结

本例患者为输卵管不全梗阻合并排卵障碍性不孕,外院试管反复移植失败未能明确病因。患者在外院因不孕、排卵障碍、卵巢 PCO 表现及高雄激素血症等临床表现,被诊断为 PCOS,后续试管助孕多次移植失败。在分析导致患者反复种植失败原因的过程中,我们关注到患者早卵泡期基础 P 升高,且在促排期间 P 呈持续升高趋势。患者基础 P 水平升高,同时伴有典型的高雄激素血症(临床高雄＋生化高雄),推测造成患者不孕的原因很可能与肾上腺疾病导致的激素合成异常相关。该患者无典型的 CAH 临床症状,主要表现为不孕、排卵障碍、卵巢 PCO 表现及高雄激素血症,与 PCOS 临床症状类似,需进一步检测 17 - OHP 以明确是否为 NCAH。于是,进一步检测患者 17 - OHP 并进行 ACTH 兴奋实验,最终明确诊断为 NCAH。明确诊断后,给予糖皮质激素(泼尼松)治疗,患者孕激素及雄激素降至正常水平,月经周期亦恢复正常。治疗后本院再次行胚胎移植,获得了成功的妊娠和活产。

诊疗启迪

雄激素过多会干扰下丘脑-垂体-卵巢轴,引起 LH/FSH 比值改变,导致排卵障碍,因此高雄激素血症是导致女性不孕的重要原因之一。PCOS 是育龄期女性高雄激素血症的常见原因,在育龄期女性的发生率为 5％～10％。CAH 是常染色体隐性遗传性疾病,是育龄期女性高雄激素血症的较为少见的病因。CAH 主要是由皮质类固醇激素合成酶如 21 -羟化酶、11 - β -羟化酶、17 - β -羟化酶及 3 - β -羟化酶等功能缺陷,导致肾上腺皮质类固醇合成不足,负反馈促进促 ACTH 分泌,导致肾上腺皮质增生[3]。21 - OHD 是 CAH 最常见的类型,占 90％～95％[4]。21 -羟化酶是由 CYP21A2 基因编码的蛋白,可催化 17 - OHP 为 11 -脱氧皮质醇,也可催化 P 为 11 -去氧皮质酮,两者分别是皮质醇及醛固酮的前体(图 35 - 2)。21 -羟化酶活性低下导致皮质醇及醛固酮合成受损。皮质醇及醛固酮生成下降会负反馈促进 ACTH 产生,在高 ACTH 刺激下,堆积的 17 - OHP 和 P 向雄激素转化增多,产生了旁路代谢亢进的特征性后果-高雄激素血症(图 35 - 3)。21 - OHD 分为典型 21 - OHD 和非典型 21 - OHD。典型 21 - OHD 发生率为 1/10 000～1/20 000,临床表现明显而易诊断,常在出生后即可出现症状,分为失盐型和单纯男性化型。非典型 21 - OHD 导致的 NCAH 发生率为 1/30～1/1 000,因保留 20％～60％的 21 -羟化酶活性,皮质醇及醛固酮常处于正常水平,症状隐匿,主要表现为高雄激素血症及伴随的排卵障碍性不孕及卵巢 PCO 表现,与 PCOS 临床表现极为相似,临床上部分 NCAH 容易误诊为 PCOS。已有研究报道大概 8％～10％的 PCOS 患者其实是 NCAH[5]。因此在临床工作中遇到典型雄激素升高的不孕女性需警惕 NCAH 的可能性。

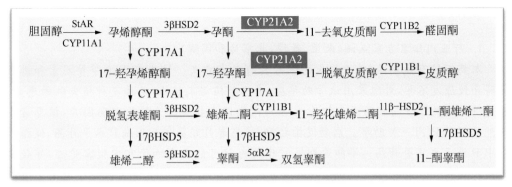

图 35 - 2　肾上腺皮质激素合成通路

备注:CYP21A2 是编码 21 -羟化酶蛋白的基因

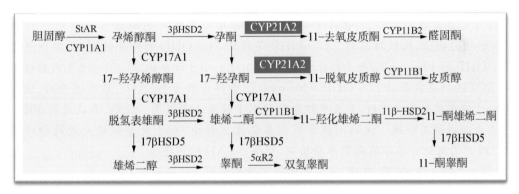

图 35 - 3　21 -羟化酶缺乏导致皮质类激素合成减少和高雄激素血症

备注:CYP21A2 基因突变,导致 21 -羟化酶功能缺失或下降

目前诊断 NCAH 的方法是测定血 17 - OHP。17 - OHP 是采用液相色谱-质谱联用方法(LC - MS/MS)进行检测,价格昂贵,并不是所有医院常规开展的项目。因此限制了其作为筛查高雄激素血症的常规方法。通过肾上腺皮质类激素合成途径(图 35 - 2)可以看到,17 - OHP 通过 21 -羟化酶生成脱氧皮质醇,P 经 21 -羟化酶生化去氧皮质酮。当 21 -羟化酶缺失或活性降低时,皮质醇及醛固酮合成减少,其中间产物 17 - OHP 及 P 累积,使得血液中 17 - OPH 及 P 的水平均升高。此例患者在经过口服避孕药预处理后早卵泡期 P 显著升高,此时我们高度怀疑是 NCAH 导致的 P 升高。因此,对于月经不规律的患者,尤其是早卵泡期 P 水平异常持续升高者,提示存在肾上腺相关的疾病,如 NCAH 导致的 P 合成增加的可能性。早卵泡期 P 升高会导致内膜种植窗提前开放,从而导致胚胎与内膜发育不同步,继而导致胚胎植入失败。此例患者在外院可能忽略了早卵泡期 P 的动态检测,延误了疾病的诊断及治疗。NCAH 使用糖皮质激素治疗后,雄激素水平可降至正常水平,恢复正常排卵后可获得较满意的生育力及妊娠结局。NCAH 临床症状不典型,容易漏诊、误诊,而治疗相对经济、简单,提高诊断的准确性具有一定的临床意义和社会经济学价值。

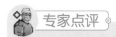专家点评

1. 行业内知名专家点评(朱兰,教授,北京协和医院)

本病例较有代表性,对于临床的诊疗具有参考意义。该患者因输卵管因素和排卵障碍导致原发不孕,外院采用试管助孕后,多次移植仍未妊娠,是反复种植失败的患者。反复种植失败 1/3 与胚胎因素相关,2/3 与内膜因素相关。为排除胚胎因素,该患者于本院采用了 PGT-A 助孕。启动促排之前,该患者月经第 2 天基础 P 水平升高,促排周期中 P 水平亦显著升高。早卵泡期提前升高的 P 可能会影响子宫内膜容受性,导致胚胎植入失败。该患者外院反复植入失败可能与早卵泡期 P 升高相关。早卵泡期 P 合成主要来源于肾上腺,所以早卵泡期 P 异常升高可能与肾上腺疾病密切相关。患者既往外院诊断为 PCOS,伴有典型的高雄激素,但需要注意 PCOS 诊断需排除其他疾病如肾上腺疾病等导致的高雄激素血症。该患者同时合并早卵泡期高孕酮血症及高雄激素血症,这符合 NCAH 的临床表现特点。NCAH 的特点是疾病隐匿,10%~30% 患者以不孕作为主要症状就诊[6]。NCAH 伴随的不孕、月经异常及高雄激素等临床症状与PCOS 极为相似,比较难鉴别。17-OHP 是诊断 21-OHD 的特异性指标,本例患者17-OHP 为 10 nmol/L,大于排除标准(6 nmol/L),小于诊断标准(30 nmol/L),后续采用 ACTH 兴奋实验后 17-OHP>30 nmol/L,最终诊断为 NCAH。诊断明确后,该患者给予糖皮质激素治疗后,T 及早卵泡期 P 水平降至正常范围。此后,再次进行 FET,患者成功妊娠及分娩。该病例提示我们在临床工作中,对于反复妊娠失败的拟诊的PCOS 患者可进行早卵泡期 P 水平检测,警惕 NCAH 的可能性。

2. 主任点评(孙赟,教授,上海交通大学医学院附属仁济医院)

PCOS 是女性最常见的生殖内分泌及代谢异常类疾病,是育龄期女性排卵障碍类不孕的常见病因,在育龄期女性中的发生率约为 5%~10%。PCOS 的临床特征主要是月经稀发、卵巢 PCO 形态及高雄激素血症等,国内外指南诊断 PCOS 均围绕上述的主要临床特征,但需要注意 PCOS 是一个排除性诊断,注意确诊前需要排除其他疾病,如肾上腺疾病或卵巢肿瘤等导致的高雄激素血症[7,8]。

雄激素主要由卵巢和肾上腺合成,PCOS 导致的高雄激素血症主要是由高 LH 血症及高胰岛素血症促进卵巢膜细胞合成导致的,一般基础 P 水平不会升高。21-OHD是 NCAH 导致肾上腺雄激素合成过多的主要原因,常伴有 21-羟化酶中间产物 17-OHP 及 P 水平升高。CAH 临床症状典型,临床易诊断。而 NCAH 临床表现不典型,病情隐匿,患者往往保留了 20%~60% 的 21-羟化酶活性,糖皮质激素和盐皮质激素代谢处于正常范围内,有时仅表现为雄激素过多。1.1%~33% 的高雄激素血症患者是 NCAH[9]。17-OPH 是诊断 21-OHD 的特异性指标,但 17-OPH 检测方法复杂,价格昂贵,目前大多数医院未常规开展检测。除了 17-OHP,21-羟化酶的另外一种底物 P 也相应升高。因此临床工作中需要注意早卵泡期基础 P 升高,应警惕 NCAH 可能性。

PCOS 与 NCAH 临床症状虽然相似,但治疗方法完全不同。PCOS 基础治疗是生活方式干预,尤其是对合并超重或肥胖的 PCOS 患者。PCOS 的生活方式干预主要包括

饮食、运动及行为干预等。对于有生育要求但持续性无排卵或稀发排卵的患者可行诱导排卵。对于促排卵无效的患者,可采用腹腔镜下卵巢打孔术,但目前不常规推荐,经上述治疗无效或者合并其他因素不孕可采用 IVF 助孕[10]。NCAH 主要的治疗方法是使用糖皮质激素。2018 年美国内分泌协会指南指出育龄期女性使用糖皮质激素治疗 NCAH 至少 3 个月后对月经紊乱有改善作用[2]。同时指南建议计划妊娠女性早卵泡期 P 水平控制在 0.6 ng/ml,并推荐妊娠及计划妊娠女性选择不通过胎盘的糖皮质激素治疗[2]。大多数 NCAH 患者在单纯糖皮质激素治疗下,高雄激素血症及卵泡期高孕酮血症能得到有效纠正,恢复排卵后可获得满意的生育力和妊娠结局。不排卵者可采用来曲唑或促性腺激素促排卵。若经上述治疗仍未孕或合并其他因素不孕,可考虑使用 IVF 助孕,为了避免早卵泡期孕酮升高及 IVF 促排卵诱发的多卵泡发育导致的晚卵泡期孕酮升高对内膜容受性的影响,可进行全胚冷冻,选择合适的时机进行冻胚移植。

(孙　赟)

参考文献

［1］ ESHRE Capri Workshop Group. Health and fertility in World Health Organization group 2 anovulatory women［J］. Human Reprod Update,2012,18(5):586 - 599.

［2］ SPEISER PW, ARLT W, AUCHUS RJ, et al. Congenital adrenal hyperplasia due to steroid 21 - hydroxylase deficiency: an Endocrine Society clinical practice guideline［J］. J Clin Endocrinol Metab,2018,103(11):4043 - 4088.

［3］ EL - MAOUCHE D, ARLT W, MERKE DP. Congenital adrenal hyperplasia［J］. Lancet, 2017,390(10108):2194 - 2210..

［4］ MERKE DP, AUCHUS RJ. Congenital adrenal hyperplasia due to 21 - hydroxylase deficiency ［J］. N Eng J Med,2020,383(13):1248 - 1261.

［5］ 宁光.提高非经典型 21-羟化酶缺陷症的诊治水平［J］.中华内分泌代谢杂志,2007,23(5):385 - 387.

［6］ NEW MI, GHIZZONI L, MEYER - BAHLBURG H, et al. Fertility in patients with nonclassical congenital adrenal hyperplasia［J］. Fertil Steril,2019,111(1):13 - 20.

［7］ 中华医学会妇产科学分会内分泌学组及指南专家组.多囊卵巢综合征中国诊疗指南［J］.中华妇产科杂志,2018,53(1):2 - 6.

［8］ HOEGER KM, DOKRAS A, PILTONEN T. Update on PCOS: consequences, challenges, and guiding treatment［J］. J Clin Endocrinol Metab,2021,106(3):e1071 - e1083.

［9］ 王静,张玲玉,秦瑶,等.在育龄期不孕的高雄激素血症女性中筛查先天性肾上腺皮质增生症［J］.中华内分泌代谢杂志,2020,36(3):240 - 245.

［10］ BALEN AH, MORLEY LC, MISSO M, et al. The management of anovulatory infertility in women with polycystic ovary syndrome: an analysis of the evidence to support the development of global WHO guidance［J］. Human Reprod Update,2016,22(6):687 - 708.

病例36 孕 15⁺³ 周,宫体前位,凶险性前置胎盘?

主诉

孕 15⁺³ 周,要求终止妊娠。

病史摘要

入院时间:2020.09.23 上午 10:00

现病史:患者,女,32 岁。患者平素月经规则,初潮 13 岁,7/30 天,经量中等,无痛经,LMP 2020.06.06。生育史:2 - 0 - 0 - 2。2013 年 2 月因 GDM 孕 39 周在我院行剖宫产(caesarean section,CS);2014 年 8 月因前置胎盘于××区妇幼保健院足月行剖宫产,术后 2⁺ 月出现发热,再次开腹取出"防粘连纱布"(具体不详)。停经后于 7 月 7～10 日、7 月 19～29 日出现不规则少量阴道出血,无腹痛,未就诊。孕期未产检,未建卡。9 月 18 日停经 3 个月余来我院就诊,查 B 超示:子宫增大,内见一胎儿,宫体位置前位,外形规则,肌层回声欠均匀,宫腔内见一胎体反射,顶臀径约 86 mm,见胎心及胎动,胎心 143 次/分,宫颈长径 47 mm。孕妇及家属坚决要求终止妊娠。门诊拟"G3P2,孕 15⁺³ 周,瘢痕子宫(CS 2 次)"收入院。

既往史:

疾病史:2013 年有妊娠期糖尿病史,否认高血压、心脏病等疾病。

传染病史:否认乙肝、结核等传染病史。

手术、外伤史:2013 年 2 月、2014 年 8 月行两次剖宫产,2014 年 10 月因过敏开腹取出腹腔防粘连纱条,2014 年 12 月行腹腔镜阑尾炎切除术。

输血史:否认输血史。

食物过敏史:否认食物过敏史。

药物过敏史:无药物过敏史。

个人史:

长期生长于原籍,否认疫水、疫区接触史,否认吸烟、酗酒史,否认冶游史。

婚育史:

已婚,2 - 0 - 0 - 2,2013 年 2 月因 GDM 于我院行剖宫产;2014 年 8 月因前置胎盘于××区妇幼保健院行剖宫产。

家族史:

否认家族异常性疾病史,父母体健。

入院体检

查体:T 36.8℃,P 85 次/分,R 20 次/分,BP 118/82 mmHg。

神清气平,一般情况可,步入病房,无贫血貌。HR 85 次/分,律齐,未闻及杂音。双肺呼吸音清,未闻及干、湿啰音。腹膨,下腹部见陈旧性横型手术瘢痕长约 10 cm,无压痛、反跳痛,肝脾肋下未及,双肾区无叩痛。双下肢无水肿。膝反射正常。

专科检查:外阴已婚式;阴道畅,未见明显血迹;宫颈柱状上皮异位(轻度),颜色正常;宫体前位,增大如孕 4 个月大小,无压痛;附件未及异常,无压痛。

辅助检查

血常规:WBC 9.64×10^9/L, Hb 118 g/L, PLT 243×10^9/L;CRP 3 mg/L。

凝血常规:正常范围。

肝、肾功能:正常范围。

ABO 血型:AB 型。Rh(D)血型:Rh(D)阳性。

2020.09.18 血 HCG:13766.0 IU/L。

白带常规:清洁度Ⅱ°。

阴道分泌培养:衣原体抗原测定阴性(—),解脲支原体(培养法)阴性(—),人型支原体(培养法)阴性(—)。

乙肝、HCV、HIV、TRUST:(—)。

心电图:正常心电图。

2020.09.23 B 超(图 36-1):宫内见 1 个胎儿,头位,双顶径 37 mm,股骨长 19 mm,胎心 140 次/分,心律齐。胎盘位置:前壁+内口+后壁下段。胎盘厚 25 mm,胎盘分级 0 级。最大羊水池深度 37 mm。B 超提示:中央性前置胎盘。

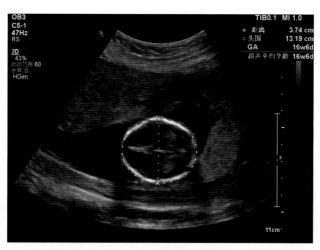

图 36-1　患者超声图像

初步诊断

G3P2,孕 15^{+3} 周,凶险性前置胎盘状态,瘢痕子宫(CS 2 次),中期人工流产。

病例讨论 1

住院医师:患者,女,32 岁,已婚育,2 次足月剖宫产史,因"孕 15^{+3} 周,要求终止妊娠"入院。患者平素月经周期及经期均规则。末次月经 2020.06.06。孕前未建卡产检。孕期有无痛性少量阴道流血。入院 B 超提示：头位，双顶径 37 mm，股骨长 19 mm，胎心 140 次/分，心律齐。胎盘位置：前壁＋内口＋后壁下段。胎盘厚 25 mm。胎盘分级：0 级。最大羊水池深度 37 mm。B 超提示：中央性前置胎盘。目前考虑诊断：G3P2，孕 15^{+3} 周，凶险性前置胎盘状态，瘢痕子宫（CS 2 次），中期人工流产。

主治医师： 患者为育龄期女性，既往剖宫产 2 次，多次腹部手术史。此次妊娠期间有多次阴道流血史，入院 B 超提示中央性前置胎盘。故目前考虑凶险性前置胎盘状态，是否有合并胎盘植入需做进一步检查明确。

主任医师： 结合患者的病史及辅助检查，目前中孕，凶险性前置胎盘状态的诊断明确。阴道流血应与阴道、宫颈等病变鉴别，可以通过妇科检查发现阴道或宫颈可有赘生物或病变区域，必要时可取病理活检并确诊。还需要鉴别诊断的是前置胎盘状态还是前置胎盘伴植入，对于两者仅仅靠症状是无法鉴别的，需要通过辅助检查来帮助鉴别。首选超声检查，它可以清楚地显示胎盘与子宫肌层和子宫颈的关系，但对于是否合并胎盘植入和植入深度可能诊断结果价值受限。而 MRI 可多角度、多平面成像，根据对胎盘位置、形态和肌层的关系可进行客观、准确的判断。随着血清学诊断的发展，可检测血清中 AFP、CK 等水平，指标升高结合影像学诊断，能提高胎盘植入的诊断准确性。可以完善 MRI 来了解胎盘植入的情况。

◤ 后续诊疗经过 1 ▶

2020.09.24 妇科检查：阴道畅，未见明显异常。宫颈轻度糜烂，未见明显赘生物。

2020.09.24 盆腔 MRI（图 36－2）示：胎盘前壁中下段，完全覆盖宫颈内口，胎盘信号不均，内见多发斑片状、条状 T2W 低信号影，与肌层下段前、后壁分界不清，子宫下段前壁局部浆膜面不清。子宫肌层见多发异常信号。妊娠期子宫，宫内可见一胎儿，臀位，胎盘位于子宫前后壁，大者位于后壁，大小约 4.9 cm×2.3 cm×5.9 cm，双侧卵巢未见明显异常。检查结论：完全性前置胎盘状态，胎盘植入子宫肌层下段前、后壁，下段前壁胎盘局部穿透性植入浆膜下不除外，子宫多发肌瘤可能。

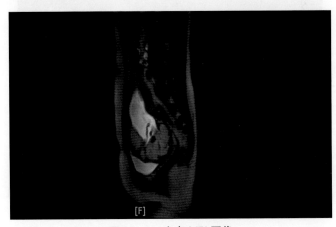

图 36－2　患者 MRI 图像

病例讨论 2

住院医师：患者目前考虑诊断 G3P2，孕 15^{+3} 周，凶险性前置胎盘状态，瘢痕子宫（CS 2 次），中期人工流产。

主治医师：患者两次剖宫产史，超声及核磁均提示中央性前置胎盘状态，核磁更考虑凶险型前置胎盘、穿透性胎盘植入不除外，该患者引产风险极大，与患者及家属再三沟通，建议继续妊娠，定期随访。如果终止妊娠可能有引产过程中大出血、子宫切除，甚至危及患者安全可能。但是患者及家属坚决要求终止妊娠。

主任医师：凶险性前置胎盘（pernicious placenta previa，PPP）是指有剖宫产史，而本次妊娠胎盘位于子宫前壁且胎盘附着在子宫的瘢痕部位，伴有或不伴有胎盘的植入。PPP 具有瘢痕子宫和前置胎盘的两大特点，其极易植入甚至穿透该处肌层的薄弱区域。研究显示，中期妊娠引产胎盘植入的发生率约为 2.3%。该患者为凶险性前置胎盘、穿透性胎盘植入不除外，目前终止妊娠对孕妇风险极大，切除子宫概率较高；另外，患者合并多次腹部手术史，如再次手术，周围脏器损伤可能性大。该患者血型 AB 型，Rh（＋），血源较紧张，引产过程中大出血可能性极高，术前需充分联系血库及血站。目前已与患者及家属多次沟通并告知所有可能风险，患者及家属仍旧坚持终止妊娠。临时组建多学科团队，包括计划生育科、妇科、放射科、血库、B 超室、麻醉科、ICU 等，完善术前讨论，并应对治疗过程中出现的各种紧急情况。综合目前情况，凶险性前置胎盘伴植入可考虑剖宫取胎或者子宫动脉栓塞下剖宫取胎。经科室讨论、医务科行政谈话、上报区妇保所后，拟行子宫动脉栓塞后剖宫取胎备全子宫切除。

后续诊疗经过 2

2020.09.28 上午行子宫动脉栓塞，09.29 下午行剖宫取胎术。术中见：子宫前位，如孕 4 月半大小，子宫下段膨大，拉伸 5 cm，血管怒张。下段前壁及右侧壁呈紫色。推开膀胱返折腹膜，右侧壁见胎盘组织穿透浆膜层。双附件外观正常。止血带扎住子宫峡部，并向上提拉，暴露出子宫下段。在子宫下段取横切口约 6 cm，迅速娩出胎儿及部分胎盘组织。术中出血汹涌，约 1 200 ml 左右。宫颈内口下方胎盘组织植入，鲜血不断涌向切口处，予纱布填塞，压迫宫颈管，出血仍活跃。抢救小组立马决定行全子宫切除术，手术经过顺利，累计出血 2 370 ml，术中共输注红细胞悬液 7 U，血浆 300 ml，冷沉淀 10 U，血小板 1 U，患者生命体征平稳，术后转入 ICU 密切监护，进一步治疗。大体标本剖视（图 36-3）：宫腔积血 30 ml；宫底内膜光滑；下段拉伸，菲薄。下段前壁至右侧壁可见胎盘组织 3 cm×2 cm，植入穿透浆膜面。

术后病理：胎盘着床于子宫下段前后壁，前壁及右侧壁植入肌层，右侧壁肌层及浆膜局部缺如，子宫肌层全层大血管极度扩张伴充血出血，部分扩张血窦内见无定形物。符合穿透性胎盘植入。

最终诊断

中期人工流产（G3P2 孕 15 周），失血性休克，产后出血，穿透性植入型胎盘，胎盘前置状态（完全性，凶险型），瘢痕子宫（CS2 次）。

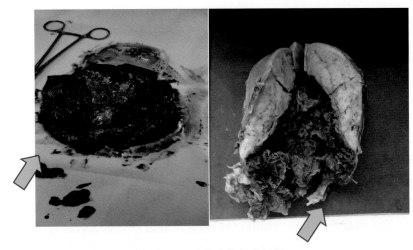

图 36-3　子宫大体标本剖视

疾病诊疗过程简要总结

　　本患者为中期妊娠凶险性前置胎盘伴植入的引产,术前根据超声和 MRI 提示明确凶险性前置胎盘、植入不除外的诊断,引产前充分预估引产风险极高,患者及家属在了解风险后仍旧要求终止妊娠,故经全科、全院相关科室大讨论并上报妇保所之后拟订方案,行子宫动脉栓塞后剖宫取胎备全子宫切除。09.29 上午行子宫动脉栓塞,09.29 下午行剖宫取胎术,术中胎儿及部分胎盘后出血凶猛,共计出血 1 200 ml,术中立马进行宫颈管内纱条填塞止血无效,遂立即改行全子宫切除术并同时进行家属谈话。术中标本及术后病理为穿透性胎盘植入。患者病情凶险,抢救过程积极有效。

诊疗启迪

　　中期妊娠胎盘前置状态伴植入是指妊娠 $14 \sim 27^{+6}$ 周,胎盘附着在距离子宫颈内口较近的位置甚至部分或全部覆盖子宫颈内口,其位置低于胎儿先露部,且胎盘绒毛侵入子宫肌层。凶险性前置胎盘的高危因素有以下几点。

　　(1) 剖宫产史:剖宫产术后子宫内膜受损,子宫切口处瘢痕愈合不良,绒毛侵入子宫肌层甚至浆膜层,导致胎盘植入。有剖宫产史的妇女再次妊娠时前置胎盘的发生率较无剖宫产史者升高(分别为 2.54% 和 0.44%);有剖宫产史的前置胎盘患者中,发生胎盘植入的比例也高于无剖宫产史者(分别为 38.2% 和 4.5%)。

　　(2) 孕妇年龄≥35 岁。

　　(3) 人工流产≥2 次。

　　(4) 分娩次数≥2 次。

　　(5) 既往有胎盘粘连病史。

　　凶险性前置胎盘的临床诊断主要依据病史,尤其要注意患者是否具有高危因素,结合临床症状、体征以及辅助检查;确诊则需依据手术所见以及组织病理学检查结果。

　　超声及 MRI 是重要的辅助检查手段。

　　(1) 胎盘前置状态的超声征象:超声检查可以发现覆盖或接近子宫颈内口的胎盘组织,

呈均匀的强回声,胎盘下缘距子宫颈内口≤2 cm。

（2）胎盘植入的超声征象：超声可以发现胎盘后间隙部分或全部消失；子宫浆膜-膀胱交界处血管丰富；胎盘着床部位的子宫正常结构紊乱,弥漫性或局灶性胎盘实质内腔隙血流。

MRI可以更好地显示胎盘与剖宫产术后子宫切口的位置关系以及胎盘侵犯子宫肌层的深度。MRI检查有助于鉴别粘连型与穿透型胎盘植入。对于预测穿透型胎盘植入的准确性高于超声检查。

终止中期妊娠主要用于因医学原因不宜继续妊娠和非意愿妊娠的情况。研究显示,中期妊娠引产胎盘植入的发生率约为2.3%,且近年来有逐年增长趋势。由于近年来剖宫产率居高不下,加之"三孩政策"放开,有剖宫产史的孕妇比例增加,胎盘植入的风险也相对增加。胎盘前置状态伴植入的中期妊娠引产过程中,由于胎盘不能自行剥离或者只能部分剥离,可导致产时/产后大出血、弥散性血管内凝血、子宫破裂、感染或子宫切除等不良结局,甚至危及患者生命。凶险性前置胎盘引产的处理极其棘手。对于剖宫产后胎盘前置状态伴植入的患者,中期妊娠引产采用剖宫取胎术固然有利于保留子宫和保护生育力,但一概行剖宫取胎术是否合适存在争议。虽然经阴道分娩的成功报道并不多,但是选择UAE后经阴道引产,避免不必要的腹部手术,也有最后成功的案例。因此,充分地评估和与患者沟通、做好围手术期的预案显得特别重要。

2018年中华医学会计划生育分会发表的《剖宫产后中期妊娠胎盘前置状态伴植入终止妊娠的专家共识》具有重要的临床指导意义。该共识指出,凶险性前置胎盘终止妊娠的方式包括剖宫取胎术、子宫局部病灶切除及修补术、依沙吖啶(利凡诺)羊膜腔内注射引产术、米非司酮配伍前列腺素引产术。目前,剖宫取胎术、子宫局部病灶切除及修补术报道的病例数相对较多。为减少大出血等严重并发症以及保障强有力的救治力量,推荐行择期剖宫取胎术或子宫局部病灶切除及修补术。术前先行双侧子宫动脉栓塞术(uterine artery embolization，UAE),能有效减少术中出血。已诊断或可疑诊断为胎盘前置状态伴植入者,若要求终止妊娠,应该转诊到具备行开腹子宫切除术或子宫动脉栓塞术条件且有救治产后大出血经验的医院。

终止妊娠时的围术期准备：

（1）建立临床多学科综合治疗团队(multidisciplinary team，MDT)：由妇产科、超声科和麻醉科等相关科室组成MDT,术前多学科会诊,充分沟通病情,制定抢救预案。

（2）患者及其家属的知情同意：术前与患者和家属讲解病情,解释治疗方案,告知术中、术后可能出现的大出血、感染等并发症以及切除子宫等结局。

（3）终止妊娠的术前准备：术前24~48 h内行双侧UAE,也可放置腹主动脉或髂内动脉球囊。备红细胞、血浆等血制品,并具有大量输血的能力,必要时准备凝血酶原复合物和纤维蛋白原。

（4）终止妊娠的时机：一旦决定终止妊娠,无须等待,尽快手术；如患者出现活动性阴道流血,应立即终止妊娠。

图36-4为《剖宫产后中期妊娠胎盘前置状态伴植入终止妊娠的专家共识》流程图。

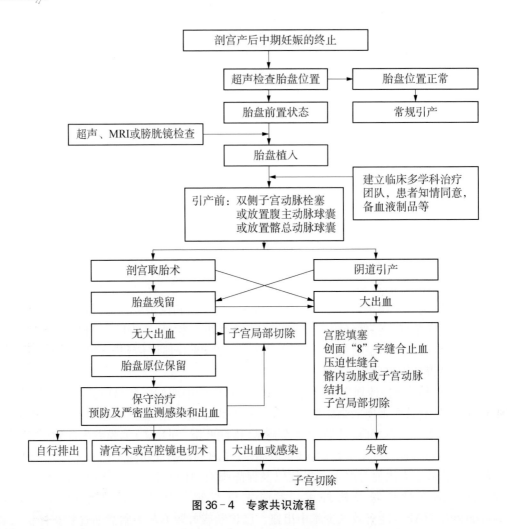

图 36-4　专家共识流程

专家点评

　　1. 行业内知名专家点评(郑勤田,教授,石家庄市妇产医院、美国亚利桑那大学妇产科)

　　本案例探讨了一例中孕期凶险性前置胎盘引产患者的诊疗全过程。患者停经 15^{+3} 周,要求终止妊娠。结合患者的病史、主诉及辅助检查,诊断"G3P2,孕 15^{+3} 周,凶险性前置胎盘状态伴植入,瘢痕子宫(CS 2 次)",诊断明确。引产术前 MRI 已提示,胎盘植入子宫肌层下段前后壁,下段前壁胎盘局部穿透植入浆膜下。抢救中"累计出血2370 ml"及"术中所见",也证实"凶险性前置胎盘、穿透性胎盘植入"带来的大出血风险。因此胎盘植入引产过程中,建立了多学科的联合,做好手术预案和精准评估,选择剖宫取胎备全子宫切除,结局良好,经过顺利。

　　2. 主任点评(许泓,教授,上海交通大学医学院附属国际和平妇幼保健院)

　　胎盘植入性疾病是由于胎盘绒毛异常黏附或者直接侵入子宫肌层而导致的一类疾病统称,根据胎盘绒毛侵入子宫肌层程度,分为:①胎盘粘连(placenta accreta,PA);胎盘绒毛突破蜕膜基底层,与子宫肌层粘连。②胎盘植入(placenta increta,PI):胎盘绒毛侵入子宫肌层。③穿透性胎盘植入(placenta percreta,PP):胎盘绒毛侵及子宫全层,并到达浆膜层,甚至侵犯周围器官。

胎盘植入是导致严重产后出血、盆腔其他器官损伤、围生期紧急子宫切除以及孕产妇死亡的高危因素。近年来,随着有剖宫产史的二胎、三胎孕妇比例增加,胎盘前置状态伴植入的风险也相对增加,一项包含 14 项队列研究的荟萃分析显示,一次剖宫产史的女性前置胎盘伴植入的发生率为 4.1%,≥2 次剖宫产史的女性发生率为 13.3%。此外,有研究显示,凶险型胎盘前置状态中期妊娠经阴道引产时大出血及子宫切除风险高。对于剖宫产后胎盘前置状态伴植入的患者,中期妊娠引产采用剖宫取胎术固然有利于保留子宫和保护生育力,但却也增加了患者的痛楚,需要进行经腹手术解决问题。对于这些患者是否能够经阴道分娩也值得进一步研究。一项临床回顾性研究入组 12 例中孕期瘢痕子宫胎盘前置状态伴胎盘穿透性植入患者,其中 10 例予预防性 UAE 后行剖宫取胎和子宫下段部分切除术,2 例直接行剖宫取胎和子宫下段部分切除术,均成功保留子宫,术后 3 个月复查 B 超子宫复旧良好,无发热、再次出血、子宫切口愈合不良等并发症发生。另一临床研究对 6 例剖宫产后中期妊娠中央性胎盘前置状态伴植入患者行剖宫取胎术终止妊娠,术前均行预防性 UAE,其中 3 例因考虑胎盘穿透型植入侵及膀胱,术前膀胱镜下放置双 J 管,术中胎盘植入部分予以缝扎后切除,且术中同时予宫腔填塞压迫止血,均成功保留子宫。考虑到阴道引产所需的时间较长,不确定因素较多,增加了风险,故建议引产前应仔细评估胎盘前置状态的类型以及胎盘植入的面积和程度,结合本医疗机构的实际情况,慎重选择。

越来越多的证据表明,对剖宫产后疑似胎盘植入患者的多学科管理优于标准产科治疗,应建立临床多学科综合治疗团队(MDT,由妇产科、超声科、放射科和麻醉科等相关科室组成),术前多学科会诊,充分沟通病情,制定抢救预案,并取得患者及其家属的知情同意。术前 24~48 h 内行预防性双侧 UAE,备红细胞、血浆等血制品。如患者出现不可控制的活动性阴道流血,应立即终止妊娠,必要时可直接行经腹剖宫取胎术加子宫局部病灶切除及修补术。特别是对于剖宫产史≥2 次的中期妊娠胎盘前置状态伴植入患者,终止妊娠的方法应慎重选择,术前结合相关高危因素和影像学等进行充分评估,对可疑植入型或穿透型中央性胎盘前置状态中孕引产患者,首选 UAE 后剖宫取胎术加子宫局部病灶切除及修补术。

结合本病例,该患者有 2 次剖宫产史,前次剖宫产手术指征为前置胎盘,此次 B 超及 MRI 提示中央性前置胎盘伴植入(穿透性可能),因此能够采用术前子宫动脉栓塞,剖宫取胎备全子宫切除,建立多学科会诊,做好预案,术中发现及病理均证实为"穿透性植入型胎盘",处理得当,因此结局良好。

(许 泓)

参考文献

［1］顾向应,黄丽丽,于晓兰,等.剖宫产后中期妊娠胎盘前置状态伴植入终止妊娠的专家共识[J].中华妇产科杂志,2018,53(9):585-589.

［2］MOROTTI M, PODESTÀ S, MUSIZZANO Y, et al. Defective placental adhesion in voluntary termination of second-trimester pregnancy and risk of recurrence in subsequent pregnancies [J]. J Matern Fetal Neonatal Med, 2012,25(4):339-342.

［3］黄苑铭,黄冬平,涂艳萍,等.剖宫产瘢痕妊娠与植入性胎盘关系的研究[J].中华医学超声杂志(电子版),2017,14(5):368-372.

［4］JAUNIAUX E, BHIDE A. Prenatal ultrasound diagnosis and outcome of placenta previa accreta after cesarean delivery: A systematic review and meta-analysis[J]. Am J Obstet Gynecol, 2017, 217(1):27-36.

［5］陈铮,陈澜,何晓英.胎盘附着部位对前置胎盘状态妊娠中期引产结局的影响[J].同济大学学报(医学版),2020,41(5):625-629.

［6］SILVER RM, FOX KA, BARTON JR, et al. Center of excellence for placenta accreta [J]. Am J Obstet Gynecol, 2015,212(5):561-568.

［7］SHAMSHIRSAZ AA, FOX KA, SALMANIAN B, et al. Maternal morbidity in patients with morbidly adherent placenta treated with and without a standardized multidisciplinary approach [J]. Am J Obstet Gynecol, 2015,212(2):218. e1-9.

［8］OU J, PENG P, TENG L, et al. Management of patients with placenta accreta spectrum disorders who underwent pregnancy terminations in the second trimester: A retrospective study [J]. Eur J Obstet Gynecol Reprod Biol, 2019,242:109-113.

［9］SILVER RM, FOX KA, BARTON JR, et al. Center of excellence for placenta accreta[J]. Am J Obstet Gynecol, 2015,212(5):561-568.

［10］左坤,王芳,陈德,等.中孕期瘢痕子宫胎盘前置并胎盘穿透性植入12例临床分析[J].中国计划生育和妇产科,2019,11(05):36-41+97.

病例37 人工流产＋放置节育器术后,间歇性下腹痛2个月,宫内节育器异位?

主诉

人工流产＋放置节育器术后,间歇性下腹痛2个月。

病史摘要

入院时间:2014.02.14 上午 09:00

现病史:患者,女,37岁,已婚育。患者平素月经规律,5/30天,量中,无痛经,LMP 2014.01.25。患者于2013.11.22行早孕人流术＋节育器放置术(吉妮环),术后阴道出血5日净。术后20天出现无明显诱因出现间歇性下腹痛,发作时间不定,时为隐痛,时而较剧烈,每次持续5～6 min,改变体位稍好转,无发热,无腹泻、便血及排便习惯改变,无尿频、尿急、尿痛,无不规则阴道流血、流液,无肛门坠涨感等。2014.01.07 于我院行阴超提示子宫前位,51 mm×56 m×45 mm,外形尚规则,肌层回声欠均匀,宫腔内节育器(intrauterine device,IUD)未见,左卵巢未显示,右卵巢大小 27 mm×24 mm×19 mm,盆腔内游离无回声区深 14 mm。腹部 X 线片提示盆腔内耻骨联合上方 5.5 cm 处见一条状弯曲弧形高密度影,节育器可能性大。2014.01.15 本院子宫输卵管造影(hysterosalpingography,HSG)提示 IUD 游离于宫腔外。故门诊拟"IUD 异位"收入院。

患者自发病来,神清,精神可,胃纳可,二便正常,睡眠可,体重无明显改变。

既往史:

疾病史:患者否认心脏病、高血压等慢性病史。

传染病史:否认乙肝、结核等传染病史。

手术、外伤史:1997 年知情选择行剖宫产术,否认其他手术、外伤史。

输血史:否认输血史。

食物过敏史:否认食物过敏史。

药物过敏史:否认药物过敏史。

个人史:

长期生长于原籍,否认疫水、疫区接触史,否认吸烟、酗酒史,否认冶游史。

婚育史:

已婚,1-0-4-1(1997 年剖宫产,4 次人流史,末次 2013.11.22 行早孕人流术＋节育器放置术,吉妮环)。

家族史:

否认家族遗传性疾病史,父母子女均体健。

入院体检

查体:T 37℃,P 89 次/分,R 19 次/分,BP 125/87 mmHg。

神清气平,一般情况可,步入病房,无贫血貌。HR 89 次/分,律齐,未闻及杂音。双肺呼吸音清,未闻及干、湿啰音。双乳对称,无包块、红肿及压痛,乳头无内陷,无异常分泌物。腹平软,无压痛、反跳痛,肝脾肋下未及,双肾区无叩痛,未及明显包块,下腹部见陈旧横行手术瘢痕。双下肢无水肿。膝反射正常。

妇科检查:外阴已婚式,阴道畅,宫颈轻度糜烂样改变,宫体前位常大无压痛,双侧附件区阴性。

辅助检查

2014.01.07 本院阴超提示子宫前位 51 mm×56 mm×45 mm,外形尚规则,肌层回声欠均匀,宫腔内 IUD 未见,左卵巢未显示,右卵巢大小 27 mm×24 mm×19 mm,盆腔内游离无回声区深 14 mm。

2014.01.07 本院腹部 X 线片提示盆腔内耻骨联合上方 5.5 cm 处见一条状弯曲弧形高密度影,节育器可能性大。

2014.01.15 本院子宫输卵管造影(HSG)提示 IUD 游离于宫腔外。

初步诊断

IUD 异位。

病例讨论 1

住院医师:患者,女,37 岁,已婚育,因"人工流产＋放置节育器术后,间歇性下腹痛 2 个月"入院。2 个月余前行人工流产＋宫内节育器放置术,妇科彩超提示宫内未见 IUD,腹部 X 线检查提示:盆腔内耻骨联合上方节育环可能性大,子宫输卵管造影提示 IUD 游离于宫腔外。患者平素月经周期及经期均规则,无痛经史,妇科检查无阳性体征。目前考虑诊断:IUD 异位可能。

主治医师:患者为育龄期女性,既往剖宫产 1 次,人流 4 次,末次人流为 2 个月余前,术中同时放置吉妮环一枚。术后 20 天即出现间歇性下腹痛,时有加剧,无其他伴随症状,现辅助检查提示 IUD 异位可能,考虑人流＋放置节育器术中穿孔可能,现 IUD 位于盆腹腔内可能,故建议手术取除 IUD。

主任医师:结合患者的主诉、病史及辅助检查,IUD 异位的诊断较为明确。目前考虑 IUD 异位至盆腹腔内,需手术取出异位的 IUD。患者既往剖宫产史,有盆腔粘连可能。患者有腹痛症状,辅助影像学检查提示 IUD 与子宫不相连,需进一步明确 IUD 在盆腹腔的具体位置及与周围脏器的关系,为手术做好预案及充分准备。建议患者继续完善相关辅助检查及肠镜检查,排除 IUD 穿透肠管及周围其他脏器可能。

后续诊疗经过 1

2014.02.15 腹部超声:盆腔内见强回声,IUD 可能,肝、胆、胰、脾、肾未见明显异常。

2014.02.16 肿瘤标志物均正常。

2014.02.17 肠镜检查未见明显异常。

病例讨论 2

住院医师:患者目前诊断 IUD 异位可能。

主治医师:患者目前诊断较明确,IUD 异位至盆腹腔内,导致患者有间歇性下腹痛的症状,需行经腹手术取出异位的 IUD。

主任医师:该患者诊断明确,需行经腹手术取出异位至盆腹腔的 IUD。手术路径可先试行腹腔镜手术,若腹腔镜手术困难则可转开腹手术。术中因肠管蠕动,IUD 位置尚不确定,若查找困难,必要时可行术中 X 线检查。注意 IUD 完整性,避免残留。虽然肠镜未提示 IUD 穿透肠管,但是术中如发现 IUD 与肠管等脏器粘连紧密,游离 IUD 过程中有损伤脏器可能,则取出 IUD 的同时可能需行脏器修补术,甚至有切除肠管可能。术前需充分肠道准备,并与患者及家属沟通告知手术风险及预后。

后续诊疗经过 2

2014.02.18 行腹腔镜检查,术中见大网膜自脐下至子宫前方与腹壁形成片状致密粘连带,子宫前位,正常大小,宫体前壁与膀胱腹膜反折及部分大网膜致密粘连,予分解粘连后见子宫表面尚光滑,周围未见明显节育器影,双侧附件区未见明显异常。

腹腔镜术中 X 线摄片提示腹腔内腰椎第 4～5 水平左侧 2 cm 处见一段长约 3 cm 的弧形金属高密度影。再次腹腔镜下探查左下腹腔,见一枚吉妮环紧贴于左侧小肠系膜表面,局部炎症充血,与肠管表面轻度粘连,牵拉 IUD 顶端,完整取出。

诊疗启迪

IUD 异位与放置时间、环形选择及放置技术有关。异位的 IUD 在腹腔可能发生游走,增加取器难度,且危及邻近的脏器。由于 IUD 异位造成粘连,可引起腹痛、阴道不规则出血、异位妊娠、慢性疼痛甚至不孕,或异位至邻近脏器导致肠梗阻、肠穿孔、膀胱损伤等严重并发症。因此,一旦发现 IUD 异位,即使无症状也建议立即将异位的 IUD 取出。腹腔镜手术具有微创、恢复快的优点,是超声发现 IUD 盆腹腔异位首选的治疗方法。当 IUD 异位至肠管、盆腔内,同时粘连严重或者 IUD 靠近大血管及输卵管时,如腹腔镜诊治有困难,可选择性开腹探查并进一步治疗。

1. 放置 IUD 的不良反应

(1)月经的改变和不规则出血。月经异常是放置 IUD 后主要的不良反应,其发生率为 5%～10%。出血的临床表现主要为月经增多或过多、经期延长、不规则出血或点滴出血和赤带等,经血量增加多发生在放置后 6～12 月内,一般 2 年内好转,有时到 4～5 年才接近正常,放置 IUD 后平均月经出血量增加 20～50 ml,常是因症取出的原因。含铜 IUD 会增加月经出血量,并且和铜表面积及支撑力有关;释放孕激素的 IUD 可减少出血量为 40%～50%,早期使月经过少、点滴出血、远期可致闭经等;带吲哚美辛的 IUD 能使经血量明显减少,减少经期延长和不规则出血,极少数可能有周期改变。应根据宫腔大小和形状选择合适的 IUD,月经量偏多者,选用带吲哚美辛或孕激素的 IUD。严格掌握适应证和禁忌证,把握放置技巧,稳、准、轻巧地把 IUD 放在宫腔正确位置,做好术前咨询,说明 IUD 可能发生的不良反应,增加耐受性。

(2)疼痛。IUD 引起的疼痛可能是生理性或病理性的。病理性的 IUD 疼痛可由于损伤、感染等因素引起。IUD 引起的生理性疼痛指并发症引起的下腹痛和腰骶部坠痛及性交痛,一般取器后疼痛即消失。根据疼痛出血时间不同,又可分为早期痛、延迟痛和晚期痛。早期疼痛发生在置入 IUD10 日以内,多为生理性。延迟性疼痛一般提示 IUD 与宫腔不匹配。疼痛时间持续越长,可能说明 IUD 与宫腔的一致性越差。晚期疼痛指放置 IUD 后或早期和延迟性疼痛缓解 4 周以上出现的疼痛,多数为病理性,应进一步查明原因。应重点排除感染或异位妊娠,尚需考虑 IUD 变形、嵌顿、下移、粘连等。

(3)白带增多。IUD 在宫腔内刺激子宫内膜,引起无菌性炎症,可使子宫液分泌增加。IUD 的尾丝刺激宫颈管上皮也可能引起宫颈分泌细胞分泌增加,一般经数月适应后能逐渐减少,多数不需要治疗。

(4)过敏。目前常用的活性 IUD 均带有铜丝或铜套,在宫腔、宫颈和输卵管液中有较高铜离子浓度。近年来常有个案报道,放置带铜 IUD 后出现与其他过敏原相似的临床表现。多数出现皮疹、全身瘙痒,个别出现心慌、腹痛等。如临床上怀疑铜过敏者应及时取出 IUD,并行抗过敏治疗,今后不能再用带铜的 IUD。也曾有放置带铜 IUD 后引起速发性变态反应(过敏反应)的报道,病情类似青霉素过敏性休克,一旦发生应及时抢救,并及时取出 IUD。

2. 放置宫内 IUD 的并发症

(1) 术时出血:多由组织损伤和感染造成。手术当时出血者,首选止血药物和宫缩剂。出血多者,需补足血容量,疑有子宫损伤时不可做诊断性刮宫,必要时施行腹腔镜检查协助诊断。病情严重者,必要时行剖腹探查。根据损伤程度进行修补术或子宫切除术。放置数日后出血者,应首先给予止血、抗感染等治疗,无效者应及时取出 IUD,或同时行诊断性刮宫,并用宫缩剂止血,刮出物送病理检查。人工流产同时放置 IUD 后出血者,应考虑到妊娠组织物残留可能,应取出 IUD 并进行诊断性刮宫,清除宫腔残留组织物,术后应用抗生素。

(2) 盆腔感染:临床表现有术后出现腰酸、下腹疼痛、出血,阴道分泌物浑浊、有臭味,有体温升高等征象,严重感染时,子宫增大,附件增厚压痛,盆腔炎时可伴有炎性包块。放置 IUD 后一旦有感染,可选用抗生素治疗。感染控制后取出 IUD 为宜。严重感染时,行宫颈分泌物培养或药物敏感试验,选用敏感抗生素。控制感染同时应取出 IUD,继续用抗生素及全身支持治疗。慢性炎症时,应在抗生素控制感染后取出 IUD,同时可应用理疗或中药治疗。

(3) 子宫穿孔:发生率低,但是手术并发症中较严重的一种,任何进宫腔操作的器械均能引发。国内外均报道有放、取 IUD 时子宫穿孔合并肠损伤、感染等,如处理及时,则预后良好,若未及时诊治,则后果严重,甚至死亡。多数受术者在手术过程中突然感到剧痛、撕裂样疼痛,但也有少数疼痛不剧,偶见无痛感者,有的在术时疼痛不明显,但在术后因出血或感染而出现持续性隐痛、钝痛或胀痛。腹部检查可有肌卫、压痛或反跳痛。有出血表现,出血量根据子宫穿孔的部位、有无血管而不同,可表现为内出血或外出血。一般内出血超过 500 ml 时,腹部可出现移动性浊音。如损伤大血管,可出现休克,如未及时处理,甚至可能造成死亡。穿孔时,手术者会有器械落空感,用探针探查宫腔深度时,常超过子宫应有深度或超过探查的深度。使用取环钩导致子宫损伤时,有时钩子难以取出。取器钩穿孔合并其他脏器损伤时,可勾出肠管、大网膜组织等,受术者可伴剧痛和腹膜刺激症状。诊断应无困难。发现或可疑穿孔须立即停止手术。若手术中发生单纯性子宫穿孔,如探针或小号宫颈扩张器等导致的子宫穿孔创面较小,且未放入 IUD、无出血症状或腹膜刺激症状,患者一般情况良好,应住院严密观察血压、脉搏、体温、腹部情况及阴道流血等。同时应用抗生素预防感染和应用宫缩剂,一般观察 5~7 日。如合并脏器损伤或出血多,根据情况行腹腔镜手术或剖腹探查术。

(4) IUD 异位:凡宫内 IUD 部分或完全嵌入肌层,或异位于腹腔、阔韧带者,称为宫内 IUD 异位。原因为术时子宫穿孔,将 IUD 放置在子宫外。临床常见由于子宫位置异常及手术者未能正确判断子宫位置而直接造成放置时子宫穿孔,将 IUD 放在子宫外,如子宫前屈位时,IUD 通常是从子宫后壁穿通,进入子宫直肠陷凹,子宫位置向左,则一般穿通右侧子宫旁的阔韧带内;子宫位置偏右,则反向进入左侧阔韧带内,甚或通过阔韧带再进入盆腔。子宫后屈时,可通过子宫前壁进入盆腔或膀胱腹膜反折下。若 IUD 过大,则会压迫子宫壁并使子宫肌层收缩加强,导致 IUD 逐渐嵌入子宫肌层,甚至部分可移行出子宫外。哺乳期、子宫瘢痕史者、长期口服避孕药等容易术时穿孔造成 IUD 移位等。

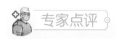 专家点评

1. 行业内知名专家点评(郑勤田,教授,石家庄市妇产医院、美国亚利桑那大学妇产科)

本案例探讨了一例宫内 IUD 异位的诊疗过程。患者人流＋放置节育器后间歇性腹痛,结合患者的病史、主诉及辅助检查,IUD 异位的诊断较为明确,IUD 异位至盆腹腔,与子宫不相连,需行腹部手术取出 IUD,术前完善相关辅助检查,初步确定了 IUD 的位置,进行腹腔镜检查,术中探查 IUD 困难,再次行 X 线摄片定位,终于发现了异位的 IUD。该病例较为罕见,在诊治过程中需要排除放置宫内 IUD 的相关不良反应及并发症,在诊断及治疗的过程中,选择合适的辅助检查非常重要。

2. 主任点评(许泓,教授,上海交通大学医学院附属国际和平妇幼保健院)

IUD 异位与放置时间、环型选择及放环技术有关。IUD 异位于子宫以外,即 IUD 进入盆腔、腹腔内,为子宫外异位,是放置 IUD 最严重的并发症之一,其发生率约 0.03％～0.28％。很多 IUD 异位无临床表现,多数在随访、取器或带器妊娠时才发现。有症状者可能与异位的部位有关:嵌顿部位较低靠近宫颈者,往往有腰骶部酸胀;IUD 异位伴有断裂者可刺激子宫肌层或邻近脏器产生疼痛;有尾丝的 IUD,可表现为尾丝消失,或取器牵拉尾丝时阻力大,伴有牵引痛;曾有放置节育器时突然出现腹部锐痛的病史;异位在直肠陷凹或子宫表面的 IUD,有时在双合诊或三合诊检查时在该处可扪及异物感或突出感,部分患者有腰骶部酸痛、下腹坠胀不适或有不规则阴道流血。如果 ICD 异位于腹腔,可伤及肠管、膀胱等组织,造成粘连,从而引起相应的刺激症状和体征。若在取 IUD 术前行 X 线检查时,发现盆腔内有 IUD,而在取 IUD 时,探查子宫内却无 IUD 异物感;或取器时可触及 IUD,但取出困难;或能勾到,但向外牵引时阻力甚大,均应怀疑宫内 IUD 异位。

IUD 的辅助检查有超声检查、放射线检查、子宫输卵管造影或盆腔气腹双重造影,可正确定位 IUD 所在部位。B 超是目前最常用的 IUD 异位诊断方法,可用于检查各种材质的 IUD,显示 IUD 与子宫内膜、肌层的关系。超声不能完整显示整个 IUD 的形状,易受体位的影响,且对非含铜 IUD 的分辨率低,IUD 一旦异位入盆腹腔,阴道超声的诊断范围受限,漏诊率增加。CT 可以精确显示 IUD 的位置、与子宫浆膜面的关系、是否累及邻近脏器,不受体位和肠蠕动的影响,后期通过扫描数据可进行三维重建,能更直观地展示 IUD 在盆腔内的情况。宫腔镜检查能直接观察、检查宫内 IUD 情况。腹腔镜检查能直接观察部分或完全异位于子宫外的 IUD。

凡 IUD 异位者,无论有无症状,均应及早取出。经阴道取出适用于嵌入肌层较浅者,对于取出困难者,切勿盲目用力牵拉,可在超声监护下或 X 光透视下进行。目前,临床应用较多的是在宫腔镜直视下取器,大部嵌入肌层的 IUD 不能松动者不宜经阴道取器。经阴道后穹隆切开取出术适用于 IUD 位于直肠子宫陷凹者。腹腔镜手术适用于 IUD 异位于腹腔内,并估计无粘连或轻度粘连者,可在腹腔镜直视下取出,此法既简单,又安全,术后恢复快,并发症少。剖腹探查适用于以上方法取出困难者。

人工流产术后即时放置 IUD 可能增加 IUD 异位的风险,但即时放置具有落实长效

可逆避孕方法及高效避免重复流产的优势,可通过下述措施来降低 IUD 异位的风险:①人工流产术后常规给予缩宫素宫颈注射,子宫收缩良好后再放置 IUD,可使子宫较明显收缩的时段提前到 IUD 放置前,降低子宫收缩对 IUD 排异作用的强度。②选择合适的 IUD,优先选择已有证据证实在人工流产术后即时放置效果较好的 IUD,如 T 型、宫型、活性-γ 型及吉妮 IUD,慎重选择支撑力较大的 IUD。③有条件的情况下,尽量在超声引导下放置,以保证 IUD 放置到位。在放置后尽快进行超声检查并记录在案。④加强置器后定期随访和检查:放置后 3 个月内应预约患者返诊,并至少进行 1 次超声检查,发现异常情况须及时处理。医护人员应加强对放置 IUD 患者的宣教,强调定期检查,以便及时发现 IUD 的异常情况,早期发现问题并及时处理,避免更为严重的并发症发生。针对考虑 IUD 子宫外异位患者,应仔细询问病史,有无腹痛、腹痛发生时间及泌尿、消化系统相关症状,可提供异位相关信息及诊疗思路。

(许 泓)

参考文献

[1] 中华医学会计划生育学分会.临床诊疗指南:计划生育学分册[M].北京:人民卫生出版社,2017:15

[2] 吴尚纯.宫内节育器的开发和应用状况[J].实用妇产科杂志,2009,10(9):323-324.

[3] 孙嘉敏.宫内节育器异位至肠管内 1 例[J].现代妇产科进展,2018,27(10):800.

[4] 王利.影响女性宫内节育器异位的相关因素分析[J].中国实用医药,2019,14(36):50-51.

[5] 钱翠凤.B 超和 CT 用于宫内节育器异位诊治的效果分析[J].中国计划生育学杂志,2020,28(5):763-766.

[6] 唐良莠,刘叔文.宫内节育器的并发症及其防治[J].中国实用妇科与产科杂志,2001,17(9):523-525.

[7] 侯晓曼.人工流产术后即时放置宫内节育器异位的诊治和预防[J].中国计划生育学杂志,2018,26(8):733-735.

[8] STEPHEN SEARLE E. The intrauterine device and the intrauterine system [J]. Best Pract Res Clin Obstet Gynaecol,2014,28(6):807-824.

[9] VELDHUIS HM, VOS AG, LAGRO-JANSSEN ALM, et al. Complications of the intrauterine device in nulliparous and parous women [J]. Eur J Gen Pract,2004,10(3):82-87.

[10] LOPEZ LM, BERNHOLC A, ZENG Y, et al. Interventions for pain with intrauterine device insertion:Reviews [M]. John Wiley & Sons, Ltd, 2008.

索引

17 - hydroxyprogesterone，17 - OHP　17 -羟孕酮　241

18F - 2 - Deoxy - 2 - fluoro - D - glucose，18F - FDG　18 -氟-氟代脱氧葡萄糖　186

21 - hydroxylase deficiency，21 - OHD　21 -羟化酶缺乏　241

A

abnormal uterine bleeding，AUB　异常子宫出血　178

activated clotting time of whole blood，ACT　激活全血凝固时间　24

activated partial thromboplastin time，APTT　部分凝血活酶时间　20

acute fatty liver of pregnancy，AFLP　妊娠期急性脂肪肝　31

adenosine deaminase，ADA　腺苷脱氨酶　111

adrenocorticotropic hormone，ACTH　促肾上腺皮质激素　241

adrenomedullin，ADM　肾上腺髓质激素　52

alanine aminotransferase，ALT　丙氨酸氨基转移酶　8

albumin，Alb　白蛋白　8

alpha fetoprotein，AFP　甲胎蛋白　145

American College of Chest Physicians，ACCP　美国胸科医师学会　22

American Society of Colposcopy & Cervical Pathology，ASCCP　美国阴道镜和宫颈病理学会　169

amniotic fluid index，AFI　羊水指数　35

amniotic fluid volume，AFV　羊水池深度　7

anorexia nervosa，AN　神经性厌食症　222

anti-Mullerian hormone，AMH　抗缪勒管激素　225

antithrombin，AT　抗凝血酶　21

anti-thyroglobulin antibodies，TgAb　抗甲状腺球蛋白抗体　21

aspartate transaminase，AST　天门冬氨酸氨基转移酶　8

atypical endometrial hyperplasia，AH　子宫内膜不典型增生　215

B

biparietal diameter，BPD　双顶径　13

British Health Professionals in Rheumatology，BHPR　英国风湿病卫生专业人员协会　77

British Society for Rheumatology，BSR　英国风湿病学会　77

B - type natriuretic peptide，BNP　B 型钠尿肽　55

C

caesarean section，CS　剖宫产　246

carbohydrate antigen，CA　糖类抗原　108

carcinoembryonic antigen，CEA　癌胚抗原　155

chromosomal microarray analysis，CMA　染色体微阵列分析技术　4

combined oral contraceptive，COC　复方口服避孕药　211

complete remission，CR　完全缓解　152

computer assisted sperm analysis，CASA　计

算机辅助精子分析 239

congenital adrenal hyperplasia，CAH 先天性肾上腺皮质增生症 240

congenital heart disease，CHD 先天性心脏病 4

continuous positive airway pressure，CPAP 持续气道正压通气 104

continuous veno venous hemofiltration，CVVH 连续静脉血液滤过 83

copy number variations，CNVs 拷贝数变异 2

copy number variations sequencing，CNV-seq 拷贝数变异测序 2

C-reactive protein，CRP C-反应蛋白 8

creatinine clearance rate，Ccr 肌酐清除率 123

creatinine，Cre 肌酐 8

D

deep infiltrating endometriosis，DIE 深部浸润型子宫内膜异位症 125

deep venous thrombosis，DVT 深静脉血栓 22

delayed cord clamping，DCC 延迟结扎脐带 104

delivery of posterior arm 牵后臂娩后肩 17

disseminated intravascular coagulation，DIC 弥散性血管内凝血 31

E

Eastern Cooperative Oncology Group，ECOG 美国东部肿瘤协作组 148

endometrial cancer，EC 子宫内膜癌 215

endometrial hyperplasia without atypia，EH 不伴不典型增生的子宫内膜增生 215

endometrial stromal nodule，ESN 子宫内膜间质结节 184

erythrocyte sedimentation rate，ESR 红细胞沉降率 63

estradiol，E2 雌二醇 20

expected date of childbirth，EDC 预产期 12

extremely low birth weight infant，ELBWI 超

低出生体重儿 104

F

fertility-sparing surgery，FSS 保留生育功能手术 152

fibrinogen，Fib 纤维蛋白原 20

flow index，FI 血流指数 183

follicle-stimulating hormone，FSH 卵泡刺激素 20

free androgen index，FAI 雄激素游离指数 238

free thyroxine，FT_4 游离甲状腺素 21

free triiodothyronine，FT_3 游离三碘甲状腺原氨酸 21

frozen embryo transfer，FET 冷冻胚胎移植 237

G

gastric-type endocervical adenocarcinoma，G-EAC 子宫颈胃型腺癌 167

genitopatellar syndrome，GPS 生殖髌骨综合征 3

gestational diabetes mellitus，GDM 妊娠期糖尿病 36

gestational trophoblastic neoplasia，GTN 滋养细胞肿瘤 203

gonadotropin-releasing hormone agonist，GnRH-a 促性腺激素释放激素激动剂 124

gonadotropin-releasing hormone，GnRH 促性腺激素释放激素 228

gonadotropins，Gn 促性腺激素 222

H

heart rate，HR 心率 8

hematocrit，Hct 血细胞比容 8

hemoglobin，Hb 血红蛋白 8

hemolytic uremic syndrome，HUS 溶血性尿毒症性综合征 31

high density lipoprotein cholesterol，HDL-C 高密度脂蛋白胆固醇 225

homeostasis model assessment insulin resistance，HOMA-IR 稳态模型评估胰岛素抵

抗指数 238

homologous recombination deficiency, HRD 同源重组修复缺陷 188

homologous recombination repair, HRR 同源重组修复 188

human chorionic gonadotrophin, hCG 人绒毛膜促性腺激素 46

human epidermal growth factor receptor - 2, HER - 2 人类表皮生长因子受体-2 170

hysterosalpingography, HSG 输卵管造影 255

I

infant respiratory distress syndrome, IRDS 新生儿呼吸窘迫综合征 105

interleukin, IL 白细胞介素 116

International Diabetes and Pregnancy Study Group, IADPSG 国际糖尿病与妊娠研究组 36

International Federation of Gynecology and Obstetrics, FIGO 国际妇产科联盟 152

international normalized ratio, INR 国际标准化比率 20

interval debulking surgery, IDS 中间性肿瘤细胞减灭术 195

intrauterine device, IUD 宫腔内节育器 255

intraventricular hemorrhage, IVH 脑室内出血 104

in vitro fertilization and embryo transfer, IVF - ET 体外受精与胚胎移植 127

in vitro fertilization, IVF 体外受精 237

L

lactate dehydrogenase, LDH 乳酸脱氢酶 30

last menstrual period, LMP 末次月经 1

levonorgestrel intrauterine system, LNG - IUS 含左炔诺孕酮的宫内节育系统 216

low density lipoprotein cholesterol, LDL - C 低密度脂蛋白胆固醇 225

low dose aspirin, LDA 小剂量阿司匹林 23

low molecular weight heparin, LMWH 低分子肝素 23

luteinizing hormone, LH 黄体生成素 20

lymphocyte, L 淋巴细胞 102

lymph-vascular space invasion, LVSI 脉管间质浸润 162

M

massive transfusion protocol, MTP 大量输血方案 93

medical nutrition therapy, MNT 医学营养治疗 35

menopause hormone therapy, MHT 绝经激素治疗 234

minimal deviation adenocarcinoma, MDA 宫颈微偏腺癌 168

multidisciplinary team, MDT 多学科综合治疗团队 251

multiple organ dysfunction syndrome, MODS 多器官功能障碍综合征 83

N

National Comprehensive Cancer Network, NCCN 美国国立综合癌症网络 161

necrotizing enterocolitis, NEC 坏死性小肠结肠炎 104

neoadjuvant chemotherapy, NACT 新辅助化疗 195

neonatal intensive care unit, NICU 新生儿重症监护病房 104

neuron specific enolase, NSE 神经元特异性烯醇化酶 145

neutrophils, N 中性粒细胞 30

next generation seqence, NGS 二代测序 112

nonclassic congenital adrenal hyperplasia, NCAH 非典型先天性肾上腺皮质增生症 241

noninvasive prenatal testing, NIPT 无创产前检测 1

nonsteroidal anti-inflammatory drugs, NSAIDs 非甾体抗炎药 77

non-stress test, NST 无应激试验 13

N terminal pro B type natriuretic peptide, NT - proBNP 氨基末端-B型钠尿肽前体 59

O

oral glucose tolerance test，OGTT　口服葡萄
糖耐量试验　12

ovarian hyperstimulation syndrome，OHSS　卵
巢过度刺激综合征　130

ovarian malignant germ cell tumor，OMGCT
卵巢恶性生殖细胞肿瘤　148

P

partial remission，PR　部分缓解　152

past menstrual period，PMP　前次月经　176

pelvic inflammatory disease，PID　盆腔炎性疾
病　130

pelvic organ prolapse quantitation，POP - Q
盆腔器官脱垂评估指示点　139

pelvic organ prolapse quantitation，POP　盆腔
器官脱垂　140

pernicious placenta previa，PPP　凶险性前置胎
盘　249

placenta accreta，PA　胎盘粘连　252

placenta increta，PI　胎盘植入　253

placenta percreta，PP　穿透性胎盘植入　253

platelet count，PLT　血小板计数　8

poly ADP-ribose polymerase，PARP　多聚腺
苷二磷酸核糖聚合酶　191

polycystic ovarian syndrome，PCOS　多囊卵巢
综合征　211

polycystic ovary，PCO　多囊卵巢　228

positive end expiratory pressure，PEEP　呼气
末正压　104

positron emission tomography，PET　正电子发
射断层成像　186

pregestational diabetes mellitus，PGDM　孕前
糖尿病　36

preimplantation genetic testing for aneuploidy，
PGT - A　胚胎植入前筛查　239

primary debulking surgery，PDS　初始肿瘤细
胞减灭术　195

progesterone，P　孕酮　20

prolactin，PRL　泌乳素　20

prothrombin time，PT　凝血酶原时间　20

pulmonary surfactant，PS　肺表面活性物质

102

pulsatility index，PI　搏动指数　183

R

radical partial vulvectomy　根治性部分外阴切
除术　156

recombinant follicular stimulation hormone，r -
FSH　基因重组卵泡刺激素　240

recurrent spontaneous abortion，RSA　复发性
流产　26

red blood cell count，RBC　红细胞计数　30

renin angiotensin system，RAS　肾素-血管紧
张素系统　234

retinopathy of prematurity，ROP　早产儿视网
膜病变　103

S

sacrospinous ligament fixation，SSLF　骶棘韧
带固定术　142

sex hormone binding protein，SHBG　性激素
结合蛋白　238

single nucleotide variants，SNVs　单核苷酸变
异　4

stress urinary incontinence，SUI　压力性尿失
禁　143

suprapubic pressure　耻骨上加压　17

Surviving Sepsis Campaign，SSC　拯救脓毒症
运动　86

synchronous endometrial and ovarian cancer，
SEOC　子宫内膜和卵巢原发性双癌　174

T

testerone，T　睾酮　20

the Cancer Genome Atlas，TCGA　美国癌症基
因组图谱计划　198

the endometrial intraepithelial neoplasia，EIN
子宫内膜内皮瘤样变　215

the International Society of Prenatal Diagnosis
国际产前诊断学会　4

the Perinatal Quality Foundation　围生期质量
基金会　5

the Society of Maternal Fetal Medicine　母婴医

学会　5

thrombin time，TT　凝血酶时间　20

thrombotic thrombocytopenic purpura，TTP　血栓性血小板减少性紫癜　31

thyroid peroxidase antibody，TPOAb　甲状腺过氧化物酶抗体　21

thyroid stimulating hormone receptor antibody，TRAb　促甲状腺激素受体抗体　21

thyroid stimulating hormone，TSH　促甲状腺激素　21

total bilirubin，TBil　总胆红素　32

total cholesterol，TC　总胆固醇　225

triglyceride，TG　甘油三酯　225

tubo ovarian abscess，TOA　输卵管-卵巢脓肿　130

U

umbilical cord milking，UCM　脐带挤压　104

umbilical venous catheter，UVC　脐静脉导管　106

unfractionated heparin，UFH　普通肝素　24

uric acid，UA　尿酸　8

uterine artery embolization，UAE　子宫动脉栓塞术　251

uterine atypical leiomyoma，UAL　不典型子宫肌瘤　181

uterine leiomyosarcoma，ULMS　子宫平滑肌

肉瘤　181

uterine smooth muscle tumor of uncertain malignant potential，STUMP　恶性潜能不确定的平滑肌肿瘤　181

uterine smooth muscle tumors，USMT　子宫平滑肌瘤　181

uterine tumor resembling ovarian sex-cord tumor，UTROSCT　类似卵巢性索瘤的子宫肿瘤　184

uterosacral ligament suspension，ULS　宫骶韧带悬吊术　142

V

vascular endothelial growth factor，VEGF　血管内皮生长因子　197

venous thromboembolism，VTE　静脉血栓栓塞症　21

very low birth weight infant，VLBWI　极低出生体重儿　104

W

white blood cell count，WBC　白细胞计数　8

whole exome sequencing，WES　全外显子测序　2

World Health Organization，WHO　世界卫生组织　36